Dürer

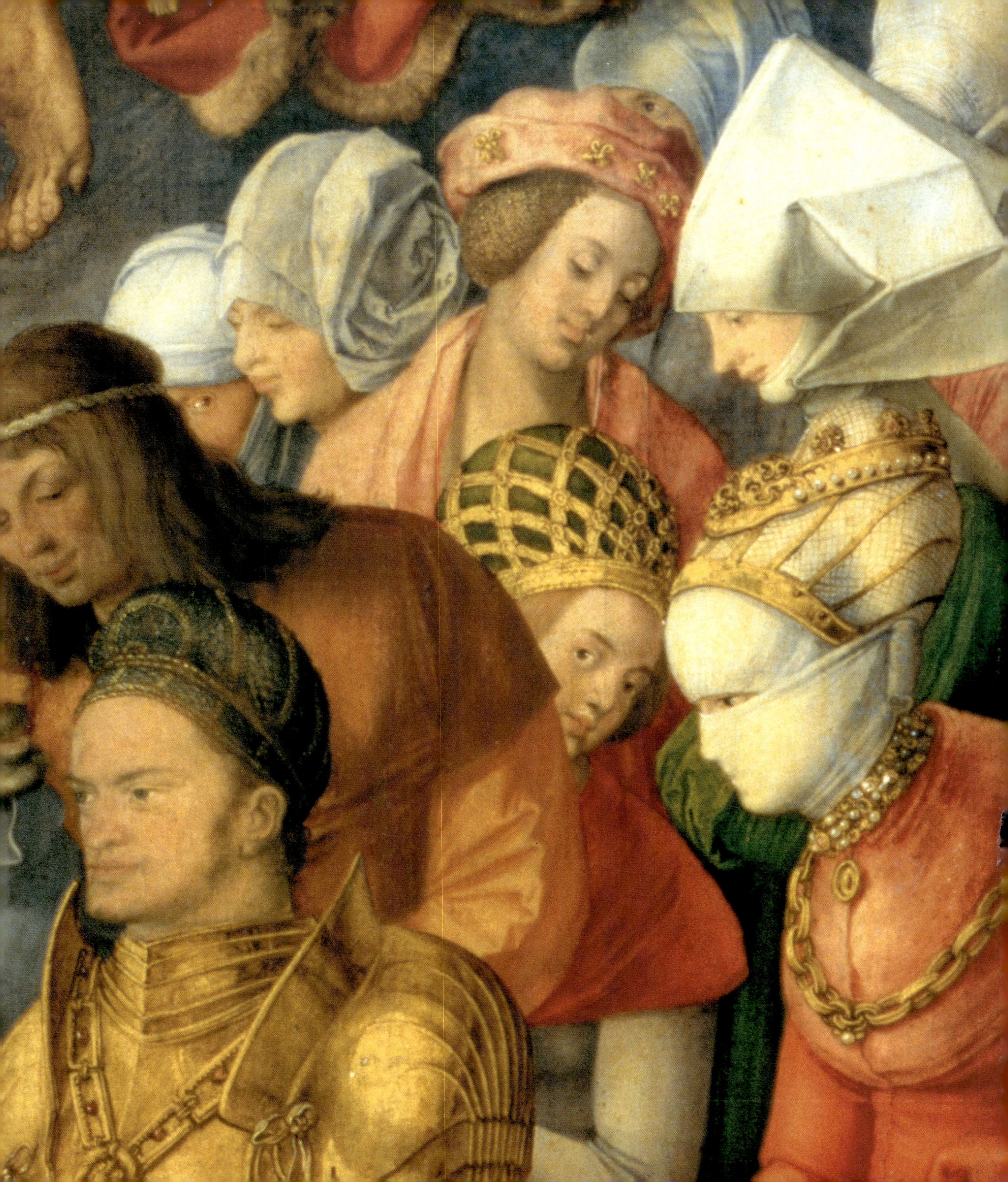

Anja-Franziska Eichler

Albrecht
Dürer

1471–1528

KÖNEMANN

Frontispiz
1 *Anbetung der Hl. Dreifaltigkeit durch die Civitas Dei (Landauer Altar)*
(Detail Abb. 79)

Bonner Str. 126, D–50968 Köln

Art Director: Peter Feierabend
Projektleitung: Ute Edda Hammer
Projektkoordination: Jeannette Fentroß
Lektorat: Karin Osbahr
Layout: Bärbel Messmann
Produktionsleitung: Detlev Schaper
Produktionsassistenz: Nicola Leurs
Produktion: Mark Voges
Lithographie: Omniascanners, Mailand
Druck und Bindung: Neue Stalling, Oldenburg
Printed in Germany

ISBN 3-8290-1634-4

10 9 8 7 6 5 4 3 2 1

Inhalt

Genie Albrecht Dürer – Malerikone im Wandel der Zeiten

2 *Selbstbildnis im Pelzrock* (Detail Abb. 60)

Das 1500 entstandene Selbstbildnis Albrecht Dürers wurde mit seiner außergewöhnlichen Darstellung im Christusschema zu einem der berühmtesten Gemälde der abendländischen Kunstgeschichte. Es wurde durch die Jahrhunderte wiederholt auf unterschiedliche Weise in der Druckgraphik und Malerei rezipiert.

Mit Albrecht Dürer trat erstmals nördlich der Alpen ein deutscher Künstler in Erscheinung, der zu einem entwickelten künstlerischen Selbstverständnis nach dem Vorbild der italienischen Renaissance und zu einer hohen Akzeptanz in der Gesellschaft gelangte (Abb. 2). Als Deutscher empfing er zeit seines Lebens wichtige künstlerische Impulse aus den Niederlanden und Italien. Während Dürer in seiner Frühzeit stärker von der niederländischen Kunst beeinflußt war, möglicherweise vermittelt durch die fränkische Werkstattradition seines Lehrmeisters Michael Wolgemut (1434/37–1519), verarbeitete er in der Zeit nach seinen Italienreisen vor allem Anregungen der italienischen Renaissance, die der Findung neuer Bildschöpfungen dienten.

Dürers vielseitiges Interesse an Natur und Umwelt, seine Auseinandersetzung mit Werken anderer Meister sowie seine geniale Fähigkeit, dies auf innovative Weise umzusetzen, führte dazu, daß er der nordalpinen und schließlich der europäischen Kunst wichtige Impulse zur historischen Entwicklung gab. So malte er zum Beispiel als erster Künstler nördlich der Alpen ein Selbstporträt und schuf mit seinen Aquarellen die ersten autonomen Landschaftsdarstellungen, losgelöst vom Kontext der christlichen Ikonographie.

Als ebenbürtiger Gesprächspartner verkehrte er im Kreise berühmter Wissenschaftler und Humanisten und eignete sich selbst humanistisches Wissen an. Studien der Antike, vermittelt durch die italienischen Renaissancekünstler, flossen in seine Werke ein.

Die Entdeckung der Zentralperspektive, der menschliche Proportionskanon nach Vitruv (geb. um 84 v. Chr.) oder Leonardo da Vincis (1452–1519) Lehre der idealen Proportion des Pferdes wußte Dürer in seiner Kunst und insbesondere in seiner Druckgraphik in genialer Weise umzusetzen. Bereits zu Lebzeiten sorgte er für seinen fortdauernden Ruhm, indem er zum Beispiel seine Druckgraphik durch Kommissionäre im Ausland vertreiben ließ. Dieses Vorgehen, als eigenständiger Unternehmer neue Wege des Vertriebs zu wählen, zeugt exemplarisch vom neuen Selbstbewußtsein eines Künstlers, der sich vom spätmittelalterlichen Status eines auftragsabhängigen Handwerkers allmählich löst.

Nach seinem Tode blieb Dürer durch die Jahrhunderte einer der meistbeachteten Künstler überhaupt. Noch heute steht der Begriff der Dürerzeit für die Epoche des Übergangs vom späten Mittelalter zur Renaissance in Deutschland.

Der Rang und die Vielfalt seiner Werke und Themen in inhaltlicher und formaler Hinsicht sind denn auch erstaunlich. Dürers Holzschnitte und Kupferstiche machten ihn in ganz Europa berühmt; noch heute wird er auf dem Gebiet der Druckgraphik als der größte Meister seiner Zeit angesehen. Von Zeitgenossen wurde er aufgrund seiner Fähigkeiten als Graphiker und Maler als zweiter Apelles bezeichnet, nach einem der berühmtesten Malern der Antike, der im vierten vorchristlichen Jahrhundert lebte. Obwohl seine Gemälde meist auftragsbezogen entstanden – die beiden Schwerpunkte bildeten die Porträtmalerei und die Herstellung von Altären und Andachtsbildern – bereicherte Dürer sie durch ungewöhnliche Bildlösungen und führte sie neuen Funktionen zu.

Seine Aquarelle und Zeichnungen beeindrucken in ihrer thematischen und technischen Vielfalt und zeugen von Dürers sorgfältiger Arbeitsweise bei der Vorbereitung seiner Gemälde sowie von seinem besonderen Interesse an der Natur.

Glücklicherweise haben sich, anders als bei anderen Künstlern, viele Werke erhalten, so daß ein umfassendes Bild von seinem Schaffen ensteht. Neben 350 Holzschnitten und Kupferstichen sind 60 Gemälde und etwa 1000 Zeichnungen und Aquarelle überliefert.

Dürer erhielt durch die Jahrhunderte den Rang einer Ikone, wie zum Beispiel die Rezeption seines *Selbstbildnisses im Pelzrock* oder die denkmalshafte Verehrung im 19. Jahrhundert exemplarisch belegen (Abb. 3, 4).

Waren es vom 16. bis zum 19. Jahrhundert in erster Linie Künstler und Sammler, die die Rezeption und Verehrung Dürers und seiner Werke vorantrieben, so begann im 19. Jahrhundert die wissenschaftliche Aufarbeitung seines Œuvres, die sich auf umfangreiches Quellenmaterial stützen konnte. So umfaßt der schriftliche Nachlaß Dürers neben autobiographischen Schriften, theoretischen Abhandlungen und Tagebuchaufzeichnungen auch Gedichte und Briefe an Auftraggeber und befreundete Humanisten. Dürer ist der früheste deutsche Künstler, von dem sich in größerem Umfang private Äußerungen und Briefe erhalten haben,

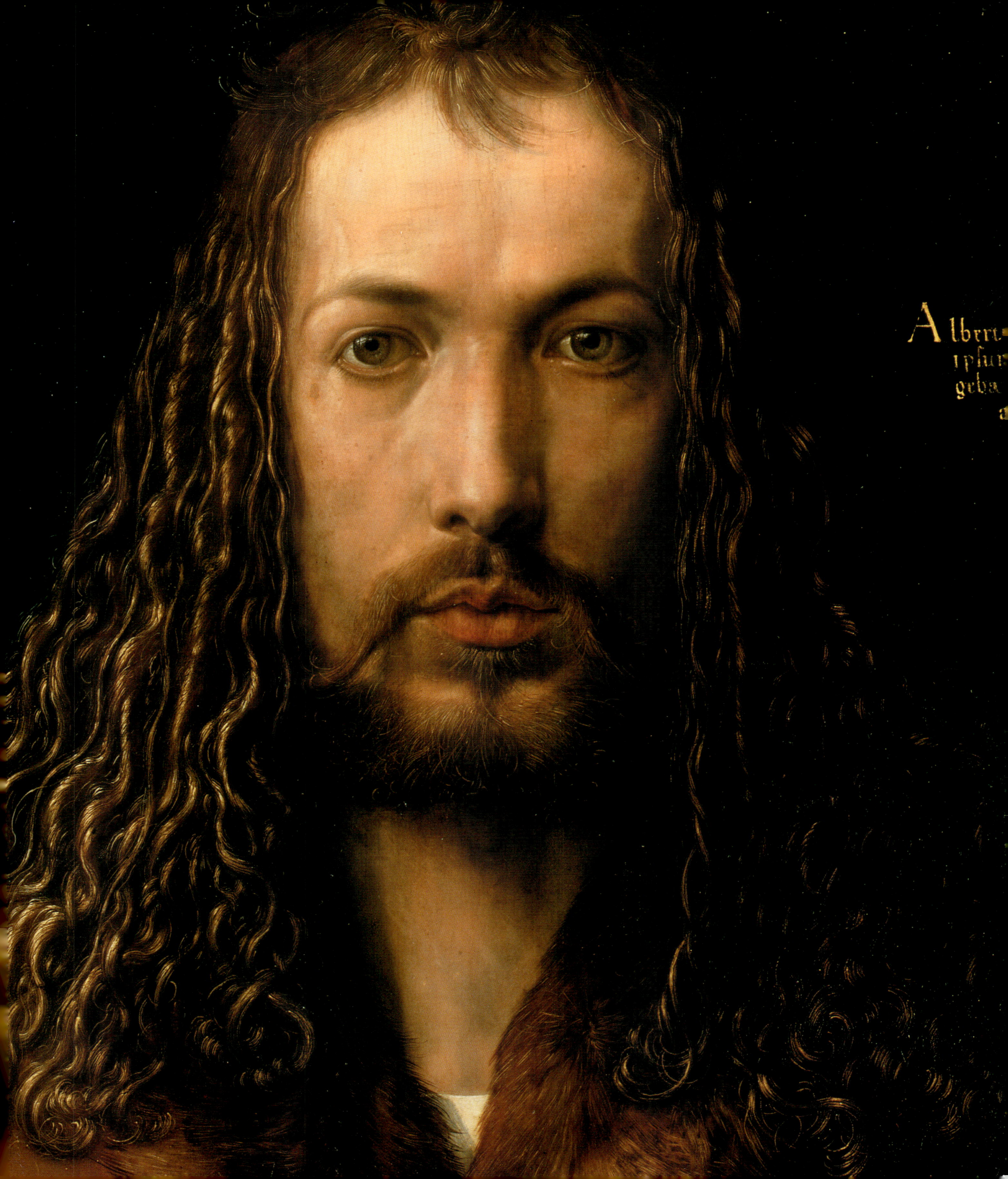

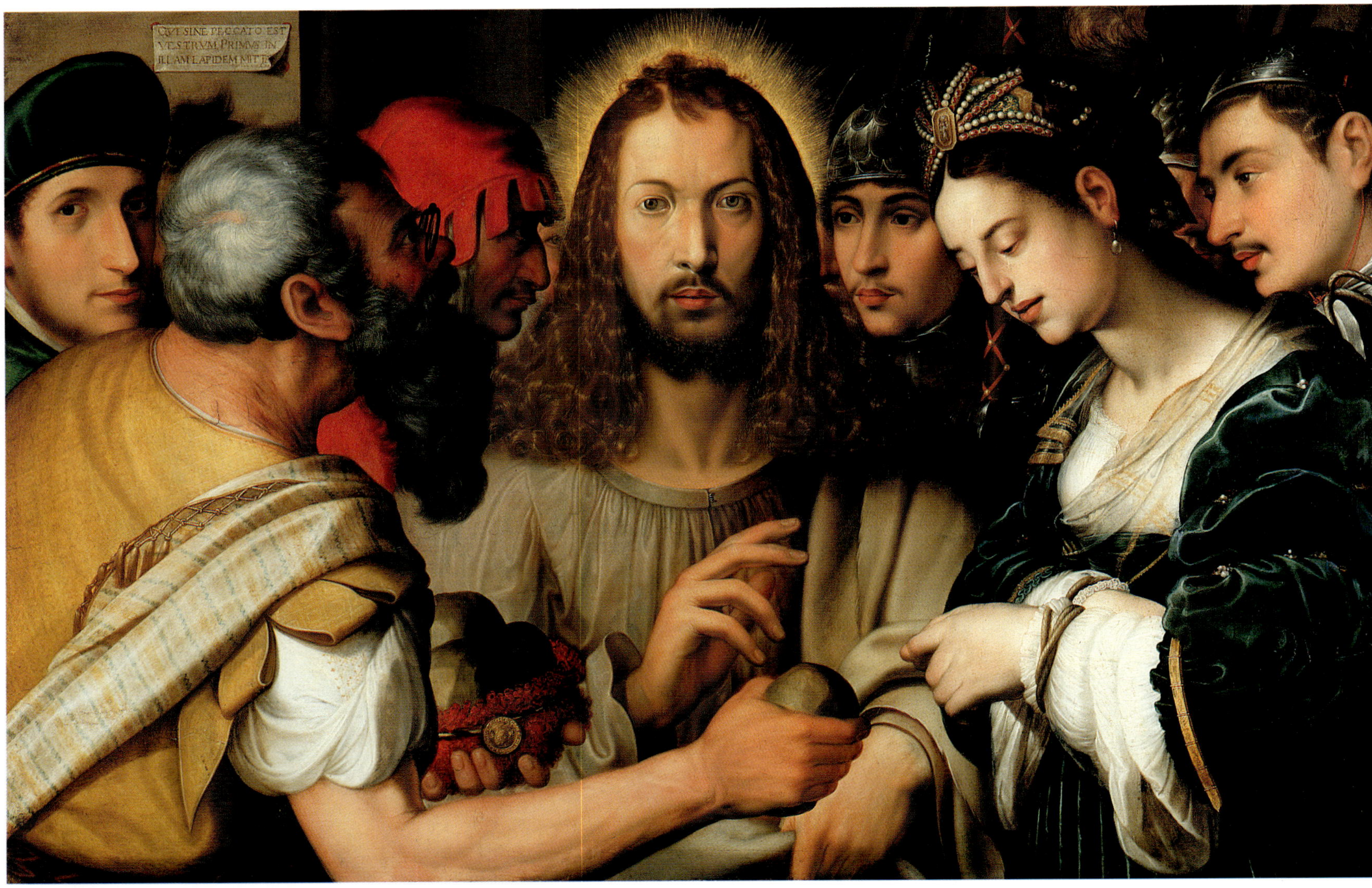

3 Georg Vischer
Christus und die Ehebrecherin, 1637
Öl auf Holz, 70 x 109 cm
Alte Pinakothek, Bayerische Staatsgemäldesammlungen, München

Dieses Gemälde ist das früheste Beispiel einer Interpretation des *Selbstbildnisses im Pelzrock* (Abb. 60) als Bildnis Christi. Das Werk entstand im Auftrag des bayerischen Kurfürsten Maximilian I., der ein leidenschaftlicher Dürer-Sammler war. Zentrum der Komposition ist eine detailgetreue Kopie des Gemäldes. Vischer kopierte noch andere berühmte Werke Dürers wie die Seitenflügel des *Paumgartner-Altars* (Abb. 53) und ergänzte sie nach den Vorstellungen seines Auftraggebers.

die auf den Künstler als Person Rückschlüsse erlauben. Zeitgenossen wie der Nürnberger Patrizier Christoph Scheurl (1481–1542) lieferten weitere Anhaltspunkte, ebenso wie berühmte Künstlerbiographen, beispielsweise der Niederländer Karel van Mander (1548–1606), der deutsche Künstler Joachim von Sandrart (1606–1688) oder der Künstler, Architekt und Architekturtheoretiker Giorgio Vasari (1511–1574). Durch seinen umfassenden Nachlaß gelang es jedoch nicht nur, vom Charakter und der Person Dürers ein deutlicheres Bild zu zeichnen als dies bei anderen Künstlern seiner Zeit möglich war. Mit seinem schriftlichen Vermächtnis nimmt Dürer in seiner Zeit gleichermaßen eine Einzelstellung ein, wie er sich auch von Vorgängern und Nachfolgern unterscheidet. Dürers theoretische Abhandlungen geben konkret Auskunft über seine Arbeitsweise, seine didaktischen Fähigkeiten und über seine theoretischen und wissenschaftlichen Erkenntnisse, die ihn zu diesen befähigten. Ein gutes Beispiel dafür ist Dürers Traktat der Malerei, genannt »Speis der maler knaben«, in dem er seinen Schülern die Aufgaben und Möglichkeiten der Malerei bzw. deren Umsetzung erläutert. In den letzten Jahrzehnten schritt die Dürerforschung mit einer Flut von Beiträgen voran. Schon die anläßlich des 500. Geburtstag Dürers erschienene Bibliographie Matthias Mendes umfaßt mehr als zehntausend Literaturverweise.

Jede Dürer-Renaissance seit dem 16. Jahrhundert brachte neue Sichtweisen und Erkenntnisse. Äußerungen von Künstlern, Sammlern und Betrachtern gibt es unzählige. Die wissenschaftliche Auseinandersetzung mit der Person Albrecht Dürer und seiner Werke dauert mit ungebrochenen Interesse bis in die Gegenwart an. Obwohl jährlich zahlreiche Forschungsbeiträge zu diesem Thema erscheinen, stellen seine Werke in ihrer Komplexität die Forschung immer wieder vor neue Fragen. Dürer wird auch in Zukunft ein Phänomen bleiben, das anhaltende Beachtung verdient.

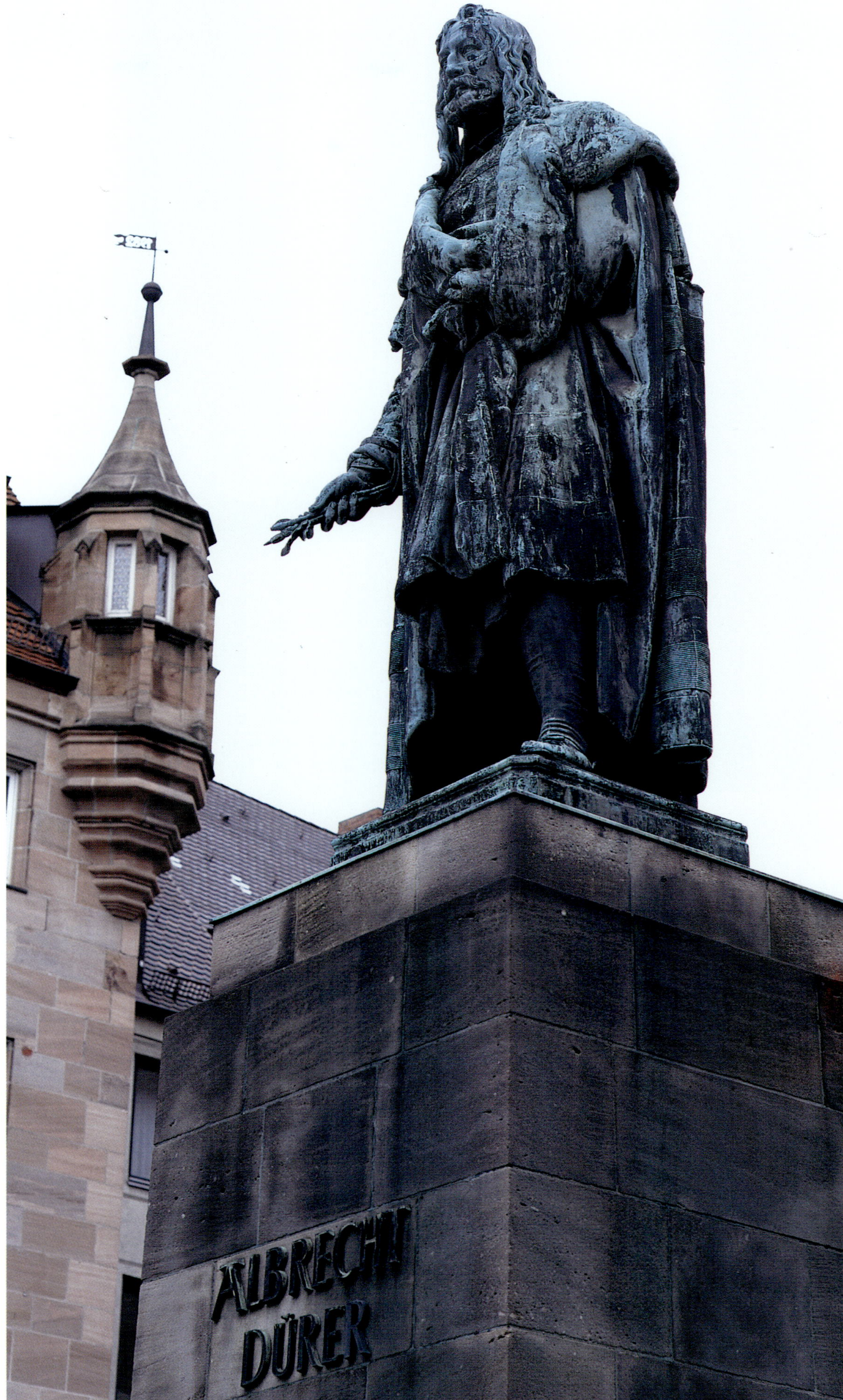

4 Christian Daniel Rauch
Albrecht-Dürer-Denkmal, 1826–1840
Bronzestatue
Albrecht-Dürer-Platz, Nürnberg

Ludwig I. von Bayern (1786–1868) gab bei dem Berliner Bildhauer Christian Daniel Rauch eine lebensgroße Bronzestatue Dürers in Auftrag, die als Denkmal auf dem heutigen Albrecht-Dürer-Platz in Nürnberg Aufstellung fand. Sie ist ein prominentes Beispiel der Dürer-Renaissance im frühen 19. Jahrhundert und repräsentiert die Verehrung dieses Künstlers in zahlreichen Denkmälern dieser Zeit.

Vom Goldschmied zum Maler

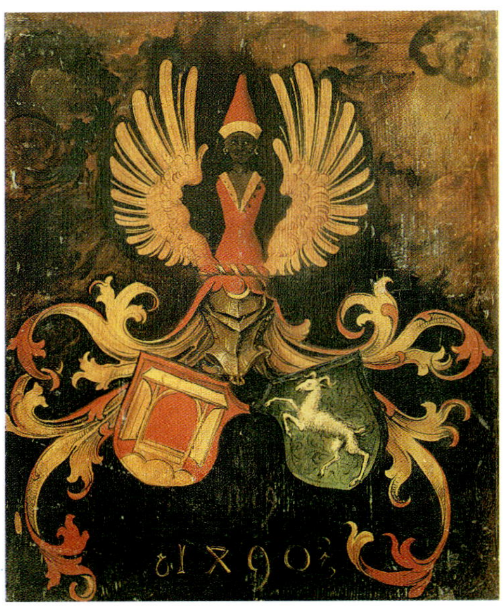

5 *Allianzwappen der Familien Dürer-Holper*, 1490
(Rückansicht von Abb. 9)
Öl auf Holz, 47 x 39 cm
Galleria degli Uffizi, Florenz

Die gemalte Variante des Allianzwappens der Familien Dürer und Holper, ein sogenanntes sprechendes Wappen, ist auch in einem 1523 datierten Holzschnitt überliefert. Es bildet die Rückseite zu Dürers erstem Porträt seines Vaters von 1490. Das Wappen der Familie zeigt links ein geöffnetes Scheunentor, das vermutlich Sinnbild für den Familiennamen ist. Der Name ist gleichbedeutend mit Türer, der deutschen Übersetzung von »Ajto«, dem Herkunftsort Aijtos bei Gyula, der Hauptstadt des Komitats Bécéc.

6 *Selbstbildnis im Alter von 13 Jahren*, 1484
Silberstift auf Papier, 27,5 x 19,6 cm
Graphische Sammlung Albertina, Wien

Im Alter von 13 Jahren schuf Dürer das früheste Selbstporträt eines Künstlers in so jungen Jahren. Mit Silberstift sind die Züge Dürers, wie sie aus späteren Selbstporträts überliefert sind, wenngleich hier noch kindlich, in zarten Strichen erfaßt. Wie ein spätgotischer Engel Martin Schongauers in einer Verkündigungsdarstellung weist der Knabe nach rechts. Seine Linke ist unter dem Ärmel versteckt und damit ein Hinweis darauf, daß dieses Selbstbildnis vor dem Spiegel gemalt wurde.

Die unmittelbaren Vorfahren Albrecht Dürers lebten in Ungarn. Die Herkunft ist durch die in der Forschungsliteratur vielzitierte, über Strecken lückenhafte Familienchronik, die Albrecht Dürer nach Aufzeichnungen seines Vaters in späten Jahren am 25. Dezember 1523 verfaßte, belegt. Albrecht Dürer der Ältere (1427–1502) stammte aus einem kleinen ungarischen Dorf mit Namen »Eytas« in der Nähe »von einen kleinen stättlein, genannt Jula«. Es handelt sich um das heutige Ajtósfalva unweit der grenznah bei Rumänien gelegenen ungarischen Stadt Gyula. Bis heute ist nicht zweifelsfrei geklärt, ob die Dürer aus Ungarn oder Deutschland stammten. Möglicherweise war zumindest ein Teil der Familie deutschstämmig, da das Schriftdeutsch Albrecht Dürers des Älteren ausgezeichnet war und auch sein Sohn sich gelegentlich mit der Bezeichnung »Albertus Durerus Germanicus« von anderen Nationalitäten abgrenzte. Der Familienname stellt eine Übertragung aus dem ungarischen »ajtos« dar, zu deutsch »Tür« und erscheint in der Schreibweise »Thürer« oder »Türer«. Das Wappen, auf der Rückseite von Dürers frühestem Bildnis seines Vaters zeigt ein Tor mit geöffneten Flügeln (Abb. 5), möglicherweise ein Scheunentor, das auf den Beruf der Vorfahren hinweist, die Viehzüchter waren.

Der Großvater Anton Dürer hatte das Handwerk des Goldschmieds erlernt, worin ihm sein ältester Sohn, Dürers Vater, folgen sollte. Dieser verließ jedoch schon in jungen Jahren seine Heimat und ging auf Wanderschaft. Die drohende Gefahr einer Türkeninvasion und die Hussitenkriege in Böhmen waren Anlaß genug, Ungarn den Rücken zu kehren. Für den 8. Mai 1444 ist ein kurzer Aufenthalt Albrecht Dürers des Älteren in Nürnberg belegt, doch erst 1455 kehrt er in die fränkische Stadt zurück, um als Geselle in der Werkstatt des Nürnberger Goldschmieds Hieronymus Holper (gest. 1476) zu arbeiten, nachdem er »lang in den Niederland gewest bej den großen Künstlern«, so der Wortlaut.

Nach zwölf Jahren Gesellentätigkeit heiratete er 1467 die 15jährige Tochter seines Lehrmeisters, Barbara Holper (1451–1514). Die Heirat mit einer Nürnbergerin ermöglichte es ihm, das Bürgerrecht der Stadt zu erwerben und 1468, im fortgeschrittenen Alter von 41 Jahren, noch die Meisterprüfung abzulegen. Zunächst wohnte das junge Ehepaar im Hinterhaus der Wohnung Dr. Johannes Pirckhamers (gest. 1501), eines Nürnberger Patriziers. Hier kam Albrecht Dürer der Jüngere am 21. Mai 1471 als drittes Kind zur Welt. Von seinen 18 Geschwistern sollten außer ihm nur drei Brüder, Hans der Ältere (geb. 1478), Hans der Jüngere (1490–1534/35 oder 1538) und Endres (1484–1555), überleben. Kindheit und Jugend verbrachte Dürer im vornehmen, lateinischen Viertel Nürnbergs. Die Familie wohnte im Haus »unter den Vesten«, das Dürers Vater im Jahre 1475 für 200 Gulden erworben hatte.

Beide Großväter Dürers und sein Vater waren Goldschmiede. Diese Familientradition sollte der Sohn fortführen. Nachdem er in der Schule »schreiben und lesen gelernet« hatte, nahm ihn der Vater als Lehrling zu sich in die Werkstatt. Er war ein aufgeweckter Schüler, bekundete jedoch bald größeres Interesse für die Malerei als für das Goldschmiedehandwerk, so daß laut Familienchronik seinen Vater »die verlorene zeit« reute, die sein Sohn »mit goldschmid lehr zugebracht«. Aus dieser Zeit ist das erste Werk Dürers überliefert, eine Silberstiftzeichnung, die sein angeborenes Zeichentalent manifestiert (Abb. 6). Im Alter von 13 Jahren zeichnete er vor dem Spiegel das früheste erhaltene seiner zahlreichen Selbstbildnisse, die seine Gestalt in verschiedenen Lebensabschnitten festhalten sollten. Dürer merkte in der Inschrift an: »Daz hab jch aws eim spiegell nach mir selbs kunterfet im 1484 jar, do ich noch ein kint was.« Die Silberstiftzeichnung erfaßt, in noch spätgotischer, etwas eckiger Manier, aber bereits mit sicherem Strich, die charakteristischen, kindlichen Züge des Künstlers. Spielend bewältigte der junge Dürer die schwierige Silberstifttechnik, die keine Korrekturen zuläßt und ein hohes Maß an Präzision und Stilsicherheit erfordert. Es ist das einzige überlieferte autonome Selbstporträt eines Künstlers aus so frühen Lebensjahren. Ein noch früher datiertes Selbstbildnis Dürers im Alter von acht Jahren soll sich einer Quellenangabe zufolge im Besitz des bayerischen Kurfürsten befunden haben. Es wurde bei einem Residenzbrand zerstört.

Vermutlich erkannte der Vater die Begabung seines Sohnes, denn 1486 gab er schließlich dessen Wunsch nach und schickte ihn zur Lehre in die Werkstatt des angesehenen Nürnberger Malers und Unternehmers Michael Wolgemut. Christoph Scheurl, ein Humanist

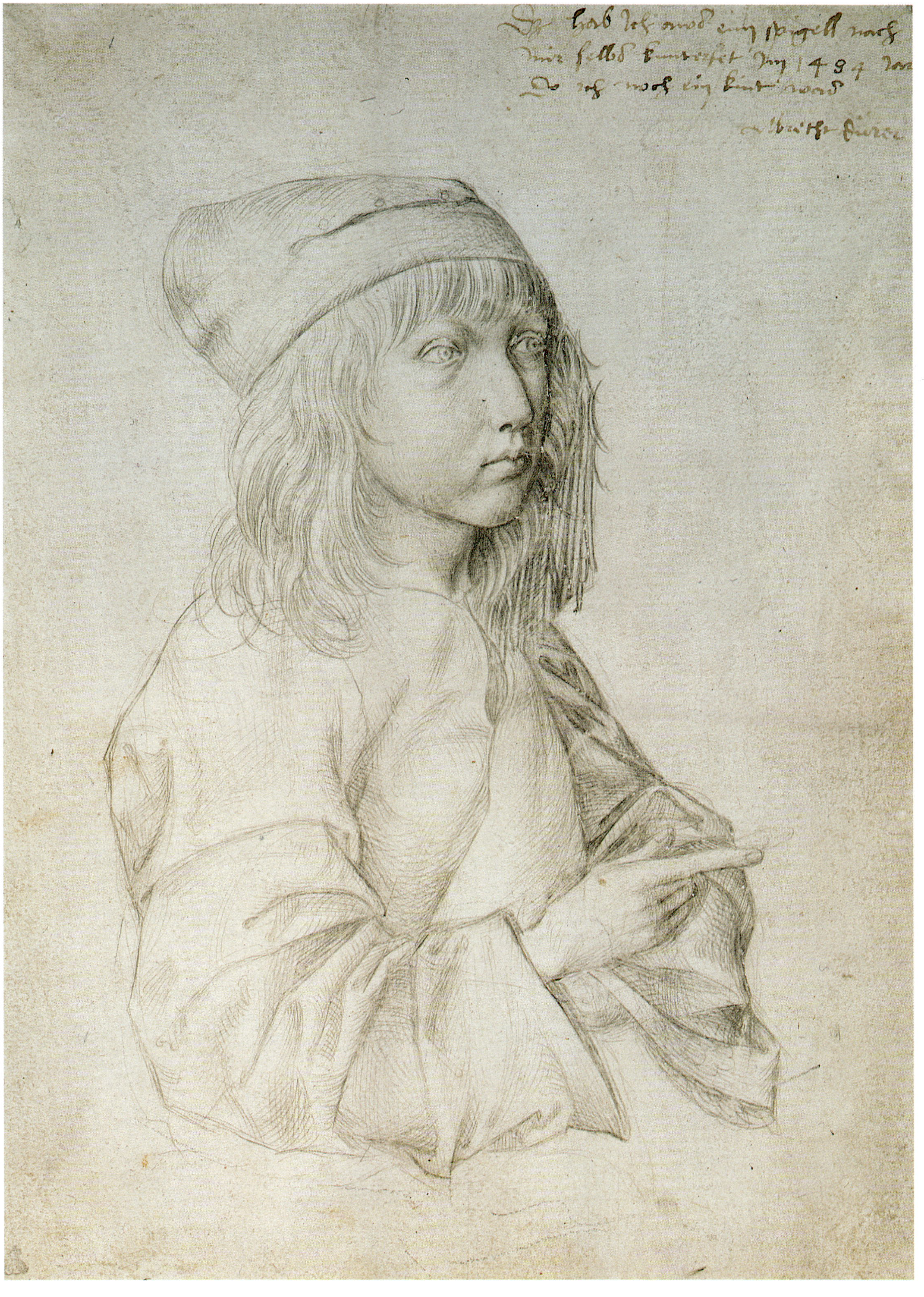

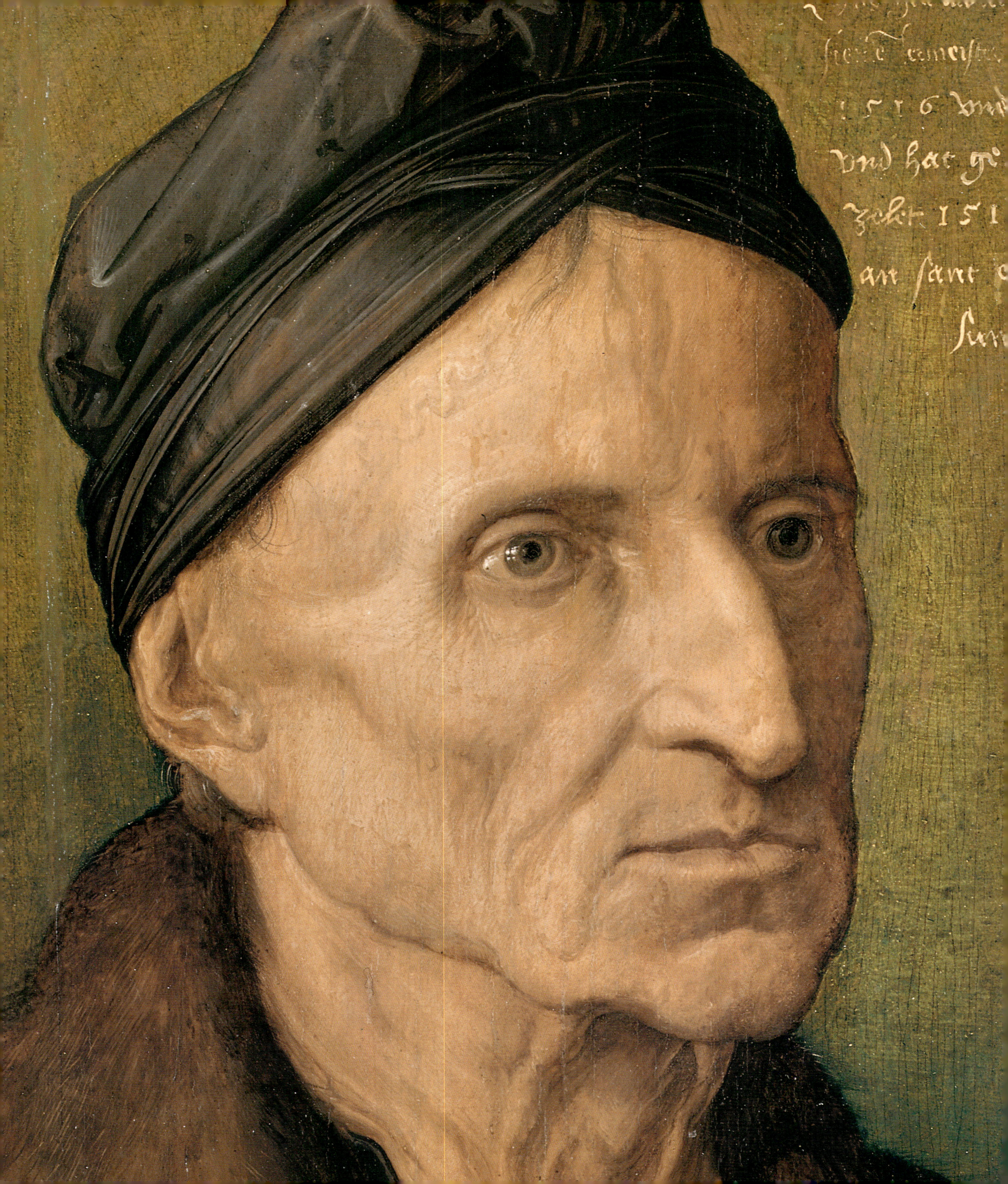

und persönlicher Freund Dürers, berichtete, daß der Künstler ihm mündlich wie schriftlich mitgeteilt habe, sein Vater wollte ihn schon mit fünfzehn Jahren in die Lehre zu dem berühmten und als Graphiker international bekannten Martin Schongauer (um 1450–1491) schicken.

Schongauer, der ebenfalls Sohn eines Goldschmieds war, produzierte Kupferstiche in höheren Auflagen, als dies zuvor üblich gewesen war. Hierdurch stieg der Bekanntheitsgrad seiner Werke, die sich bald solcher Beliebtheit erfreuten, daß sie auch von anderen Künstlern des späten 15. Jahrhunderts als Vorlagen für Altäre und Tafelgemälde genutzt wurden. Ausgewählte Meisterstiche Schongauers lagen zu dieser Zeit in vielen Werkstätten vor und wirkten stilbildend. Der Künstler und Biograph Giorgio Vasari berichtet in seinen Künstlerviten, daß sogar Michelangelo (1475–1564) einen Kupferstich Schongauers kopiert habe.

Warum sich Dürers Vater letztlich für Wolgemut als Lehrmeister entschied, muß offen bleiben. Möglicherweise konnte sich die Familie Dürer die teure Reise sowie die Unterhalts- und Lehrkosten nicht leisten. Vielleicht wollte der berühmte Schongauer aber auch keine weiteren Lehrlinge mehr aufnehmen.

Es liegt nahe, daß Dürer zu dieser Zeit schon die Lehre als Goldschmied bei seinem Vater abgeschlossen hatte. Die Zeichenkenntnisse, die er hierbei gesammelt hatte, kamen ihm später bei der präzisen Vorbereitung der Gemälde mit Unter- und Vorzeichnungen zugute. Die Lehrjahre bei Michael Wolgemut (Abb. 7), der stilistisch noch in der spätmittelalterlichen Handwerkstradition stand, waren für Dürers künstlerische Entwicklung von großem Nutzen, scheinen in menschlicher Hinsicht jedoch nicht immer ganz einfach gewesen zu sein. So war Dürer mit 15 Jahren der älteste Lehrjunge in der Werkstatt und mußte »viel von seinen [Wolgemuts] knechten [...] leiden«, wie er selbst in der Familienchronik schreibt.

In der Werkstatt seines Lehrmeisters lernte Dürer die für die Ausbildung zum Malergesellen grundlegenden Dinge. Neben den Grundvoraussetzungen wie Farbmischung, Komposition, Tuschezeichnung und Anfertigen von Landschaftshintergründen gehörte hierzu auch das intensive Studium und die Anwendung der Holzschnittechnik. Dies ist um so bemerkenswerter, als Michael Wolgemut damals bereits mit dem bekannten Verleger Anton Koberger (um 1440/1445–1513), Dürers Taufpaten, zusammenarbeitete und Formenschneider anstellte, welche die Vorzeichnungen in den Holzstock schnitten.

Holzschnittillustrationen aus der Werkstatt Michael Wolgemuts gehörten damals technisch zum besten, was auf dem europäischen Markt erhältlich war. Neue Effekte in der Ausarbeitung, eine feinere Binnenzeichnung und die Andeutung von Räumlichkeit steigerten die Nachfrage. Berühmt wurden insbesondere die 645 Illustrationen zur »Weltchronik« des Nürnberger Arztes und Humanisten Hartmann Schedel (1440–1514), gedruckt bei Anton Koberger. Dieses 1493 erschienene Werk umfaßte insgesamt 1809 Holzschnitte und sollte mit seinen Illustrationen und Beschreibungen, bezogen auf die sieben Zeitalter, eine Geschichte der Welt und ihrer Völker darstellen. Die Chronik erlangte internationalen Ruhm, wobei die 123 Städtebilder zu ihrer Popularität wesentlich beigetragen haben dürften. Die formatgrößte Darstellung, eine Ansicht der damaligen Welt- und Handelsmetropole Nürnberg, ist ein gutes Beispiel dafür, wie Stadtansichten in allen Details erfaßt wurden (Abb. 13).

Es wurde immer wieder versucht, die Beteiligung Dürers an diesem Buchprojekt durch den Vergleich mit seinen Holzschnitten zur Apokalypse stilkritisch zu belegen. Seine Mitarbeit ist zwar nicht quellenmäßig verbürgt, liegt jedoch nahe, da Dürer zur Entstehungszeit der »Weltchronik« als Lehrling in Wolgemuts Werkstatt tätig war.

Das intensive Studium der Holzschnittechnik und der für diese Zeit außergewöhnlich hohe technische Standard in der Wolgemut-Werkstatt stellten eine wichtige Voraussetzung für Dürers geniales Entwicklungspotential auf diesem Gebiet und für sein planvolles Vorgehen in späteren Jahren dar, als er Druckgraphik in breitem Maße kommerziell zu nutzen begann.

Im Jahre 1490, nach Beendigung seiner Malerlehre in der Werkstatt Michael Wolgemuts, trat Dürer als Geselle eine vierjährige Wanderschaft an und malte unmittelbar vor Antritt der Reise die beiden Bildnisse seiner Eltern (Abb. 8, 9), die ursprünglich in der Form eines Diptychon verbunden waren und nach 1588 getrennt wurden. Während das Bildnis des Vaters in den Besitz Kaiser Rudolphs II. nach Prag gelangte, verblieb sein Gegenstück bei der Familie Imhoff in Nürnberg.

Diese ersten gemalten Bildnisse Dürers zeugen von seinen in der Wolgemut-Werkstatt erworbenen Kenntnissen und Fähigkeiten.

Die Dargestellten erscheinen vor dunklem Hintergrund und nehmen in ihrer Blickrichtung aufeinander Bezug. Ihrer Frömmigkeit ist durch den Rosenkranz in ihren Händen Ausdruck verliehen. In der feinen Ausarbeitung der Gesichtszüge, insbesondere derjenigen des Vaters, zeigt sich ein für die zeitgenössische Porträtmalerei ungewöhnlicher Realismus, der an niederländische Porträts des frühen 15. Jahrhunderts erinnert. In der Anordnung und Gegenüberstellung der Pendants folgt Dürer dem traditionellen Schema des Ehepaarbildnisses. Die Frau ist auf der rangniedrigeren Seite rechts des Mannes plaziert. Die Gewandfalten zeigen, insbesondere im Bildnis der Mutter, noch spätgotische Härte. Unsicherheiten in der Modellierung der Gesichtszüge legen nahe, daß die Bildnisse unmittelbar nach Abschluß der Lehre Dürers entstanden sein müssen.

Ziel der Wanderschaft eines werdenden Künstlers war es, andere Werkstätten, Arbeitsweisen und Stile kennenzulernen und das eigene Repertoire hinsichtlich Technik und Motivik zu erweitern. In Skizzenbüchern wurden künstlerisch interessante Motive festgehalten, die nach der Rückkehr der Reise der eigenen Formfindung dienten. Auch von Dürer haben sich solche Zeichnungen erhalten, die aus einem Skizzenbuch herausgelöst worden sind.

7 *Bildnis Michael Wolgemuts* (Detail Abb. 106)

Albrecht Dürer ging vom 30. November 1486 bis Ende des Jahres 1489 in die Lehre des bekannten Nürnberger Malers Michael Wolgemut. Das Porträt seines Lehrers – kein Auftragsporträt – ist das einzige von Dürers Hand und zeugt von seiner ausgereiften Bildniskunst in späteren Jahren.

8 (nachfolgende Seiten, links)
Bildnis der Barbara Dürer, 1490
Öl auf Tannenholz, 47 x 38 cm
Germanisches Nationalmuseum, Nürnberg

Kurz vor seiner Abreise als Wandergeselle malte Dürer das Doppelbildnis der Eltern, seine ersten gemalten Porträts. Das Porträt der Mutter fungierte als Pendant zum Bildnis des Vaters und nimmt in der Blickrichtung und Körperhaltung darauf Bezug. Die Bildnisse sind kompositionell eng aufeinander abgestimmt. Die Mutter erscheint mit der weißen Haube als verheiratete Frau in einem dunkelroten Gewand. Während letzteres summarisch erfaßt ist, ist die Physiognomie sorgfältig erarbeitet. Die Mutter hält als Ausdruck ihrer Frömmigkeit einen Rosenkranz in der Hand und nimmt mit dieser Geste Bezug zur Darstellung des Vaters.

9 (nachfolgende Seiten, rechts)
Bildnis Albrecht Dürers des Älteren, 1490
Öl auf Holz, 47 x 39 cm
Galleria degli Uffizi, Florenz

Mit seinen ersten überlieferten Gemälden, dem Doppelporträt seiner Eltern, übertrifft Dürer alles bis dahin in der deutschen Bildnismalerei dagewesene. Obwohl der Porträttypus vor monochromem Hintergrund und im Dreiviertelprofil noch der spätmittelalterlichen Werkstattradition entspricht, geht der feine Naturalismus, mit dem Dürer das Gesicht seines Vaters charakterisiert, über Porträtdarstellungen seines Lehrers Wolgemut hinaus. Der Rosenkranz in seinen Händen weist den Vater als frommen, gottesfürchtigen Mann aus.

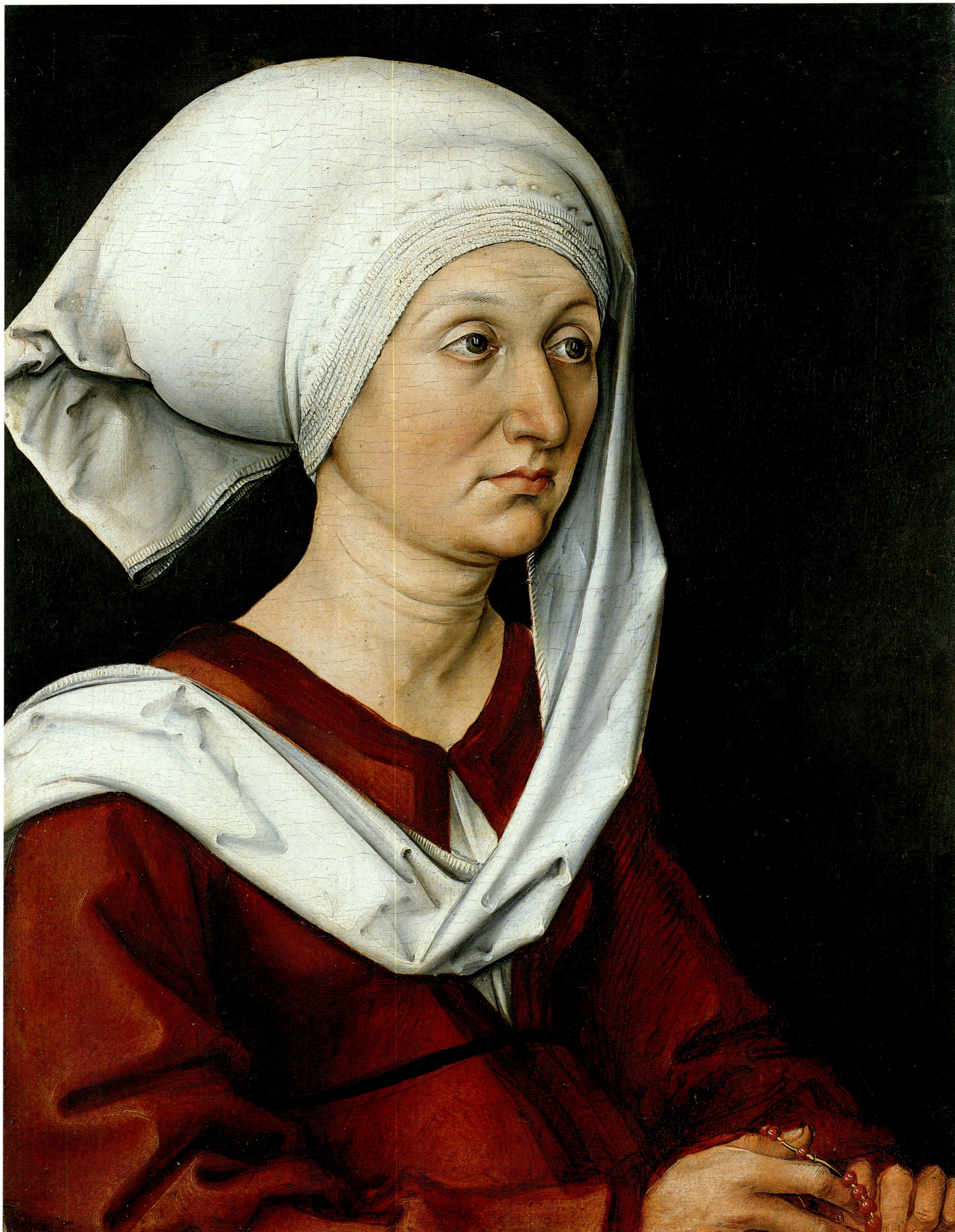

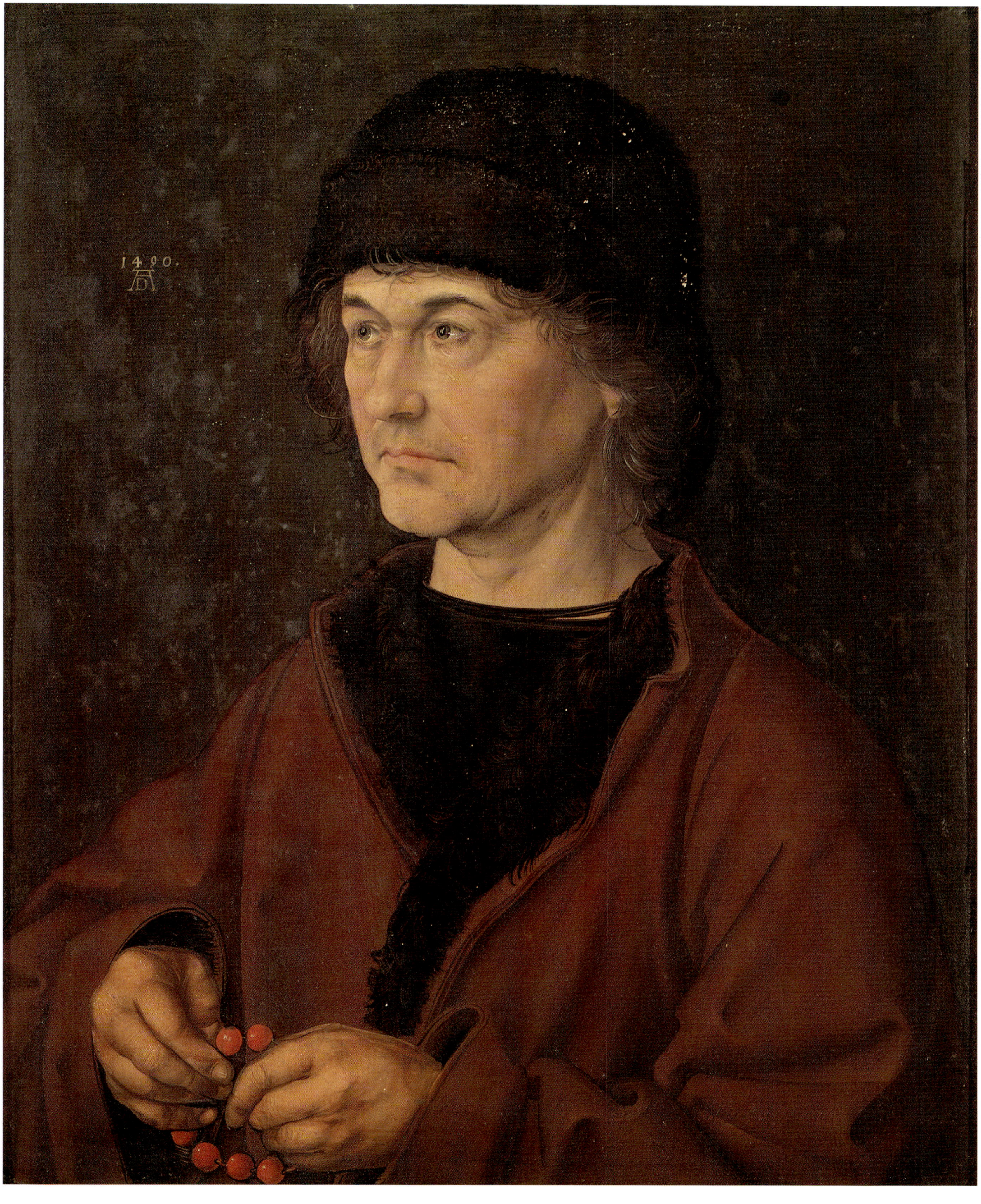
1490.

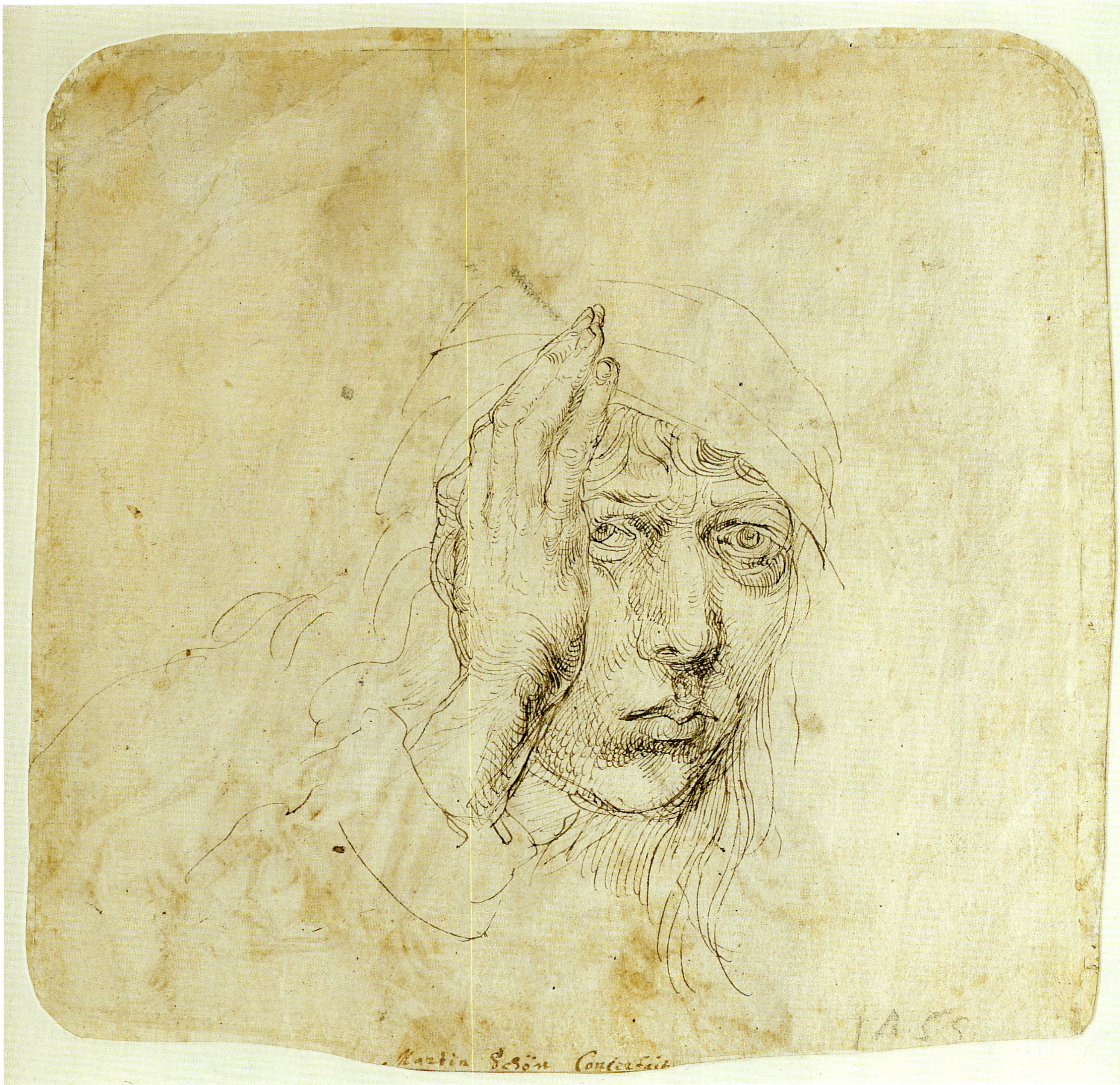

10 *Selbstbildnis mit Binde*, 1491/92
Federzeichnung auf Papier, Rückseite, 20,4 x 20,8 cm
Graphische Sammlung der Universitätsbibliothek Erlangen-Nürnberg, Erlangen

Vermutlich in die erste Zeit der Wanderschaft datiert das Selbstporträt mit Binde, das in schnellen Strichen skizziert ist, wobei das Gesicht Dürers mit dem forschenden Blick hervortritt. Der Gestus der Hand erinnert traditionell an Darstellungen des Christus im Elend, an Melancholie und Schlaf. Zum Selbstbildnis in dieser Form paßt am ehesten die Bedeutung der Schwermut.

Dürer weist in der Familienchronik nur mit einem lakonischen Satz auf seine Zeit als Wandergeselle hin: »Und da ich außgedient hat, schickt mich mein vatter hinwegg und bliebe vier Jahr außen, bis daß mich mein Vater wider fordert. Und alß ich im 1490 jar hinwegg zog, nach Ostern, darnach kam ich wieder, alß man zehlt 1494 nach Pfingsten.«

Über Dürers Aufenthaltsorte während der ersten beiden Wanderjahre ist denn auch nichts bekannt, obwohl Porträtzeichnungen wie das *Selbstbildnis mit Binde* vermutlich aus dieser Zeit datieren (Abb. 10). Die These, Dürer habe sich in dieser Zeit in den Niederlanden, in Haarlem, aufgehalten, wie der Kunsthistoriograph und Künstler Karel van Mander in seinen 1604 erstmals erschienenen Künstlerviten »Het Schilder-Boeck« und Joachim van Sandrart in seinen Buch »Teutschen Academie der Edlen Bau-, Bild- und Mahlerey-Künste« noch berichteten und wie aufgrund der Bezüge zu Gemälden des Haarlemer Meisters Geertgen tot Sint Jans (um 1460–1490) vermutet wurde, ist nicht belegbar. Sie wird zudem durch eine Aussage des Nürnberger Humanisten Christoph Scheurls, eines persönlichen Freundes Dürers, in Frage gestellt. In dessen Schrift »Vita reverendi patris domini Antoni Kressen Nürnberg« vom 24. Juli 1515 heißt es: »Dann, nachdem er hin und her in Deutschland gereist war, kam er nach Colmar im Jahre 1492 ...«.

Neuere Überlegungen von Jane Campbell Hutchison gehen davon aus, daß Dürer in Frankfurt, Mainz und möglicherweise Köln Station gemacht haben könnte, da er berühmte Kunstwerke, die er bei seinem ersten Besuch der drei Städte gesehen haben mag, im sonst so penibel geführten Tagebuch seiner späteren Reise in die Niederlande nicht erwähnt. Die genannten Städte boten Attraktionen, denen sich ein Wandergeselle kaum verschließen konnte: Mainz war Zentrum der Buchdruckerei und Wohnort des niederländischen Künstlers Erhard Reuwich (tätig 1484 – um 1500), der Dürer mit seinen populären Holzschnittillustrationen zur Schilderung der Pilgerfahrt des Mainzer Domdekans Bernhard von Breydenbach (gest. 1497) ins Heilige Land beeindruckte. Seine Holzschnitte waren in der Werkstatt Wolgemuts imitiert worden. Reuwich war der erste Künstler, der ein Buch mit vollem unternehmerischem Risiko im Eigenverlag publizierte. Frankfurt bot für einen Wandergesellen viele Anziehungspunkte. Die dortige Messe war in späteren Jahren Dürers Hauptziel, wenn er seine »Waren« zu Markte trug. Um 1490 in Frankfurt arbeitete auch der sogenannte »Hausbuchmeister« (tätig um 1465/1470– nach 1505). Dieser nach einer in Schloß Wolfegg befindlichen Pergamenthandschrift mit Federzeichnungen benannte Künstler war neben Martin Schongauer der erste, der sowohl Gemälde als auch Druckgraphiken schuf (Abb. 36). Seine Kaltnadelradierungen erschienen, da sich die Druckplatten rasch abnutzten, in niedrigen Auflagen. Frühe Werke Dürers wie die Kupferstiche *Der Spaziergang* (Abb. 37) oder *Junges Paar* zeigen den Einfluß des Hausbuchmeisters. Möglicherweise hielt sich der Wandergeselle aus Nürnberg einige Zeit in der Werkstatt des Meisters auf und lernte dessen Werke im Original kennen.

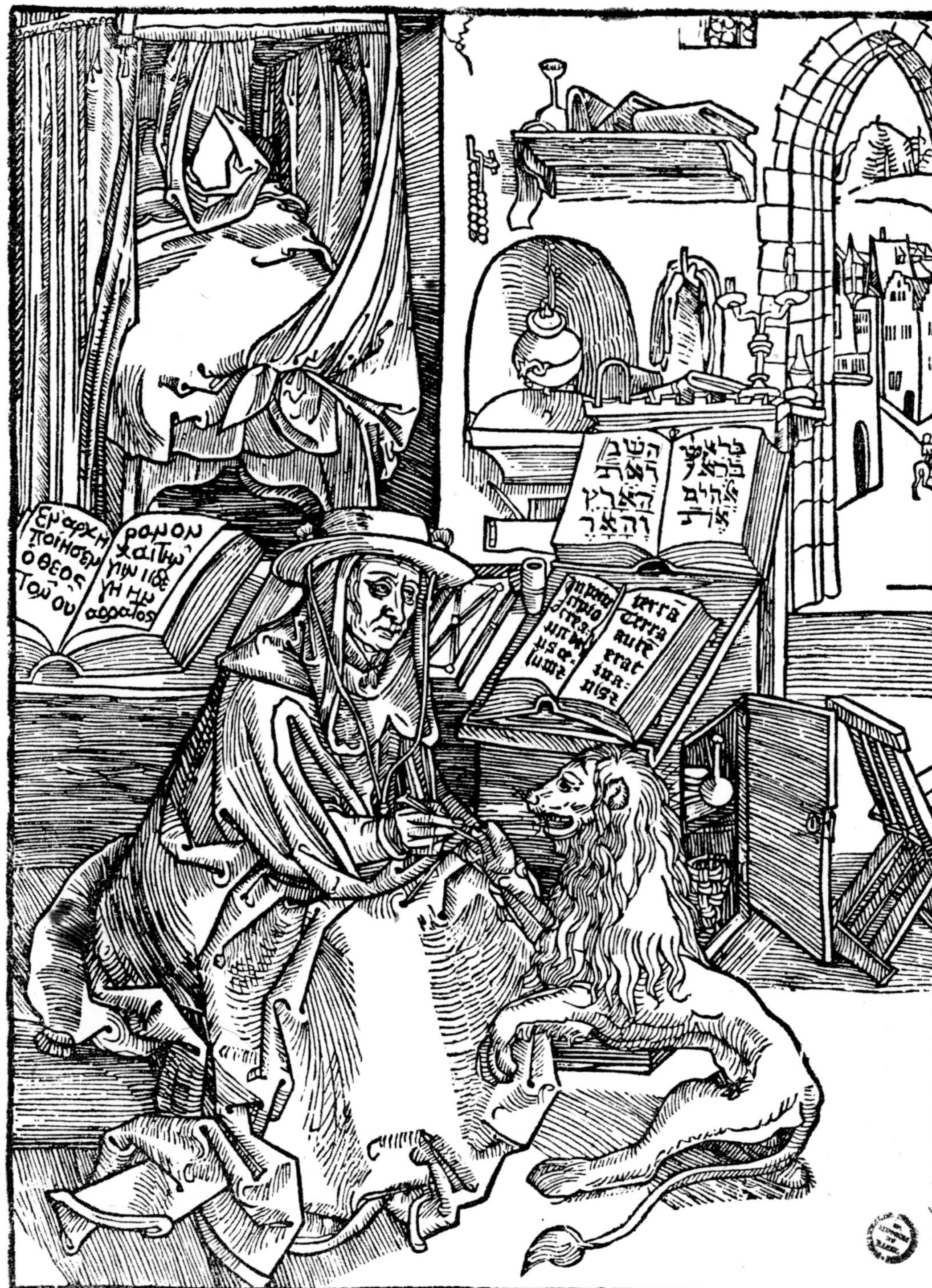

11 *Der Hl. Hieronymus,* 1492
Holzschnitt, 19 x 13,3 cm
Kupferstichkabinett, Kunstmuseum, Basel

Dieses Titelbild zur zweiten Ausgabe der Briefe des Kirchenvaters Hieronymus belegt, daß Dürer sich während seiner Gesellenjahre in Basel aufhielt. Der Holzstock ist auf der Rückseite von der Hand Albrecht Dürers beschriftet: »Albrecht Dürer von nörmergk«. Hier ist dargestellt, wie der Hl. Hieronymus einem Löwen den Dorn aus der Tatze zieht und dieser fortan sein treuer Weggefährte wird. Die Wohn- und Studierstube des Kirchenvaters zieren aufgeschlagene Bücher und Dinge des weltlichen und geistlichen Alltags, realistische Details, die zuvor in Holzschnitten selten dargestellt wurden.

Genauere Kenntnis über die letzten beiden Wanderjahre erhalten wir von Dürers Freund Scheurl. Von ihm wissen wir, daß Dürer zum berühmten Martin Schongauer nach Colmar wollte. Daß er jetzt nicht als Lehrling, sondern als Geselle dorthin zog, brachte zugleich den Vorteil mit sich, daß er in der Lage war, seinen Lebensunterhalt selbst zu verdienen. Da es zu dieser Zeit in Deutschland noch keine großen Kupferstecher gab, dürfte der Aufenthalt in der Werkstatt Martin Schongauers als herausragenden Lehrer dieser Technik eines der Hauptziele der Wanderschaft gewesen sein. 1492 kam Dürer in Colmar an. Martin Schongauer war jedoch kurz zuvor gestorben, vermutlich an

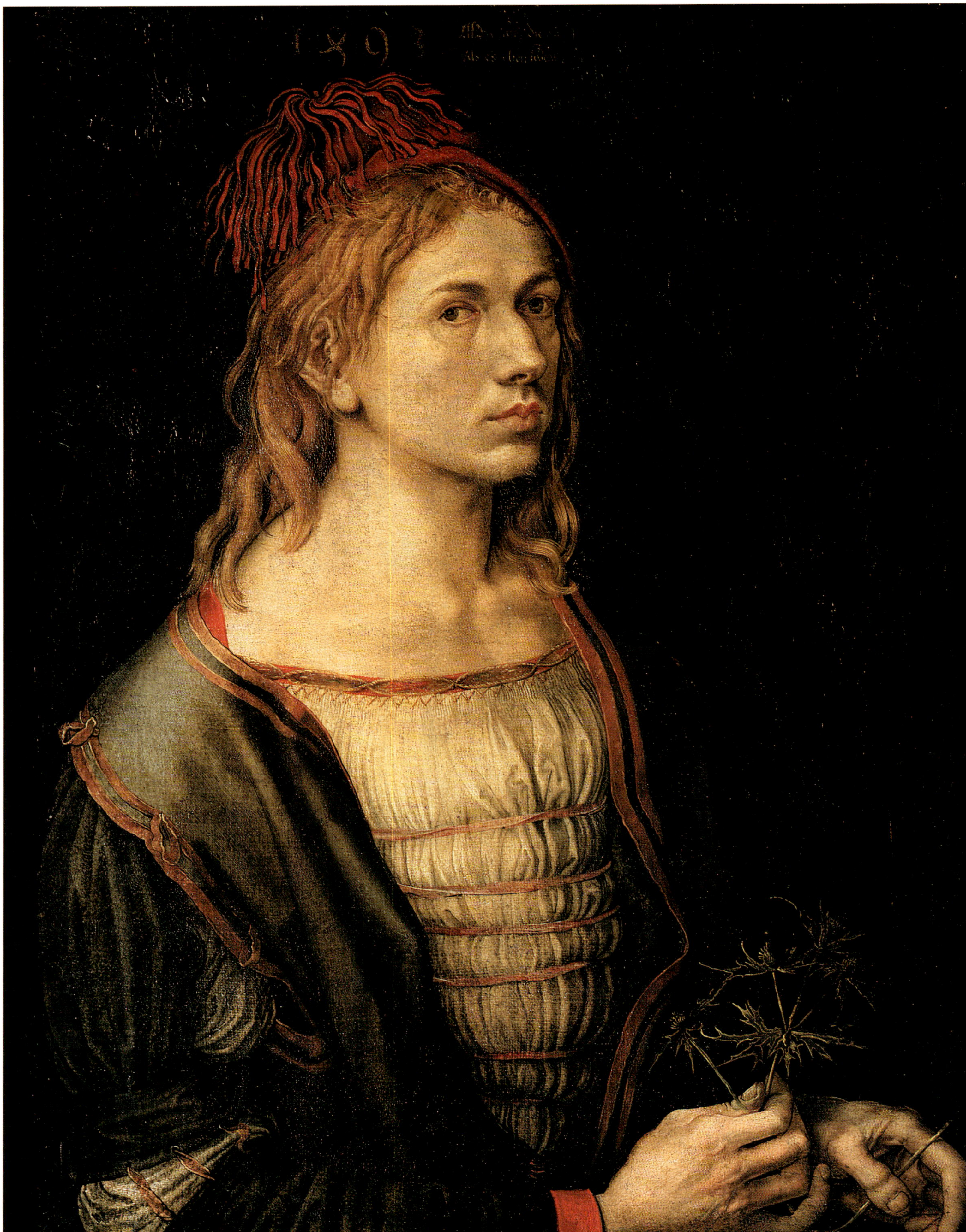

der Pest. Seine Brüder empfingen den Wandergesellen und ließen ihn die Werke des Meisters sorgfältig studieren. Die Kupferstiche Schongauers sind in den ersten Jahren eine der wichtigsten Inspirationsquellen Dürers gewesen und Ausgangspunkt seiner genialen Weiterentwicklung der Kupferstichtechnik.

Auf Colmar folgte Basel als nächste Reiseetappe. Diese Stadt der Verlage und Druckereien hatte sich damals bereits zu einem Zentrum des Humanismus entwickelt. Dürers Aufenthalt ist belegt durch die Signatur »Albrecht Dürer von nörmergk« auf der Rückseite eines Holzstocks mit dem Titelholzschnitt für eine Ausgabe der Briefe des Hl. Hieronymus, gedruckt bei dem Verleger Nikolaus Kessler (tätig 1485–1509) in Basel (Abb. 11). Dürers während der Lehre erworbenen Kenntnisse im Bereich der Holzschnittillustration waren hier sehr gefragt, denn nachdem er 1492 besagtes Titelblatt entworfen hatte, erhielt er in der Folge zahlreiche Aufträge. Er schuf die Holzschnittvorlagen zur ersten deutschen Ausgabe des »Ritters vom Turn«, einer Sammlung von Erzählungen, die im 14. Jahrhundert in Frankreich kompiliert und zum Ende des 15. Jahrhunderts zu einem beliebten und in verschiedene Sprachen übersetzten Volksbuch geworden war. Ferner entstanden 18 kleine Holzschnitte für ein Andachtsbuch, das allerdings nie gedruckt wurde, sowie Holzstockvorzeichnungen für 140 Illustrationen zur »Komödie des Terenz«. Zur gleichen Zeit arbeitete Dürer an den 75 Holzschnitten zum 1494 erschienenen, populären »Narrenschiff« des Humanisten und Rechtsgelehrten Sebastian Brant (1457/58–1521) in Basel (Abb. 109), einer allegorisch-satirischen und moralisierenden Versdichtung in deutscher Sprache, die das törichte Treiben der Welt aufs Korn nimmt. Brant wurde durch das Buch international bekannt. Zeitgenossen verglichen ihn mit berühmten Dichtern wie Dante (1261–1321) oder Petrarca (1304–1374). Einen Einblattdruck mit einem von Brant verfaßten lateinischen Gedicht zu Ehren seines Namenspatrons, des Hl. Sebastian, illustrierte Dürer ebenfalls.

Die Holzschnittillustrationen zum »Narrenschiff« markieren eine maßgebliche Station auf dem Weg zu einer realistischen Holzschnittdarstellung, wie sie zuvor in diesem Medium unbekannt gewesen war. Die detaillliertere Wiedergabe der Landschaftshintergründe, die feine Binnenzeichnung und die lebensnahe Auffassung nehmen bereits Dürers spätere Entwicklung der Holzschnittechnik vorweg (Abb. 109).

Dürers letzte Reiseetappe, Straßburg, ist durch die Nennung des verschollenen Doppelbildnisses eines Straßburger Meisters und seiner Frau in der Inventarliste von Willibald Imhoff (1519–1580), dem Enkel von Dürers Freund und Humanisten Willibald Pirckheimer (1470–1530), belegt. Dürer arbeitete vermutlich während seines Straßburger Aufenthaltes in der Werkstatt dieses Meisters und malte bei dieser Gelegenheit die beiden Porträts. Die Bildnisse waren laut Auskunft des Inventars auf Pergament gemalt, ein Bildträger, den Dürer auch für sein erstes gemaltes *Selbstbildnis mit Eryngium* von 1493 (Abb. 12), heute im Louvre, verwendete. Aufgrund des Materials und des Entstehungsjahres wird vermutet, daß es in derselben Werkstatt entstand wie die beiden verschollenen Bildnisse.

Dieses erste gemalte, autonome Selbstporträt der abendländischen Kunstgeschichte ist ein Beispiel für Dürers lebenslangen Drang zur Selbsterforschung, die sich mit unterschiedlicher Intention in zahlreichen Zeichnungen und in drei Gemälden manifestiert.

Dürer verzichtete auf eine Vorzeichnung und übertrug das Gemälde vor dem Spiegel direkt auf das Pergament. Dies belegt die in späterer Zeit ergänzte rechte Hand. Der Dargestellte blickt, vornehm gekleidet und mit einer keck plazierten roten Mütze auf dem Kopf, dem Betrachter entgegen. In Komposition, Haltung und Blickrichtung sowie bezüglich des flächigen, dunklen Hintergrundes folgt das Bildnis noch einem traditionellen, in Nürnberg wohlbekannten Schema, gleichwohl ist die Malweise gegenüber Dürers ersten Gemälden, dem Doppelbildnis der Eltern vor Beginn der Wanderschaft, bereits aufgelockerter.

Das Reimpaar am oberen Rand der Selbstdarstellung lautet: »My sach die gat/Als es oben schtat«, ein Vers in allemanischer Mundart, wie er am Oberrhein üblich war. Fedja Anzelewsky sieht den Reimspruch von der Straßburger Mystikerbewegung im Kloster auf dem Grünenwörth inspiriert. Diese »Gottesfreunde« entwickelten sich als Laienvereinigung parallel zur niederländischen »Devotio moderna« und waren von der dominikanischen Mystik beeinflußt. Ihr Streben war es, sich schicksalsergeben dem Willen Gottes zu fügen.

Das Eryngium, ein Distelgewächs, in der Hand des Dargestellten kann mehreres bedeuten. Die Distel, auch »Männertreu« genannt, ist zum einen häufig in Verlöbnisbildern anzutreffen. Zugleich verweist sie jedoch auf die religiöse Verbundenheit mit Christus, da sie in der traditionellen christlichen Ikonographie als Symbol der Passion und der Erlösung durch Christus erscheint. Dadurch erhält das frühe Selbstbildnis folgende Doppelbedeutung: Mit dem Distelgewächs in der Hand und als höfischer Liebhaber, in Anlehnung an Werke des Hausbuchmeisters, gekleidet, bringt Dürer einerseits seine Gottesfurcht zum Ausdruck und verweist andererseits auf die bevorstehende Heirat mit der Nürnbergerin Agnes Frey (1475–1539), die bereits Monate vor seiner Rückkehr feststand. Die Reiminschrift bekundet seine Ergebenheit in das für ihn bestimmte Schicksal. Es wurde vermutet, daß Dürer das Gemälde seiner Ankunft in Nürnberg vorausschickte. Belege dafür gibt es allerdings nicht.

12 *Selbstbildnis mit Eryngium,* 1493
Öl auf Pergament, aufgezogen auf Leinwand
56,5 x 44,5 cm
Musée du Louvre, Paris

1493, vermutlich während seines Aufenthaltes in Straßburg, fertigte Dürer sein erstes gemaltes Selbstporträt. Während die Körperhaltung im Dreiviertelprofil vor einheitlich dunklem Hintergrund noch dem traditionellen Bildnisschema entspricht, unterscheidet sich die realistische Wiedergabe stofflicher Details und die selbstbewußte, stutzerhafte Kleidung und Haltung des Dargestellten von den ersten gemalten Bildnissen der Eltern Dürers. In der Hand hält Dürer das Eryngium, ein Distelgewächs, das sowohl auf die bevorstehende Heirat wie auch auf die Passion Christi hindeuten kann. Die höfische Kleidung erinnert an Darstellungen des Hausbuchmeisters, die Dürer wahrscheinlich während seiner Wanderjahre kennenlernte.

13 »Schedelsche Weltchronik«, 1493
Blatt 100: *Ansicht der Stadt Nürnberg*
Holzschnitt, Folio
Bayerische Staatsbibliothek, München

Schedels Ansicht der Stadt Nürnberg erfaßt die Stadt vom Süden her, von wo aus der Burgberg gut erkennbar ist. Über dem doppelten Ring der Stadtmauer erhebt sich das Häusermeer. Die beiden Hauptkirchen St. Sebald und St. Lorenz sind zusätzlich durch Inschriften hervorgehoben. Das Blatt ist häufig kopiert worden.

»Was für einen herrlichen Anblick bietet diese Stadt! Welcher Glanz, was für wunderbare Ansichten, welche Schönheiten, welche Kultur, was für eine bewundernswerte Regierung! ... was für saubere Straßen und elegante Häuser« (Aeneus Silvius Piccolomini, 1405–1464)

Nürnberg erlebte seit dem 14. Jahrhundert eine wirtschaftliche und kulturelle Blüte, die zur Dürerzeit ihre Hochphase erreichte (Abb. 13). Seit 200 Jahren bereits war die Stadt das europäische Handelszentrum und in der Metall- und Textilverarbeitung, im Instrumentenbau, der Papiererzeugung und Druckerei führend. Als heimliche »Hauptstadt des Heiligen Römischen Reiches deutscher Nation«, wie sie in der Goldenen Bulle 1356 genannt wurde, zog die Stadt zahlreiche Gelehrte an und wurde auch zum Zentrum des Humanismus und der Bildenden Künste in Deutschland.

Der berühmte Astronom und Mathematiker Regiomontanus (1436–1476) bezeichnete Nürnberg als »Mittelpunkt Europas«. In den wirtschaftshistorischen Quellen des späten Mittelalters ist keine andere Stadt so häufig genannt. Maße und Gewichte sowie die Nürnberger Münze waren Vergleichs- und Bezugspunkte, Angebote auf dem Nürnberger Markt auch in anderen Städten Ausgangspunkt für Preiseberechnungen. Als Umschlagplatz für Export und Import lag Nürnberg auf einer der beiden großen Hauptachsen des europäischen Fernhandels: Von der Ostsee wurden Bernstein, gesalzener Fisch und Pelze geliefert, aus Ungarn und Böhmen Rohstoffe des metallverarbeitenden Handwerks wie Gold, Silber, Kupfer, aus Venedig wertvolle Seidenstoffe und Luxusartikel, während aus den Niederlanden teures Tuch hierher importiert wurde. Exportwaren wie Metallgeräte und wissenschaftliche Instrumente gelangten von hier nach Portugal und Polen.

Die Stadt, die als freie Reichsstadt direkt dem Kaiser unterstellt war, genoß das Privileg, mit 70 europäischen Städten zollfrei handeln zu können. Aufgrund ihrer herausragenden Stellung im europäischen Handel erhielt Nürnberg eine strategischen Position, die auch für den Herrscher von Belang war. Per Gesetz mußte jeder neue Kaiser seinen ersten Reichstag in Nürnberg abhalten. Abgesehen davon hielten sich die Herrscher ansonsten nur selten dort auf. Der Stadtrat regierte stellvertretend.

Die besondere Bedeutung der Stadt wurde zusätzlich bekräftigt, als der deutsche König Sigismund ihr am 24. Februar 1424 zusammen mit einer Urkunde vom September 1423 das sogenannte »Heiltum«, die Reichsinsignien, Kronjuwelen und die kaiserliche Reliquiensammlung zur dauernden Aufbewahrung (Abb. 14) überbrachte. Diese heiligen und historischen Schätze wurden einmal im Jahr bei sogenannten »Heiltumsweisungen« auf dem Hauptmarkt gezeigt und übten auf das Publikum eine große Anziehungskraft aus. Sie wurden von einem »Heiltumsstuhl«, einem etwa sieben Meter hohen Holzbalkengerüst, öffentlich präsentiert. Vom sogenannten Schopperhaus war die Galerie des Heiltumsstuhles über einen Steg zugänglich. Private Heiltumsweisungen fanden im Heilig-Geist-Spital statt und waren ranghohen Besuchern vorbehalten.

Als mittelalterliches Zentrum der Pergamentherstellung bot die Stadt Werkstätten, Verlagen und Druckereien stets Vorrat an feinem Papier. Vor den Toren Nürnbergs entstand 1390 die erste deutsche Papiermühle. 1470 hielt das Druckereigewerbe Einzug und gelangte, bedingt durch die ausreichende Papier- und Metallversorgung, bald zu großer Blüte. Der Verlag Anton Kobergers entwickelte sich schnell zu dem wichtigsten Druckereibetrieb.

Im Bereich der Metallverarbeitung hatte Nürnberg eine Vormachtstellung in Europa inne, waren auf diesem Gebiet hier doch bahnbrechende Neuerungen wie die »Kupferseigerung«, die Umkristallisation des silberhaltigen Rohkupfers in Blei und damit die Herstellung von Garkupfer und Silber, hervorgebracht worden. Sogenannte Seigerhandelsgesellschaften gründeten sich, die Faktoren für den Einkauf von Rohkupfer und den Verkauf von Garkupfer und Silber in allen wichtigen Handelsstädten entlang der Hauptachse einsetzten. Bereits im 14. Jahrhundert war die Mehrzahl der in Nürnberg ansässigen Handwerker im Metallgewerbe tätig. Hauptexportwaren bildeten neben allen Sorten an Handwerksgerät und Metallwaren des täglichen Bedarfs wie Nägel und Nadeln vor allem Waffen und Rüstungen.

Mit der herausragenden Stellung eines humanistischen Zentrums erlangte die Stadt nach und nach eine Monopolstellung in der Produktion feinmechanischer Geräte für den Einsatz in wissenschaftlichen Disziplinen wie der Geographie, der Astronomie, der Mathematik und der Physik. Ausgestattet mit Nürnberger Landkarten pilgerte man zu den Heiligen Stätten und zu den großen Messestädten. Mit Hilfe von Nürnberger Meßinstrumenten errechnete Regiomontanus den Sternenhimmel und die Bewegung der Sterne. Erfinder wie der Nürnberger Schlossermeister Peter Henlein brachten Geräte wie eine kleine tragbare Uhr in Dosenform auf den Markt, die schlug und vierzig Stunden lief. Sonderanfertigungen wie diese Uhr genossen hohes Ansehen und wurden vom Stadtrat mit der Zweckbestimmung kostbarer Geschenke für hochgestellte Persönlichkeiten vorbestellt und schließlich seriell vorproduziert.

Im Zuge der fortschreitenden Eroberung und Entdeckung der Welt verlor Nürnberg allmählich die Monopolstellung als Hauptstadt des europäischen Handels, da die geographische Lage sich zugunsten der westeuropäischen Seehäfen verschob. Die Bedeutung der Stadt sank, zumal die Nürnberger Kaufmannschaft sich an Investitionen in der Neuen Welt nicht beteiligten.

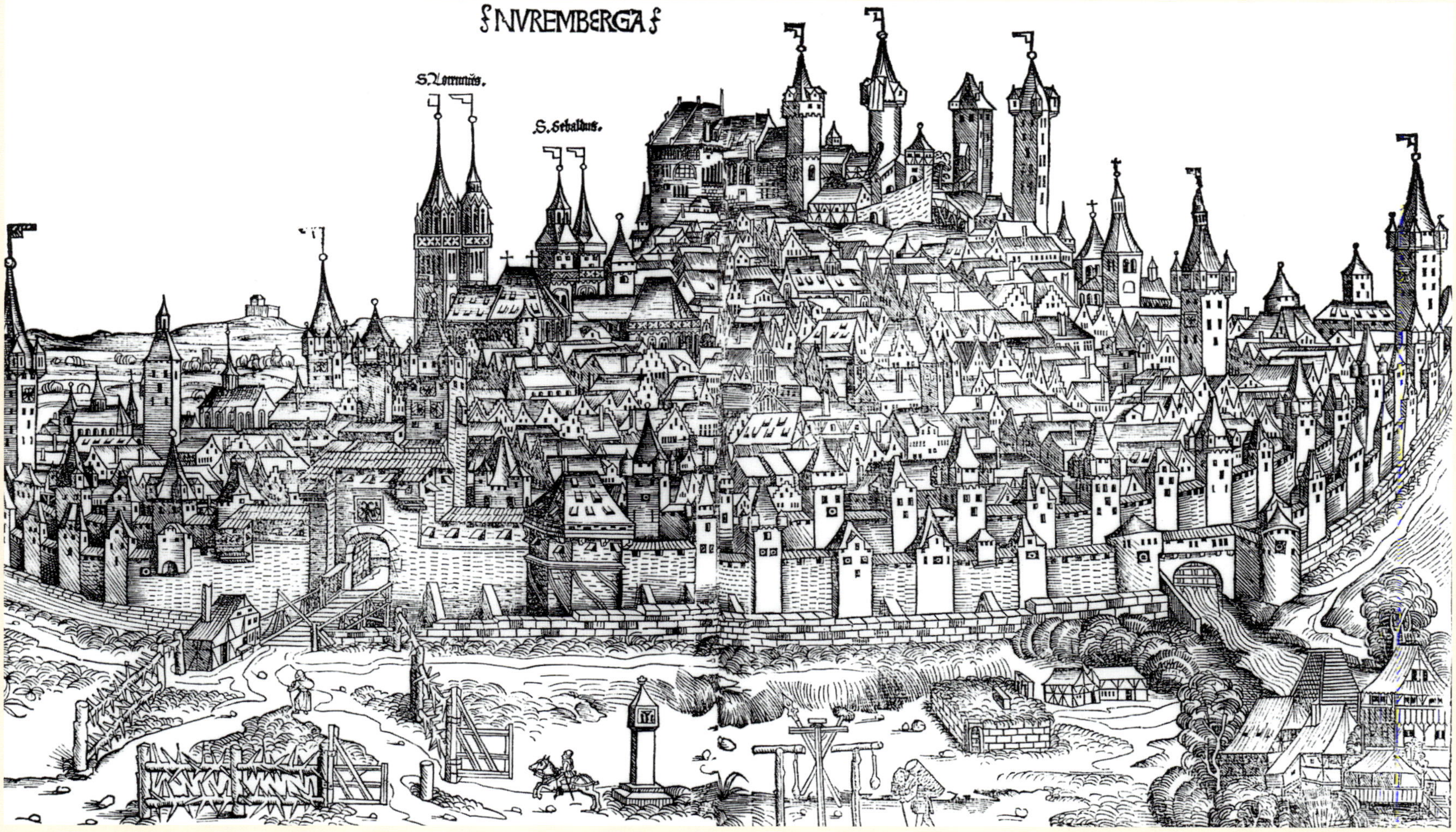

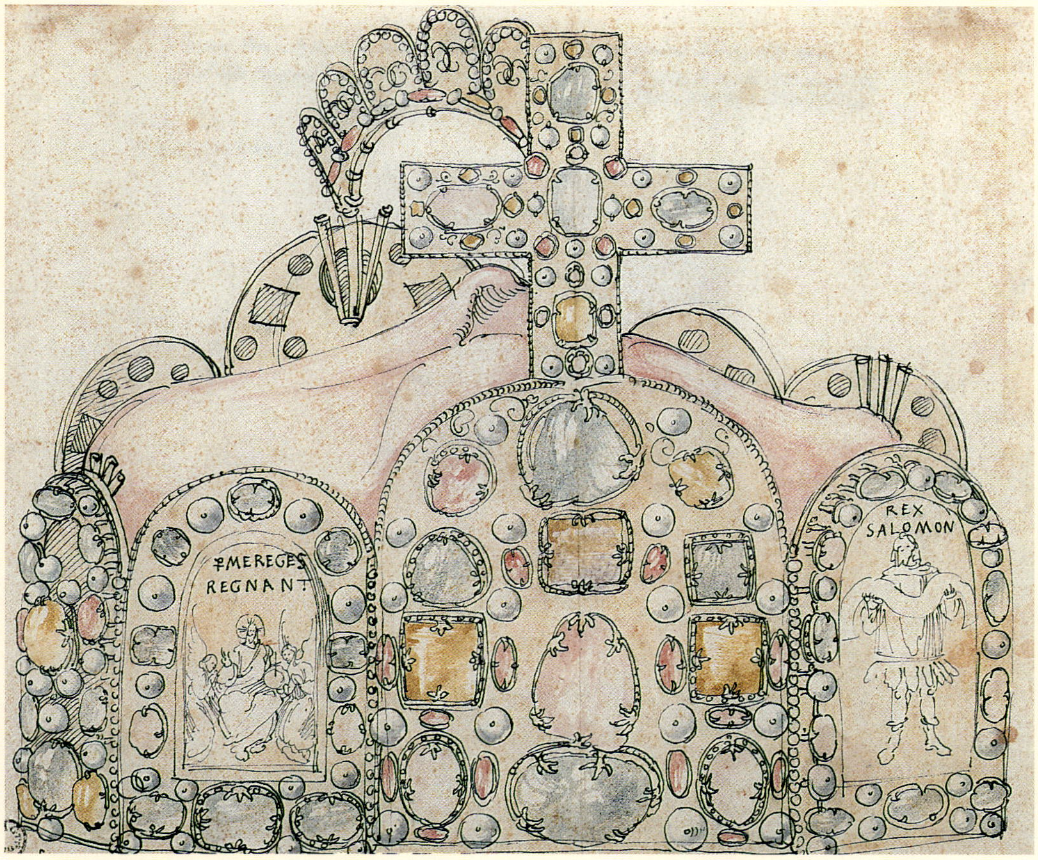

14 *Die Reichskrone*, um 1510
Aquarellierte Federzeichnung, 23,8 x 28,9 cm
Kupferstichkabinett, Germanisches Nationalmuseum, Nürnberg

Die Federzeichnung der Reichskrone gehört zu den Vorstudien für das Kaiserbildnis Karls des Großen (Abb. 85), der im kaiserlichen Ornat erscheint und mit den Reichskleinodien ausgestattet ist. Die Reichsinsignien, die sogenannten Regalien, gehörten neben den Reichsreliquien zum sogenannten »Heiltum«, das jährlich einmal öffentlich zur Schau gestellt wurde. Dürer fertigte die Einzelstudien nach den Originalen. Die Krone ist gegenüber den beiden anderen Vorzeichnungen zum Reichsschwert und Reichsapfel detailliert ausgearbeitet, von der Form und Art der Edelsteine und Juwelen bis hin zu den beschrifteten Plättchen mit Heiligengestalten und Szenen des Alten und Neuen Testaments.

Begegnung mit Proportion und Perspektive. Die erste Italienreise

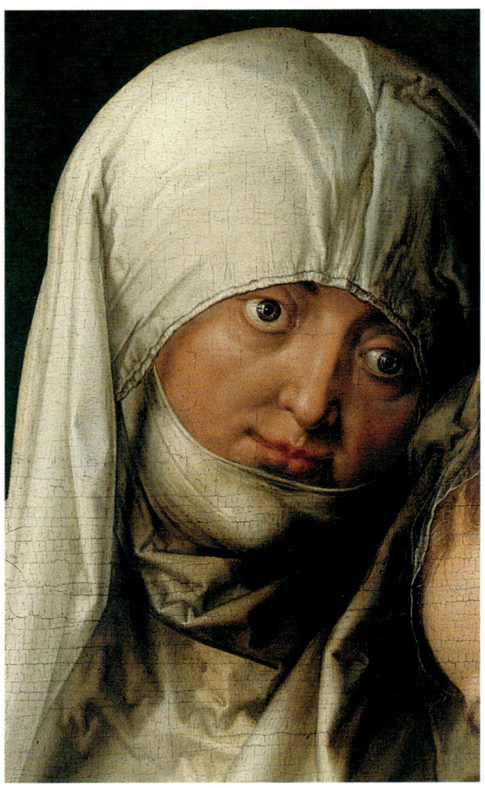

15 *Anna Selbdritt* (Detail Abb. 108) Hl. Anna

Von Agnes Dürer sind aus jungen Jahren einige Porträtskizzen überliefert. Im Gemälde hielt Dürer sie in späteren Jahren nur einmal in der Gestalt der Hl. Anna fest, der mehrere Vorstudien vorausgingen.

16 *»mein Agnes«*, um 1494
Federzeichnung in Bister auf weißem Papier, 15,6 x 9,8 cm
Graphische Sammlung Albertina, Wien

Agnes Dürer, geborene Frey, war die Tochter des Nürnberger Kupferschmieds Hans Frey und seiner Ehefrau Anna Rummel. Agnes, die hier noch mädchenhaft, fast kindlich wirkt, sitzt an einem Tisch und stützt nachdenklich den Kopf auf ihre Rechte, die Haare zu einem Gretchenzopf zusammengebunden. Ungewöhnlich ist die Intimität dieser Alltagsskizze, die die Dargestellte in einem Moment zeigt, in dem sie sich offenbar unbeobachtet fühlte.

Ende Mai 1494 kehrte Dürer nach Nürnberg zurück, wo er kurz danach am 7. Juli heiratete. Die Familienchronik gibt darüber Auskunft:

»Und alß ich wider anheimbe kommen was, handelt Hans Frej mit meinem Vater und gab mir seine Tochter mit nahmen jungfraw Agnes und gab mir zu ihr 200 fl. und hielt die Hochzeit, die was am montag vor Margarethen im 1494 jar.«

Es war eine Zweckheirat, eine »gute Partie«, die Dürers Vater aus ökonomischen Erwägungen heraus angebahnt hatte. Hans Frey (1450–1532), Dürers Schwiegervater, war Handwerksmeister, ein Rotschmied aus einer alten Nürnberger Familie, der sich auf luftgetriebene Springbrunnen, Automaten und Bankettafeln spezialisiert hatte, zugleich Bauleiter und Hauswirt des Rathauses war und 1496 in den Großen Rat gewählt wurde. Seine Frau Anna, geborene Rummel (gest. 1521), stammte aus einer ehemals wohlhabenden und angesehenen Familie. Zu ihren Verwandten zählte beispielsweise der reiche, vor allem in Italien für den Kaiser, die Kurie und die Medici tätige Finanzier Wilhelm Rummel. Agnes Frey war zur Zeit ihrer Heirat mit Dürer etwa 18 oder 19 Jahre alt (Abb. 16). Eine Federzeichnung in der Albertina, von Dürer eigenhändig mit der Unterschrift »mein agnes« versehen, zeigt sie wie in einem unbeobachteten Moment, als kindlich wirkendes Mädchen mit Zopffrisur. Diese Skizze entstand möglicherweise noch vor der Heirat, da Agnes gemäß den Gepflogenheiten unverheirateter Frauen ohne Haube erscheint. Verschiedenen Briefen Dürers an Willibald Pirckheimer von der zweiten Italienreise aus dem Jahre 1506 ist recht deutlich zu entnehmen, daß die Ehe Dürers, die kinderlos blieb, nicht glücklich war. Dies bekräftigen in späten Jahren auch die mit Akribie geführten Aufzeichnungen des Niederländischen Reisetagebuchs, aus denen hervorgeht, daß Dürer während der einjährigen Reise die Mahlzeiten zumeist mit seinen zahlreichen Freunden oder allein zu sich nahm, während Frau und Magd »heroben kochen und eßen« mochten. Dennoch hielt er seine Frau, die ihm trotz aller persönlichen Differenzen eine tüchtige Geschäftspartnerin war und als Marketenderin mit seinen Druckgraphiken auf die Messen und Märkte zog, in zahlreichen Porträts fest. In späteren Jahren diente sie ihm als Modell der Hl. Anna im Gemälde der *Anna Selbdritt* (Abb. 108). Verschiedentlich wurde auch gemutmaßt, daß Dürer homosexuell gewesen sei, basierend auf einem Brief des Nürnberger Patriziers Lorenz Behaim (gest. 1518) an Willibald Pirckheimer vom 7. März 1507, in dem von »Dürers Jungen« die Rede ist. Dafür gibt es jedoch keine weiteren Belege.

Wenige Monate nach der Hochzeit begab sich Dürer auf seine erste Italienreise. Diese Reise ist einzig durch eine Erwähnung in einem Brief während seines zweiten Italienaufenthaltes 1506/07 belegt, in dem Dürer an Willibald Pirckheimer schrieb:

»Und das Ding, das mir vor 11 Jahren so wohl hatt gefallen, das gefällt mir jetzt nicht mehr.«

Gemeint ist hier entweder ein nicht näher identifizierbares Kunstwerk im besonderen oder der italienische Stil im allgemeinen, der Dürer als jungen Gesellen bei seinem ersten Italienaufenthalt noch tief beeindruckt haben dürfte. Bei seiner zweiten Italienreise hatte er jedoch schon seinen eigenen Stil und seine eigenen künstlerischen Vorstellungen entwickelt, weshalb er äußeren Einflüssen gelassen gegenübergestanden haben mag.

Als Grund für Dürers plötzliche Abreise nach Italien im Jahre 1494 wurde oft der Ausbruch einer Pestepidemie in Nürnberg gesehen, die zu ihren schlimmsten Zeiten täglich über hundert Tote forderte.

Bereits 1483 empfahlen die Nürnberger Stadtärzte – in der Nachfolge des Florentiner Arztes und Philosophen Marsilio Ficino (1433–1499) – in einem vom Stadtrat angeforderten Gutachten als individuell sicherste Präventivmaßnahme gegen die Seuche die Flucht aus der Stadt. Angesehene Nürnberger wie der Künstler Christoph Amberger (um 1500–1561/62) oder Dürers Taufpate Anton Koberger zogen sich aufs Land zurück, um der Ansteckungsgefahr zu entgehen.

Die in Nürnberg grassierende Seuche dürfte nicht der einzige Grund dafür gewesen sein, daß Dürer eine so weite Reise antrat. Vielfach wurde diese als eine Art erweiterte Gesellenreise betrachtet, die später für Dürers Rolle als Vermittler der italienischen Renaissance in Deutschland entscheidend wurde und seine von spätmittelalterlicher Werkstattradition geprägten Sehgewohnheiten zugunsten des »Neuen« in der italieni-

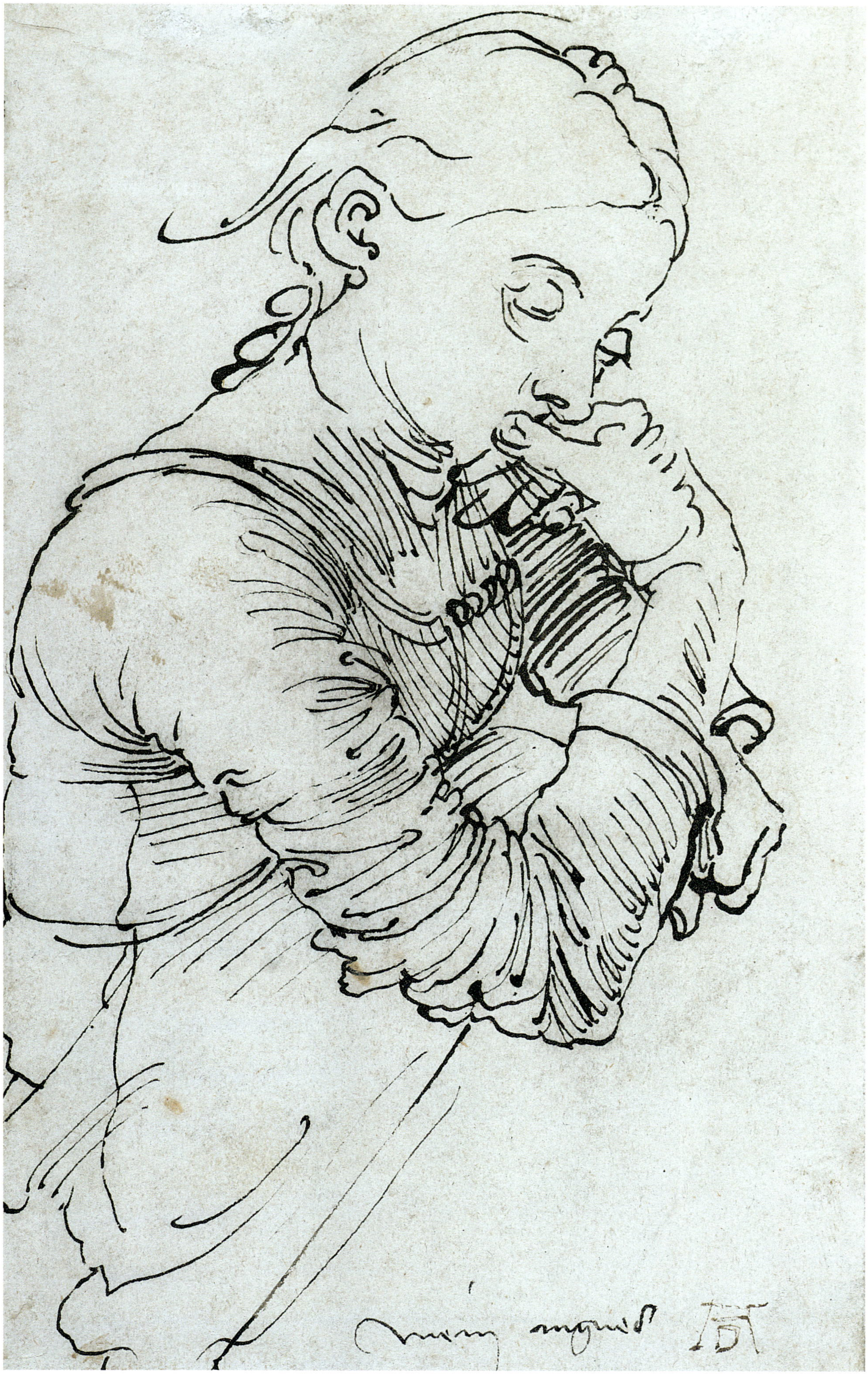

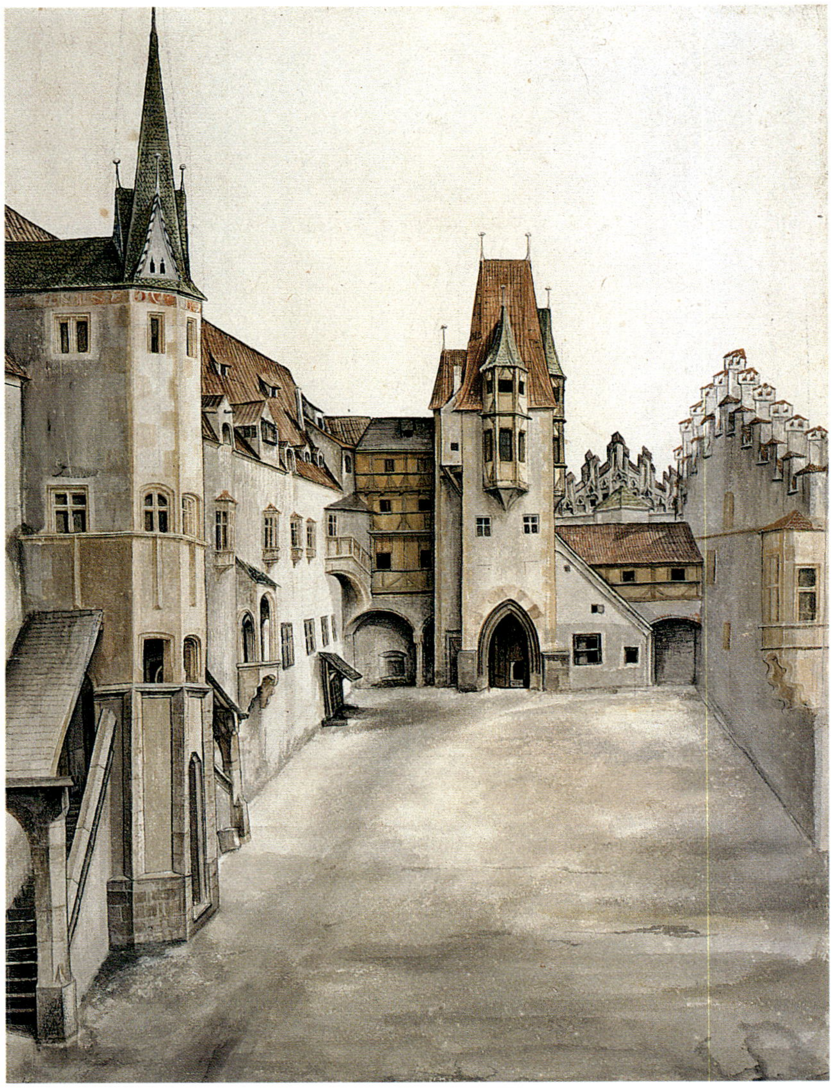

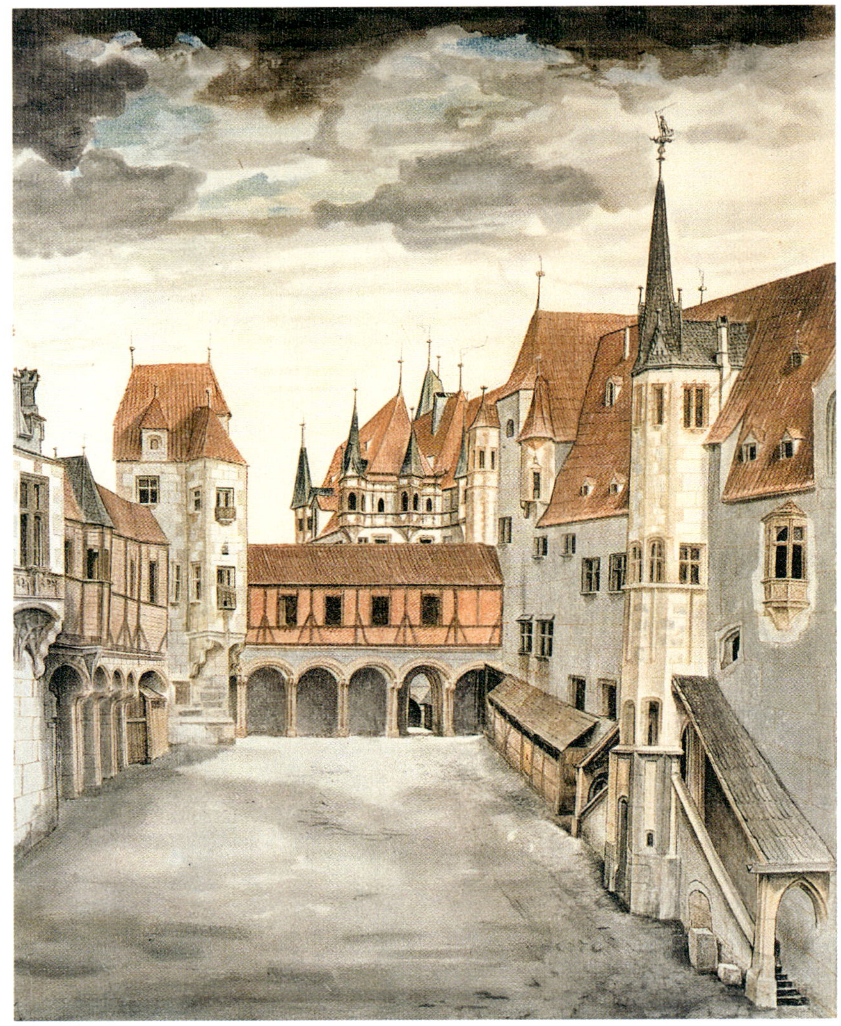

17 (oben links) *Der Hof der ehemaligen Burg in Innsbruck ohne Wolken*, 1494
Aquarell auf Papier, 33,5 x 26,7 cm
Graphische Sammlung Albertina, Wien

Das Aquarell entstand, zusammen mit einer weiteren Ansicht eines Schloßhofs in Tirol (Abb. 18), vermutlich auf der ersten italienischen Reise Dürers um1494. Die Lokalisierung des Schlosses ist bis heute umstritten. Zusammen mit dem weiteren Blatt sind zwei unterschiedliche Ansichten desselben Schloßhofs überliefert. Um einen langgestreckten Hof gruppieren sich verschiedene gotische Schloßgebäude. Dem erkerartigen Treppenhaus links steht an der Stirnseite der Torturm gegenüber, von dem aus die zweite Ansicht des Schloßhofs entstand.

18 (oben rechts) *Der Hof der ehemaligen Burg in Innsbruck mit Wolken*, 1494
Aquarell auf Papier, 33,5 x 26,7 cm
Graphische Sammlung Albertina, Wien

Die Darstellung zeigt eine zweite Variante des Schloßhofs in Tirol mit Wolken. Von einer anderen Seite als in der zweiten Ansicht (Abb. 17) ist der Hof des gotischen Gebäudes gezeigt. Dürer wählte hier den Standpunkt des Söllers im Torturm, während im zweiten Blatt ein Fenster des gegenüberliegenden Quertrakts Ausgangspunkt war. Die perspektivische Umsetzung ist hier noch etwas unsicher. Die Gebäude sind jedoch in ihrer spätgotischen Formenvielfalt detailliert erfaßt.

schen Kunst, der Rückbesinnung auf die Antike, durchbrechen sollte.

Entscheidend für Dürers Interesse an dieser Italienfahrt dürfte der Wunsch gewesen sein, hinsichtlich plastischer und räumlicher Erfassung von der antiken Kunst und den italienischen Renaissancekünstlern dazuzulernen und das von letzteren erstrebte Ineinandergreifen von »Menschenbild, Perspektive, Proportion, Antike, Natur, Mythologie und Philosophie« praktisch und theoretisch zu begreifen. In diesem Bereich war die deutsche Kunst auf spätmittelalterlichem Niveau stehengeblieben.

Von den neuen italienischen Kunstströmungen dürfte Dürer zuerst in Basel erfahren haben. Erste Beispiele, die nach Norden gelangten, waren graphische Blätter und Andachtsbilder. Gezeichnete Kopien nach der Kupferstichserie eines ferraresischen Meisters aus der Zeit um 1470 gehören zu den frühesten Zeugnissen der Auseinandersetzung mit der italienischen Renaissancekunst. Kupferstiche des italienischen Künstlers Andrea Mantegna (1431–1506) kursierten in Deutschland bereits vor Dürers Italienreise. Dürer pauste sie direkt von den Originalblättern ab, wobei ungewiß ist, ob er dies unmittelbar vor seiner Reise oder während seines Aufenthalts in Italien tat.

Seine erste Italienreise bedeutete einen entscheidenden Markstein in Dürers künstlerischer Entwicklung. Erstmals lernte er die Kunst des Südens nicht mehr nur durch die Druckgraphik, wie sie bereits nördlich der Alpen bekannt war, sondern auch durch die Begegnung vor Ort kennen.

Die Italiener beschäftigten sich auf der Basis der Erkenntnisse des antiken Architekturtheoretikers Vitruvs mit der idealen Proportion des menschlichen Körpers ebenso wie mit der Entwicklung der Zentralperspektive zugunsten einer wirklichkeitsnahen Raumdarstellung. Über italienische Künstler wie Jacopo de Barbari (um 1440/1450–1515) oder Giovanni (1430– 1516) und Gentile Bellini (1429–1507), die Dürer auf Vermittlung Nürnberger Kaufleute in Venedig kennengelernt haben dürfte, sollte er von allen diesen Dingen erfahren. Allerdings ist nicht belegt, ob er jemals direkt nach Antiken gezeichnet hat oder sein Wissen über das antike Formempfinden ausschließlich über Nachzeichnungen der Stiche italienischer Meister erhielt.

Die Reiseroute Dürers führte vermutlich zunächst über Augsburg nach Innsbruck, wo er die beiden Hofansichten der Innsbrucker Burg im Aquarell festhielt (Abb. 17, 18). Es sind dies die ersten beiden einer Reihe von Landschaftsaquarellen, die während der Reise entstanden. Sie dienten als freies Studienmaterial und zur privaten Dokumentation. Später flossen sie auch in Dürers Druckgraphik und in die Landschaftshintergründe seiner Gemälde ein. Insgesamt 32 Aquarelle datieren in die Zeit zwischen 1494 und kurz nach 1500, von denen die meisten mit Dürers Reisen nach Italien zusammenhängen. Keines der Blätter ist signiert oder datiert. Aus diesem Grund besteht bis heute Uneinigkeit über ihre genaue Reihenfolge. Die Aquarelle gehören zu den meiststudierten der abendländischen Kunstgeschichte. Sie besitzen den Anspruch der Autonomie und dokumentieren ein gewandeltes Verhältnis zur Landschaftsmalerei, die zuvor als die am wenigsten geachtete Kunstgattung ausnahmslos eine der Historie dienende Funktion gehabt hatte. Maßgeblich für die neue Auffassung der Landschaftsdarstellung ist eine individuelle Erfassung der Natur sowie ein neuartiger Umgang mit der Aquarelltechnik, der es ermöglicht, durch einen lasierenden Schichtenaufbau, ähnlich der Technik der Ölmalerei, feinste Nuancen herauszuarbeiten. Während Dürers frühe Aquarelle noch Anklänge an typische Beispiele topographischer Darstellungen in fränkischer Werkstattradition, etwa die Ansichten Bambergs aus der Werkstatt Wolfgang Katzheimers (tätig 1478–1508), besitzen, wird in den späteren Werken die kompositorische, farbliche und malerische Gestaltung wesentlich freier. Diese späteren Aquarelle wurden in ihrer atmosphärischen Landschaftserfassung sogar mit denen Paul Cézannes (1839–1906) verglichen.

Dürers Aquarelle lassen sich in zwei Gruppen unterteilen. Die frühen Beispiele zeigen oft topographische Studien, die als erste autonome farbige Landschaften bestimmte Örtlichkeiten detailgenau erfassen. Sie weisen noch perspektivische Ungenauigkeiten auf, wie zum Beispiel die Darstellung der *Drahtziehmühle* belegt (Abb. 19). Hier steht das künstlerische Interesse an einer wirklichkeitsgetreuen Schilderung im Vordergrund. Dies führt dazu, daß alle Details mit gleichem Nachdruck additiv erfaßt sind und die Farbigkeit wenig aufgelockert ist. Das Wissen um den Einfluß von Licht und Luft auf die Erscheinungsweise der Farbe wird erst in späteren Werken spürbar. Diese gelangen von einer naturhaften zu einer atmosphärischen, kosmischen Erfassung der Landschaft, was zum einen in der Gesamtkomposition, zum anderen im lockeren Umgang mit der Farbigkeit deutlich wird. Die detailgenaue Erfassung ist nun der harmonischen Gesamtwirkung

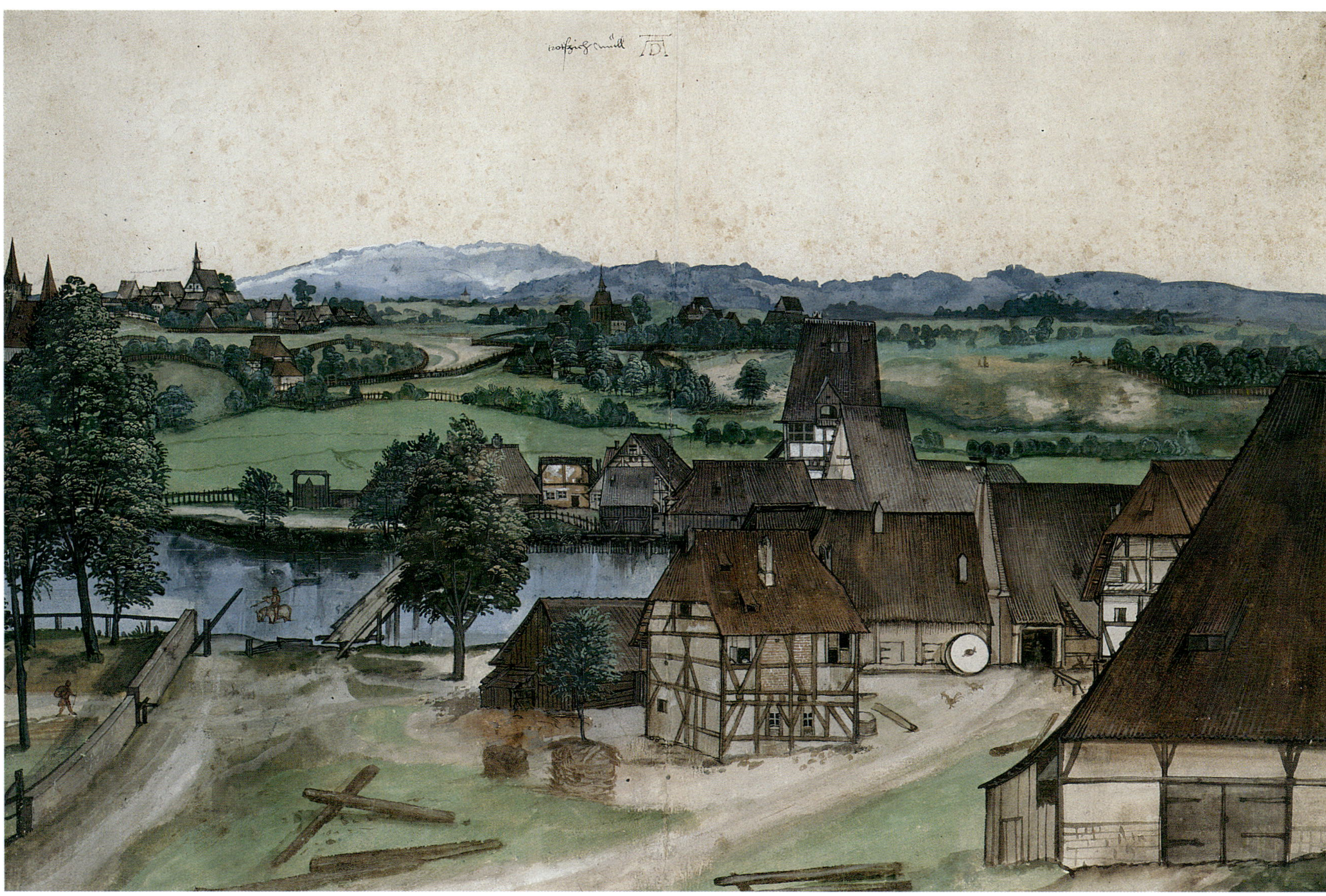

19 *Drahtziehmühle*, um 1494
Wasser- und Deckfarben auf Papier, 28,6 x 42,6 cm
Kupferstichkabinett, Staatliche Museen zu Berlin – Preußischer Kulturbesitz, Berlin

Von einem erhöhten Standort aus wandert der Blick über die Groß- und Kleinweidemühlen der Stadt Nürnberg, die an den Ufern der Pegnitz lagen. Links im Hintergrund ist die Stadt mit Spittlertor, Stadtmauer und Torturm sichtbar. Obwohl das Blatt mit seiner detaillierten Ausgestaltung noch der spätmittelalterlichen Werkstatttradition folgt, kündigen die feinen Lasuren, ausgeführt mit stark verdünnten Wasserfarben, schon den freieren Pinselstrich späterer Aquarelle an. Insofern ist das Blatt als Meilenstein in Dürers Entwicklung der Aquarelltechnik zu bezeichnen.

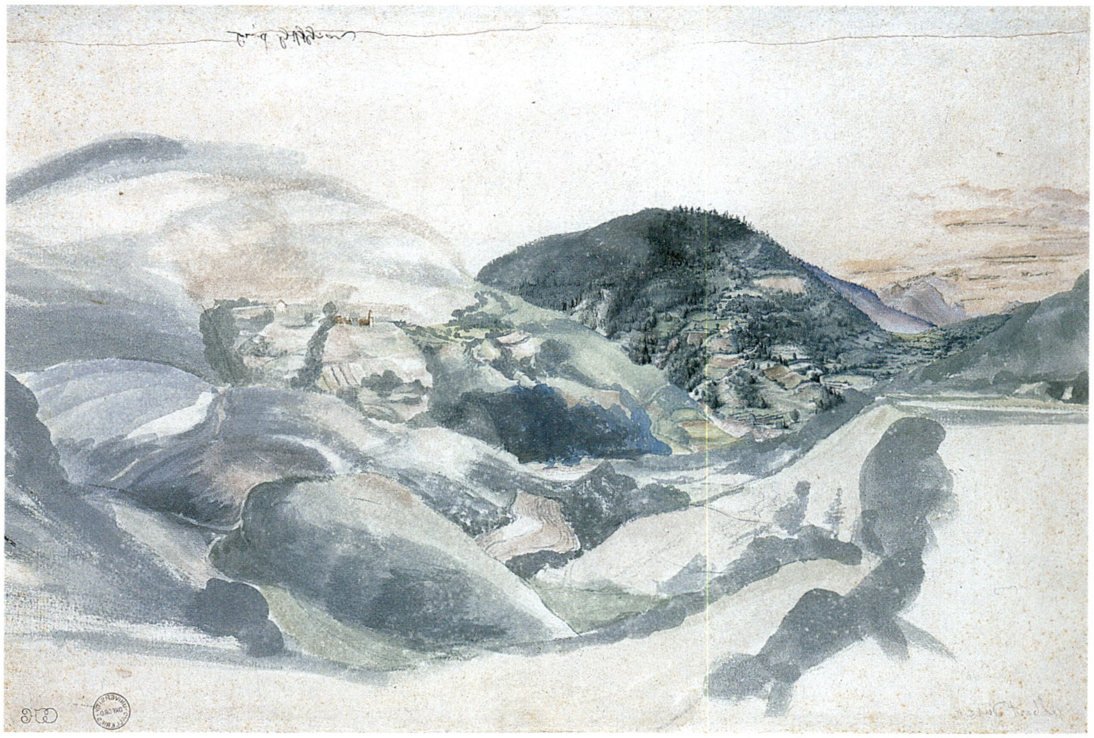

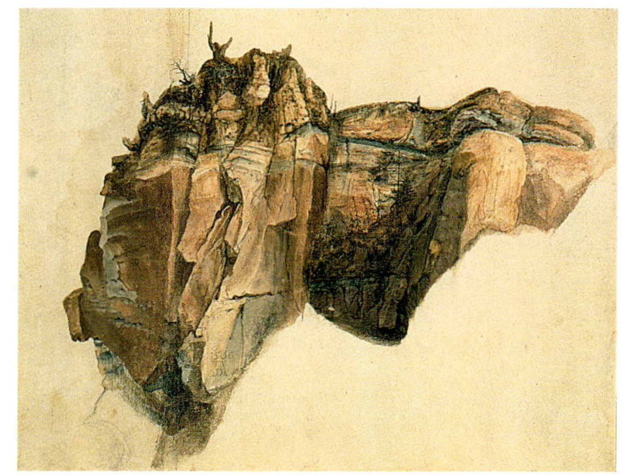

20 (oben links) *Landschaft bei Segonzano im Cembratal,* um 1504/1507
Aquarell, 21 x 31,2 cm
Ashmolean Museum of Art and Archaeology, Oxford

Dürer bezeichnete dieses Landschaftsaquarell, das während der zweiten italienischen Reise entstand, als »wehlsch pirg«. Die topographische Identifizierung war lange umstritten. Am überzeugendsten ist die Vermutung, es handele sich um eine Darstellung des Cembratals bei Segonzano. Die freie Umsetzung, die im Vordergrund lockere leichte Pinselschwünge aufweist, während der Hintergrund naturalistisch fein erfaßt ist, läßt verstehen, daß Dürers Aquarelltechnik dieser Zeit mit derjenigen eines Paul Cézanne verglichen wurde.

21 (oben rechts) *Steinbruch,* 1506
Wasser- und Deckfarben auf Papier, 22,5 x 28,7 cm
The British Museum, London

Die außergewöhnliche Darstellung eines Steinbruchs, eines aquarelltechnischen Meisterstücks, wird allgemein ins Jahr 1506 datiert. Dürer hielt den Abschnitt einer Felsformation fest, den er zentral und frei auf dem Blatt plaziert. Nicht nur der Bildgegenstand an sich in seiner bizarren Erscheinung, sondern auch die Erprobung aquarelltechnischer Möglichkeiten stehen hier im Vordergrund künstlerischen Interesses. Ausgehend von präziser Miniaturmalerei über den lasierend leichten Pinselduktus bis hin zu breit hingestrichenen Flächen setzt Dürer virtuos die ganze technische Bandbreite des Aquarells in diesem Studienblatt ein. Die Farbigkeit basiert auf Brauntönen von ungeheurer Nuancierung, so daß der Eindruck entsteht, Dürer wollte an diesem kleinen Meisterstück die ganze Klaviatur seines Könnens erproben.

untergeordnet. Ein einzelnes Motiv, das Dürers Interesse weckte, etwa ein Mauerstück, ein Wurzelhaufen im Steinbruch oder ein Gebäudekomplex, kann innerhalb der ansonsten summarisch, mit wenigen Strichen und Farbflächen zusammengefaßten Darstellung hervorstechen. In späteren, ausgereiften Aquarellen wie dem um 1506 datierten *Steinbruch* (Abb. 21) ist ein Ausschnitt frei in die Bildfläche plaziert. Dürer erprobt hier die technischen Möglichkeiten des Aquarells, indem er in zahlreichen Nuancen und Schattierungen verschiedene Brauntöne zur Wirkung kommen läßt. Die in Italien gewonnenen Kenntnisse der Perspektive flossen bereits in Aquarellen wie *Landschaft bei Segonzano im Cembratal* ein, was ihre Datierung erleichtert (Abb. 20).

Über den Brenner und das Eisacktal führte der Weg weiter nach Venedig. Die mögliche Reiseroute erschließt sich teils aus den Aquarellen, teils aus der Kenntnis häufig genutzter Reisewege, überliefert durch die erste, im Holzschnitt gedruckte Landkarte (Abb. 30) mit Reiserouten und Distanzangaben des Mathematikers und Arztes Erhard Etzlaub (um 1460–1532). Albrecht Dürers Weg führte demnach von Innsbruck aus auf der Paßstraße zum Brenner über Brixen und Klausen, wo ein Aquarell des Rabensteins vor Weidbruck entstand. Laut der »Bozener Chronik« aus dem Jahre 1494 waren die Straßen bei Bozen zum Zeitpunkt von Dürers Reise überschwemmt. Deshalb wich der Künstler vermutlich über das Cembratal aus, was durch das Aquarell belegt wird. Während der Rückreise, auf der Brennerstraße, entstand vermutlich eine heute verschollene Ansicht von Klausen im Eisacktal, die im Kupferstich *Nemesis oder das große Glück* (Abb. 63) verarbeitet wurde.

Dürers Aufenthalt in Venedig war aber vor allem vom Zeichnen nach Originalen und nach dem Leben geprägt.

Seiner Begeisterung für die Vielfalt der Fauna und Flora verlieh Dürer im Laufe seines Lebens in zahlreichen Zeichenstudien Ausdruck. Während seines Aufenthaltes in Venedig entstanden die großformatigen Wasserstudien-Blätter mit den Darstellungen eines *Taschenkrebses* und eines *Hummers* (Abb. 22) Nachdem anfangs Zweifel an der Authentizität der Blätter vorherrschten, wies Winkler nach, daß der Hummer einer Gattung angehört, die vorwiegend im Adriatischen Meer beheimatet ist. Auch Studien von Löwen, die an Venedigs Wappentier erinnern, und mythologische Darstellungen haben sich erhalten. Den Blättern kam wie den Aquarellen die Funktion freier Studien zu, die kein konkretes Werk vorbereiteten.

In Venedig kopierte Dürer nach Mantegna, Lorenzo di Credi (1456/1460–1537) und Antonio del Pollaiuolo (1430–1498), wobei das Interesse an Aktstudien im Vordergrund stand. Studien wie der *Akt einer stehenden Frau* (Abb. 23) von 1493 bezeugen, daß Dürer die Darstellung der menschlichen Proportion bereits vor seiner Italienreise beschäftigt hatte. Ein prominentes Beispiel für Nachzeichnungen nach italienischen Originalen ist die Federzeichnung *Tod des Orpheus* (Abb. 25) in der Hamburger Kunsthalle, die Dürer wahrscheinlich nach einem Gemälde Mantegnas fertigte. Das Original ist

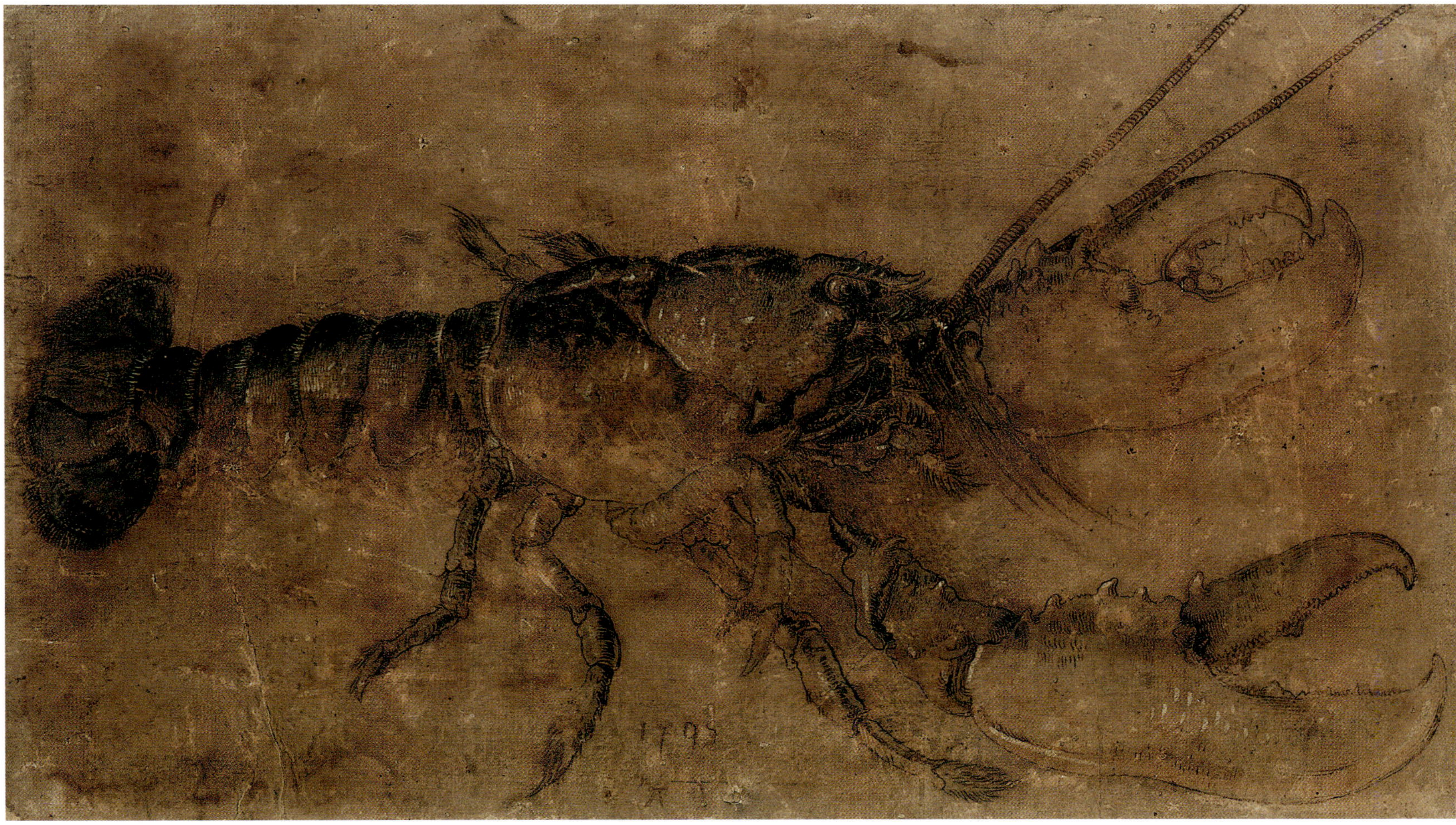

nur noch durch einen Kupferstich, ebenfalls in der Hamburger Kunsthalle, überliefert. Das Bildthema entstammt dem elften Kapitel der Metamorphosen Ovids (1–43): Der antike Held und berühmte Sänger Orpheus wird anläßlich eines thrakischen Bacchusfestes von zwei Frauen getötet, weil er die Knabenliebe in Thrakien eingeführt hat. Bereits diese frühe Zeichnung manifestiert, was für spätere graphische Werke Dürers signifikant sein wird: Vor dem Interesse an der Schilderung des mythologischen Themas hat die Erfassung des menschlichen Körpers in seiner Bewegung Vorrang. Die ausgreifende Gebärde der beiden Thrakerinnen, sowohl in der Vorder-, als auch in der Rückenansicht, bilden ein Gegengewicht zur Körperbewegung des Orpheus. Das Studium der menschlichen Proportion und die Suche nach dem Idealmaß fand auch in zahlreichen weiteren Aktstudien wie etwa dem Rückenakt einer stehenden Frau (Abb. 24) Widerhall.

Dürer hielt neue Eindrücke nach dem Leben immer wieder spontan fest. Dies dokumentieren auch die Studien von Venezianerinnen in der städtischen, weithin als »unzüchtig« geltenden, tief ausgeschnittenen Tracht. In einer Federzeichnung stellt Dürer eine Venezianierin einer Nürnbergerin gegenüber (Abb. 26), wobei die freizügige venezianische Kleidung im deutlichen Gegensatz zu der engen und züchtig geschnürten deutschen Tracht steht.

Panofsky vergleicht Dürer hierbei mit einem modernen Kunsthistoriker, der ein spätgotisches Bürgerhaus einem Renaissancepalazzo in vergleichender Betrachtung gegenüberstellt. Trachtenstudien von Venezianerinnen kehren später in Dürers druckgraphischem Werk wieder, etwa in der Zeichnung und dem Holzschnitt des *Martyriums der Hl. Katharina* (Abb. 27) oder in der Darstellung der *Babylonischen Hure* in der Holzschnittfolge zum Buch der Apokalypse.

Es wurde mehrfach die Frage gestellt, wie Dürer diese Italienreise finanziert haben mag. Möglicherweise konnte er einen Teil der Mitgift investieren, wahrscheinlich hielt er sich aber auch durch den Verkauf von Holzschnitten, vielleicht sogar durch Auftragsarbeiten über Wasser. Über Dürers Tätigkeit als Maler während der ersten Italienreise gehen die Forschungsmeinungen auseinander, da kein entsprechendes Gemälde durch Signatur oder Quellen für diese Zeit gesichert ist.

Das heute in Privatbesitz befindliche Bild *Maria mit dem Kind vor einem Mauerbogen* (Abb. 29) aus dem Kapuzinerinnenkloster zu Bagnacavallo bei Bologna sieht Anzelewsky als Teil einer Gruppe von vier Bildern an, die möglicherweise während der ersten Italienreise entstanden sind. Andere Meinungen besagen, daß Dürer das Gemälde womöglich nach seiner Rückkehr nach Nürnberg malte und auf seine zweite Italienreise mitnahm, um es dort zu verkaufen. Das Werk wurde erst nach dem Zweiten Weltkrieg wiederentdeckt. Bis zu diesem Zeitpunkt hatte es sich in Italien befunden.

In diesem Bild ist der spätgotische Stil bereits mit ersten Anklängen an die italienischen Renaissance verknüpft. Vor einem sich nach der Seite hin öffnenden Torbogen thront Maria mit dem Jesuskind, das sie auf einem Tuch gebettet in ihrem Schoß hält. Die Figuren-

22 *Hummer*, 1495
Federzeichnung auf Papier, 24,6 x 42,8 cm
Kupferstichkabinett, Staatliche Museen zu Berlin – Preußischer Kulturbesitz, Berlin

Verschiedene Tierstudien dokumentieren bereits während der ersten Italienreise Dürers Interesse an allem Besonderen und Außergewöhnlichen in der Natur. Ein Beispiel dafür ist die vorliegende Federzeichnung. Der Hummer ist formatfüllend ins Blatt gesetzt. Er kommt von links ins Bild. Sein starrer Blick und seine großen Scheren lassen ihn als Raubtier des adriatischen Meeres erscheinen, wo er vorwiegend beheimatet war. Das Blatt gehört zu den Studien, die Dürer nicht als konkretes, sondern als frei gestaltetes Studienmaterial dienten.

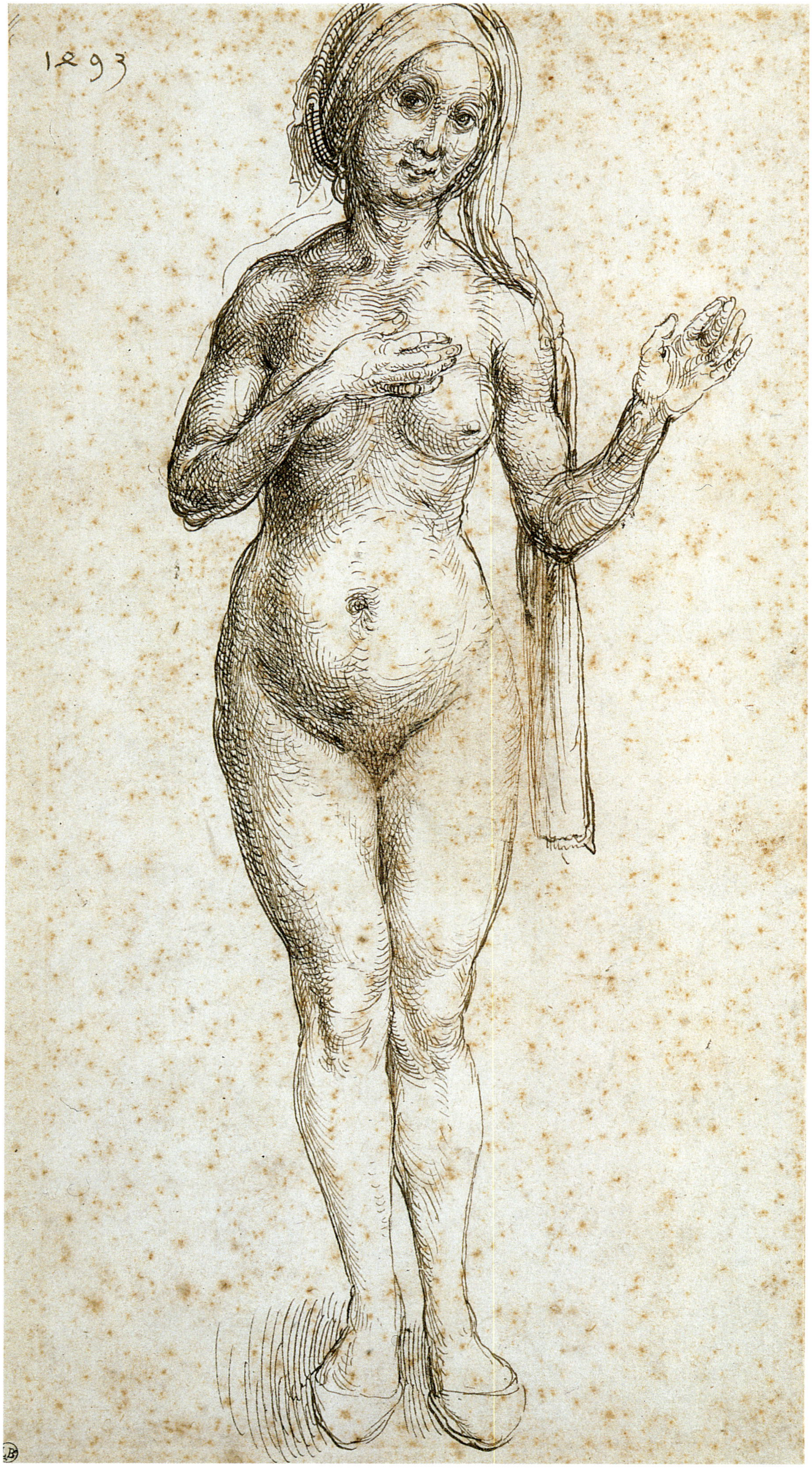

23 *Akt einer stehenden Frau*, 1493
Federzeichnung auf Papier, 27,3 x 14,7 cm
Musée Bonnat, Bayonne

Diese Federzeichnung zeugt davon, daß Dürer sich schon sehr früh für die Gestaltung des menschlichen Körpers interessierte. Sie ist die früheste Aktdarstellung nach einem lebenden Modell nördlich der Alpen und weist auf Dürers jahrzehntelange Studien zur idealen menschlichen Proportion voraus. Die Frau, in Frontalansicht gezeigt, hält mit verlegenem Lächeln schamhaft ihre Rechte vor den Körper. Einzelnen Partien wie Schultern und Hals weisen in der proportionalen Erfassung noch Unsicherheiten auf.

24 *Weiblicher Akt von hinten*, 1495
Pinselzeichnung auf Papier, 32 x 21 cm
Cabinet des Dessins, Musée du Louvre, Paris

Dieser weibliche Rückenakt dokumentiert Dürers Interesse an der menschlichen Proportion während der ersten Italienreise. Die Attribute, Stab und Tuch, legen nahe, daß diese frei gezeichnete Aktstudie nach einem Modell entstand. Die fest skizzierten Körperformen bilden einen reizvollen Kontrast zu dem lavierten, frei fortschwingenden Tuch. Kopf und Tuch sind mit zarten Pinselstrichen ausgeführt und verdeutlichen ein räumlich plastisches Verhältnis der Figur zum Bildraum.

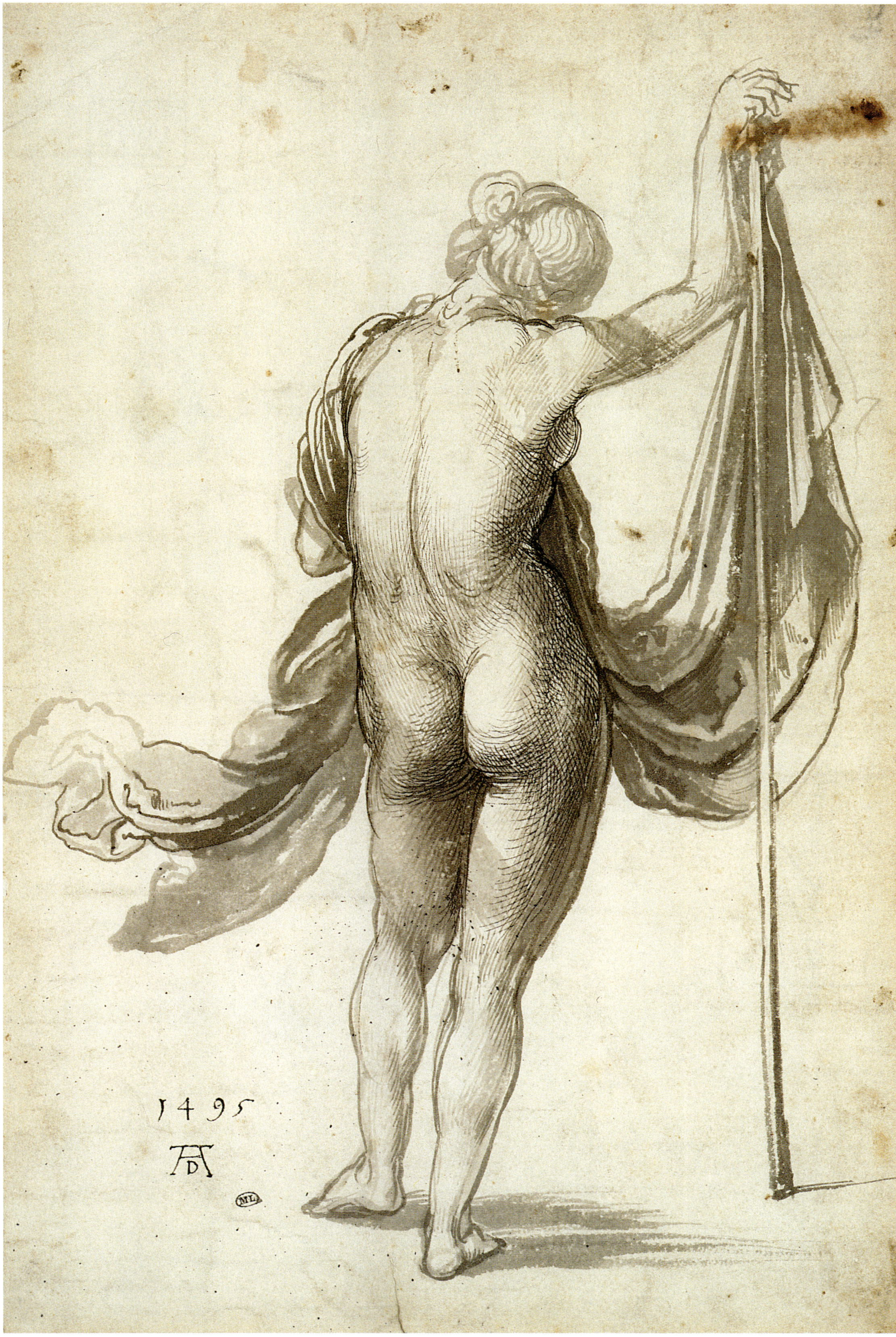
1495

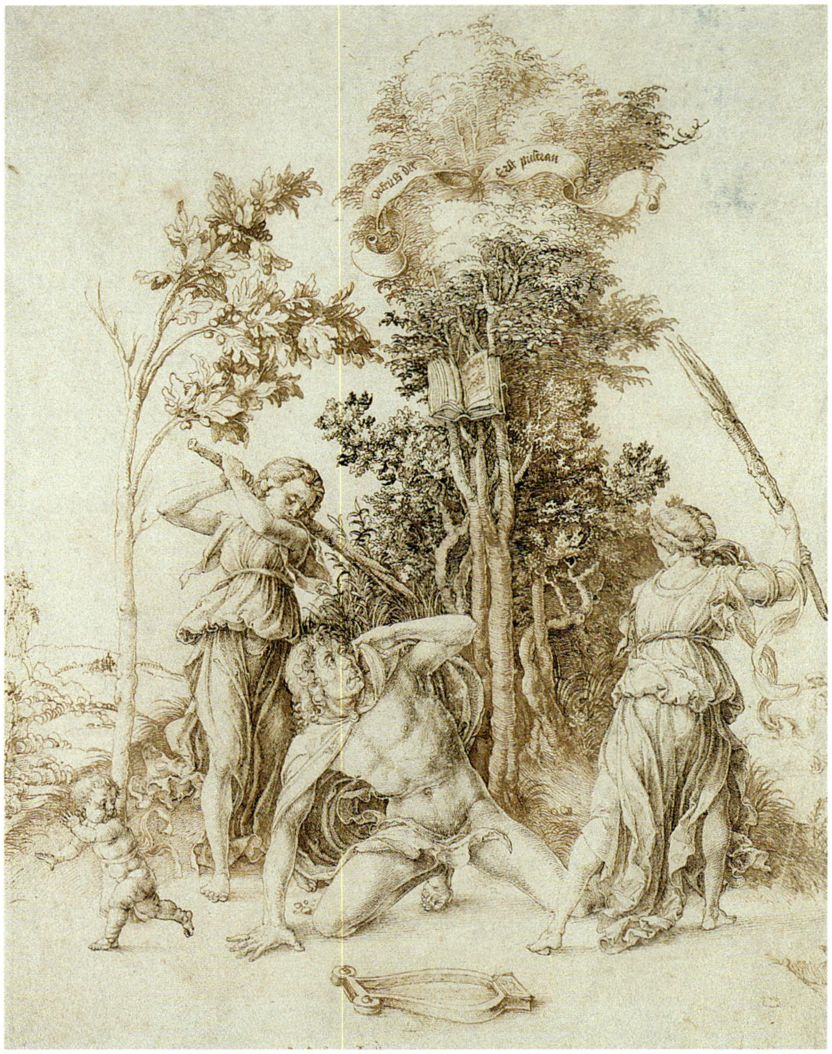

25 *Tod des Orpheus*, 1494
Federzeichnung, 28,9 x 22,5 cm
Kupferstichkabinett, Hamburger Kunsthalle, Hamburg

Vermutlich geht diese Zeichnung auf ein Gemälde Andrea Mantegnas zurück, nach dessen Druckgraphik Dürer zeichnete. Zentrum der Darstellung ist der männliche Akt in der Bewegung. Nach den »Metamorphosen« des antiken Schriftstellers Ovid (43 v. Chr.–17/18 n. Chr.) führt Orpheus die Knabenliebe in Thrakien ein und wird deshalb während eines Bacchanals von zwei Thrakerinnen erschlagen. Die Figurengruppe ist vor einen zentralen Baum gesetzt, in dem ein aufgeschlagenes Buch mit Notenwerten hängt. Die Lyra des antiken Sängers liegt zu seinen Füßen.

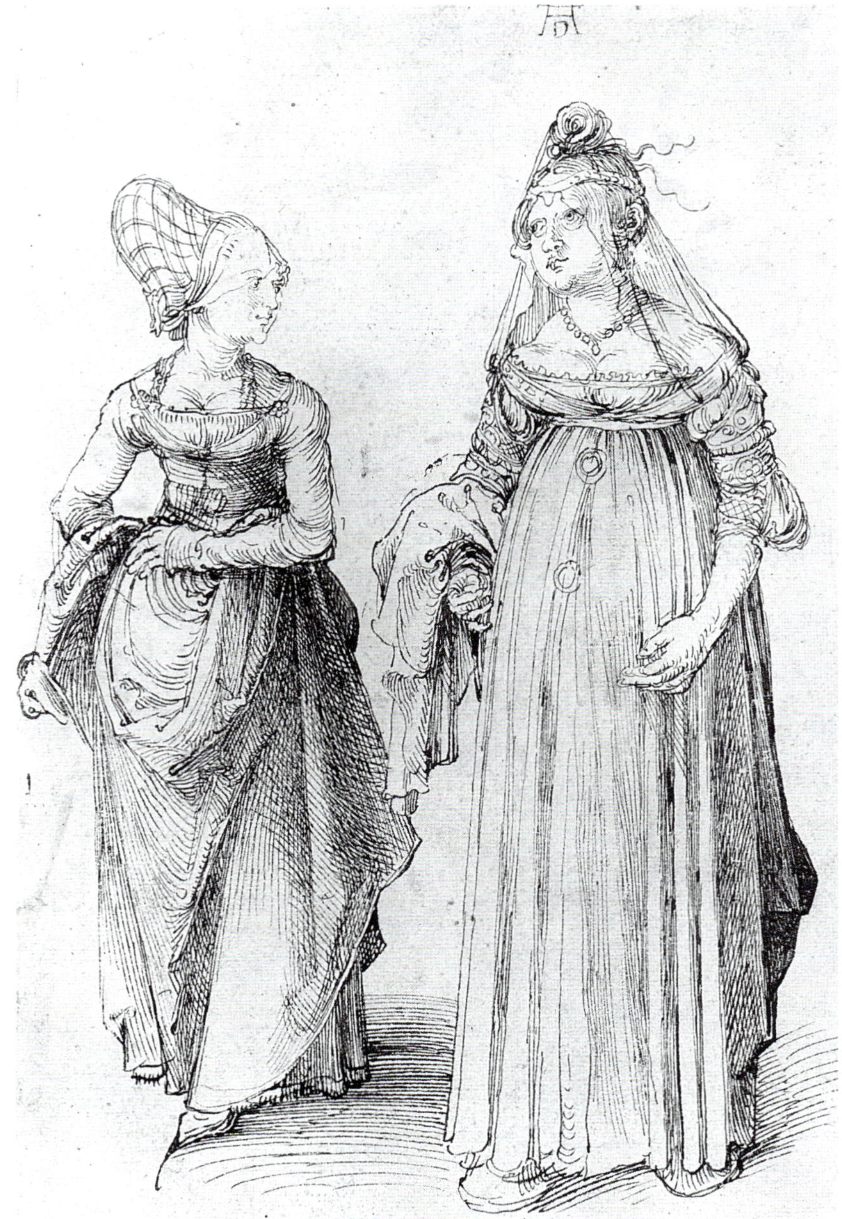

26 *Nürnbergerin und Venezianerin*, 1496/97
Federzeichnung auf Papier, 24,1 x 16 cm
Kupferstichkabinett, Städelsches Kunstinstitut, Frankfurt

Die Federzeichnung ist ein beredtes Beispiel für Dürers Interesse an Trachten, die er hier vergleichend gegenüberstellt. Die beiden Frauen, eine Nürnbergerin und eine Venezianerin, treten auf, als ob sie gemeinsam in Venedig lustwandelten. Die freizügige, verspielte venezianische Tracht kontrastiert mit ihrem reichen Schmuck und dem tiefen Dekolleté zum züchtigen, schlichten Kleid der Nürnbergerin.

27 *Das Martyrium der Hl. Katharina,* um 1497/98
Holzschnitt, 38,7 x 28,4 cm
Kupferstichkabinett, Staatliche Kunsthalle, Karlsruhe

Der Holzschnitt belegt die Funktion von Trachtenstudien als freies Studienmaterial, da die Heilige hier in venezianischer Tracht auftritt. Die Hl. Katharina, eine alexandrinische Prinzessin, erlitt für ihre missionarische Tätigkeit in den Zeiten der Christenverfolgung durch den heidnischen römischen Kaiser Maxentius den Märtyrertod. Als Katharina gerädert werden sollte, zersprang auf Befehl Gottes das Rad und ein Feuerregen tötete zahlreiche Heiden. Diese Begebenheit ist hier mit der Enthauptung der Hl. Katharina zusammengefaßt.

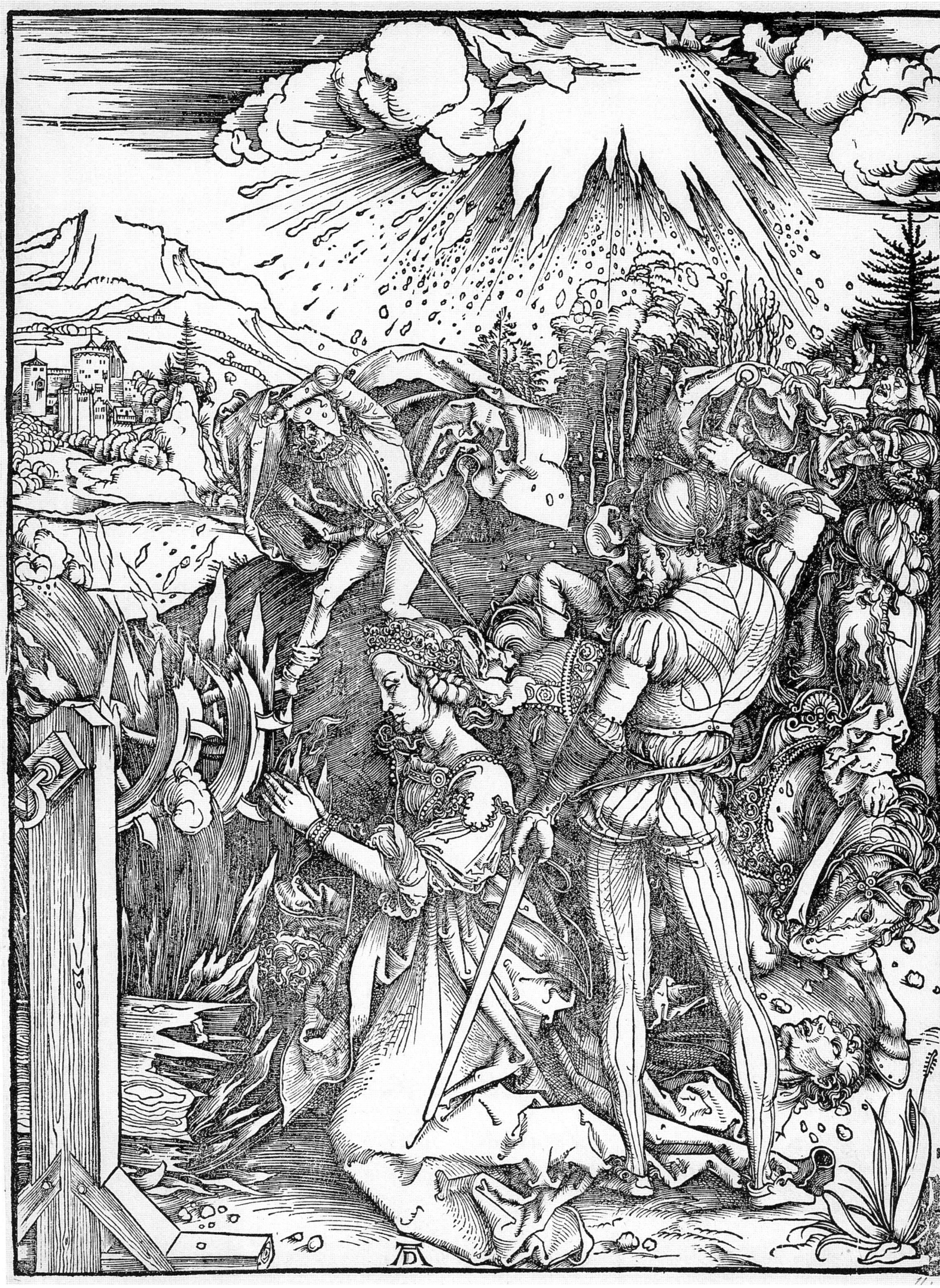

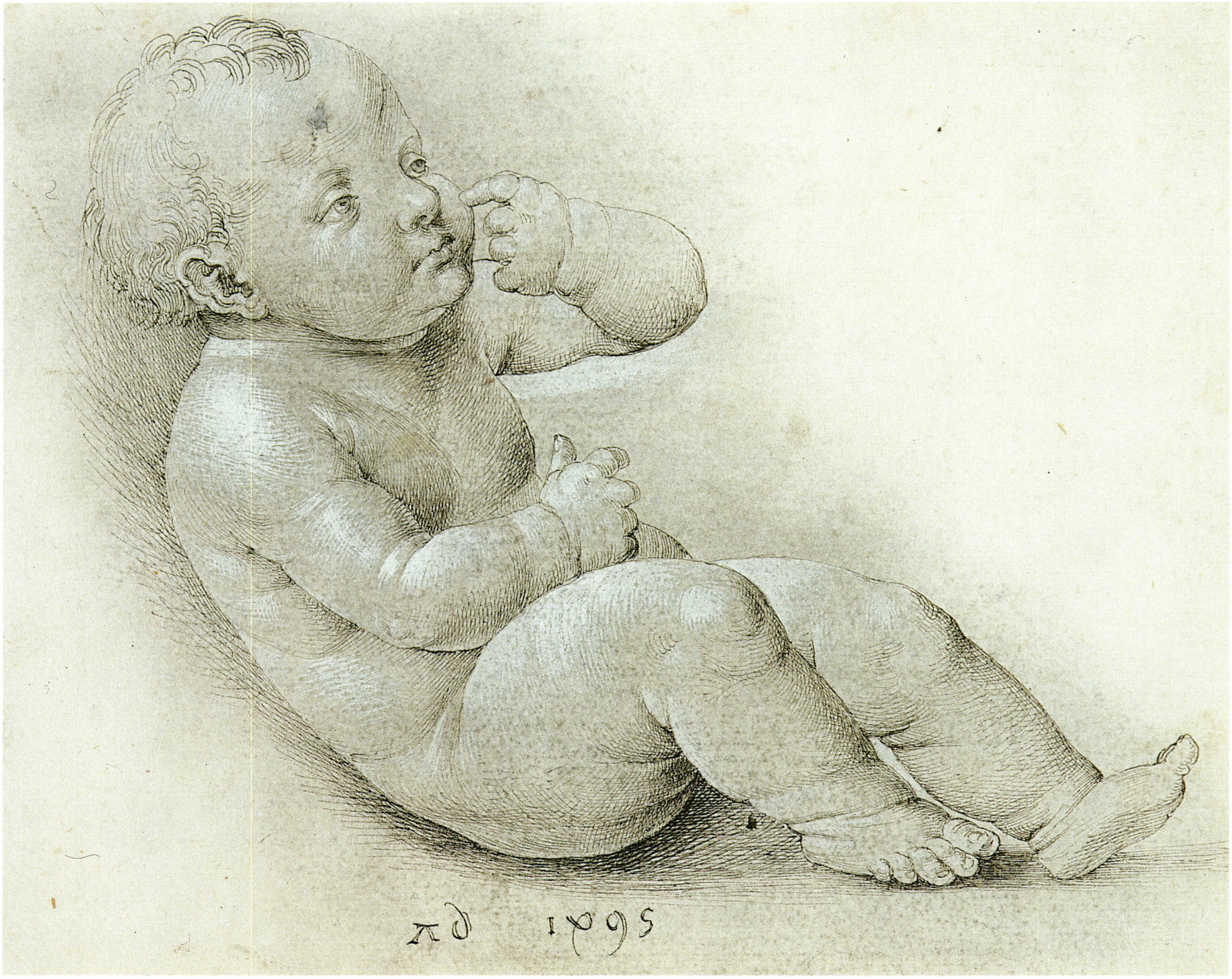

28 *Studie des Christusknaben*, 1495
Federzeichnung, 17,2 x 21,5 cm
Cabinet des Dessins, Musée du Louvre, Paris

Als eine Vorstudie zu *Maria mit dem Kind vor einem Mauerbogen* (Abb. 29) könnte Dürers Federzeichnung eines Christusknaben nach einem Entwurf des Florentiner Malers Lorenzo di Credi gedient haben, den dieser in mehreren Werken verarbeitete. Obwohl die Körperhaltung und die Gestik voneinander abweichen, sind die Gesichtstypen der beiden Jesusknaben im Gemälde und in der Zeichnung vergleichbar.

gruppe bildet kompositorisch ein Dreieck. Maria und Jesus nehmen durch ihre Haltung aufeinander Bezug. Die Mutter ergreift zärtlich die Hand ihres Sohnes und blickt ihn liebe- und zugleich trauervoll an, wissend um die bevorstehende Passion. Der Erdbeerzweig in der Hand Mariens, ein Symbol für Christus und Maria, deutet einerseits auf die Mutterschaft, andererseits durch seine rote Farbe auf die Passion Christi hin. In der monumentalen und wohlproportionierten Auffassung der Figurengruppe folgt Dürer italienischen Vorbildern, insbesondere den Madonnenbildern Giovanni Bellinis, während die räumliche Komposition noch dem spätgotischem, von den Niederlanden beeinflußten Stil verpflichtet ist. Die Physiognomie des Jesusknaben erinnert an Dürers Zeichnung eines liegenden Christusknaben nach Lorenzo di Credi (Abb. 28). Diese Zeichnung diente zwar nicht als konkretes Vorbild, weist jedoch stilistische Parallelen auf.

Die Errungenschaften der italienischen Renaissancekunst, vermittelt durch die Druckgraphik sowie die Werke und Schriften Dürers, brachten in den folgenden Jahrzehnten die Kunst nördlich der Alpen in allen ihren Gattungen einen entscheidenden Schritt voran. Künstler zogen nicht mehr ausschließlich in die Niederlande, um die großen Kunstwerke eines Jan van Eyck (um 1390–1441) oder Rogier van der Weyden (1399/1400–1482) am Original zu studieren, zu kopieren und nach ihrer Rückkehr weiterzuverarbeiten, sondern ließen italienisches Formengut stilbildend in ihr Werk einfließen. Viele deutsche Künstler zehrten einzig von dem mittelbaren Einfluß der Druckgraphik und reisten nicht selbst nach Italien.

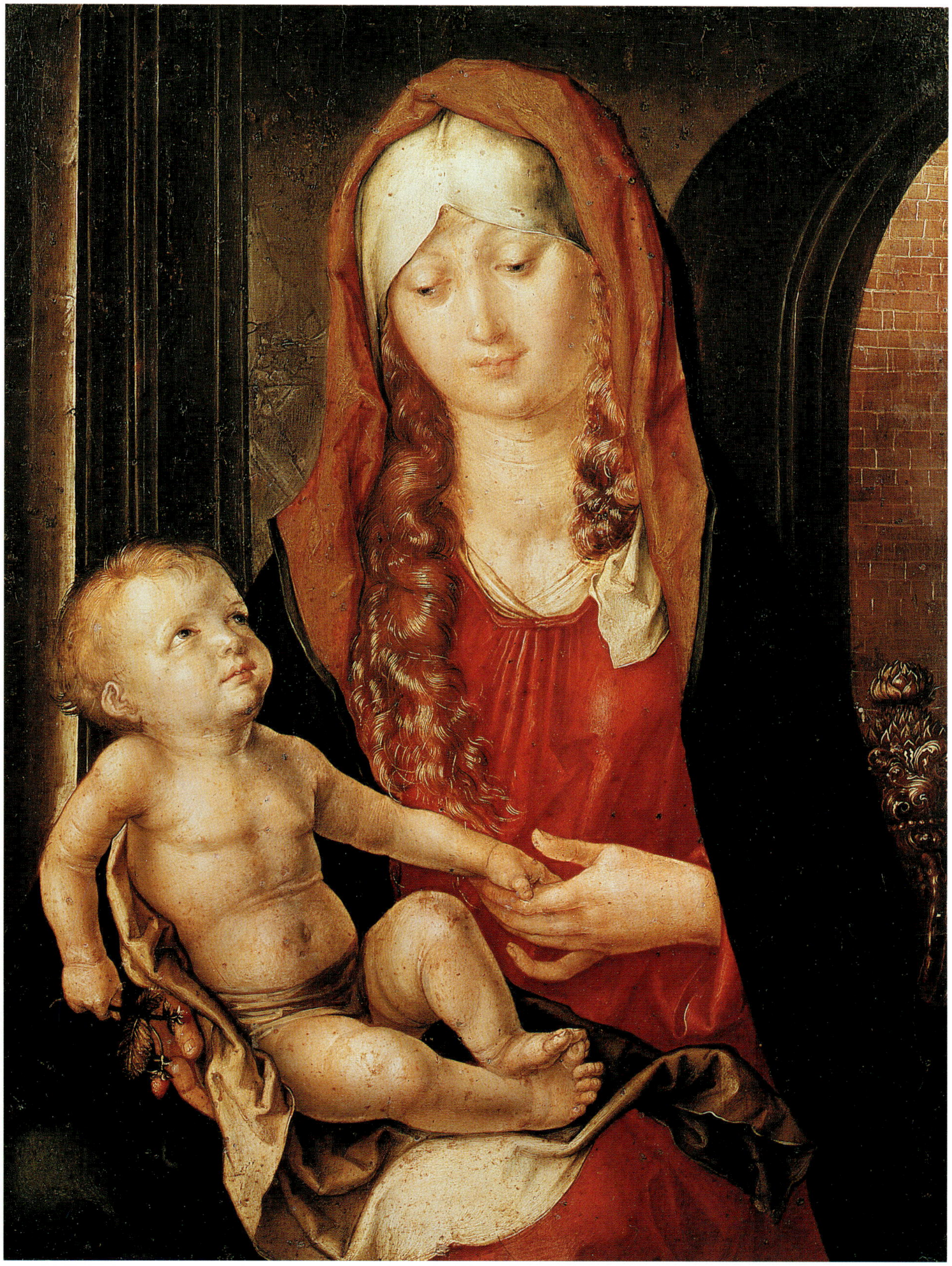

29 *Maria mit dem Kind vor einem Mauerbogen*, um 1496
Öl auf Holz, 47,8 x 36 cm
Sammlung Magnani, Mamiano bei Parma

Maria und der im Schoß sitzende Jesusknabe erscheinen weit in den Vordergrund gerückt in einem Raum, der sich seitlich auf einen abgrenzenden Innenhof öffnet. Während die Madonna noch dem spätgotischen deutschen Typus verpflichet ist, erinnert das Jesuskind an italienische Vorbilder.
Halbfigurenbilder wie dieses frühe Madonnenbild waren in Italien und in den Niederlanden weitverbreitet. Die Raumdarstellung mit dem seitlichen Durchblick durch einen Torbogen erinnert an niederländische Vorbilder, die figürlichen Auffassung und monumentale Dreieckskomposition der Figurengruppe verweist jedoch auch auf Italien, insbesondere auf die Madonnenbilder Giovanni Bellinis.

ERSTE ZEUGNISSE ZEITGENÖSSISCHER REISELUST UND DIE ERFORSCHUNG DER WELT

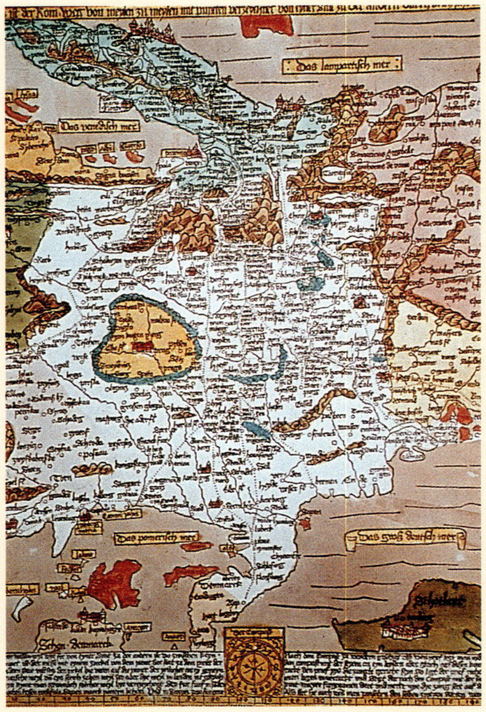

30 Erhard Etzlaub
Romweg-Karte, 1500
Kolorierter Holzschnitt, 41,3 x 29,4 cm
Bayerische Staatsbibliothek, München

Erhard Etzlaubs *Romweg-Karte* ist die älteste überlieferte Wegekarte für Mitteleuropa. Sie diente Pilgern aller europäischer Länder als Wegweiser und war mit Angaben zu den kürzesten Wegstrecken in die Heilige Stadt, zu den Distanzen und zur Dauer des Tageslichts versehen. Im Zentrum der Karte liegt die damalige Welt- und Handelsstadt Nürnberg. Die *Romweg-Karte* erschien in drei Ausgaben und enthielt ein Register, das von Hartmann Schedel erstellt worden war.

Im ausgehenden 15. Jahrhundert wuchs in der Folge der ersten missionarischen Weltreisen eines Marco Polo (1254–1324) und der Wallfahrten ins Heilige Land das Interesse an der Erforschung der Welt.

Dies betraf sowohl das Reisen in unbekannte Regionen als auch das Entwickeln besonderer Meßinstrumente zwecks näherer Studien und Forschungen im Bereich der Erd- und Himmelskunde. Die Stadt Nürnberg mit ihrem blühenden Metallhandwerk bot ideale Möglichkeiten zur Entwicklung von Präzisionsinstrumenten, astronomischen und geographischen Geräten. Auch Albrecht Dürer beschäftigte sich intensiv mit der Astronomie. Er verkehrte im Kreise berühmter Geographen und Kartographen wie Erhard Etzlaub (1462–1532), Martin Behaim (1459–1507), Johannes Stabius (gest. 1522) oder Georg Hartmann, die sich mit den neuen Wissenschaften zur Erkundung der Welt befaßten. Berühmte Humanisten wie Konrad Peutinger oder Willibald Pirckheimer interessierten sich für Reisen, sammelten und verfaßten Reiseliteratur. Peutinger schrieb beispielsweise eine »Descriptio indiae«, die unter anderem das erste Eintreffen eines Nashorns in Portugal schildert (Abb. 31).

Dürer selbst hatte sich in seiner theoretischen Schrift, der »Unterweisung der Messung«, mit der Konstruktion von Sonnenuhren beschäftigt und legte damit die erste gedruckte Abhandlung zu diesem Thema vor.

Mit dem Buchdruck entwickelte sich Anfang des 15. Jahrhunderts auch die Kartographie. Am Schluß der »Weltchronik« des Nürnberger Humanisten und Arztes Hartmann Schedel findet sich die erste im Buchdruck erschienene doppelseitige Karte Deutschlands und Mitteleuropas. Der Nürnberger Kosmograph und Arzt Hieronymus Münzer (gest. 1506) hatte sie in Übereinstimmungen zu der Deutschlandkarte des Nicolas van Cues (geb. um 1439) sowie zum 1492 entstandenen ersten Globus, dem sogenannten »Erdapfel« des Martin Behaim, entworfen. Behaims Erdkugel korrigierte die Vorstellung, daß die Erde eine Scheibe sei, berücksichtigte jedoch Amerika und Australien aufgrund mangelnder geographischer Kenntnisse noch nicht. Im Jahr der Entdeckung Amerikas fertiggestellt, zeigt sie das Erdbild nach dem griechischen Naturforscher Claudius Ptolemäus (um 100–160) noch mit dem Indischen Ozean als Binnenmeer, das im Süden von einer Inselgruppe abgegrenzt wird. Die Polarzonen sind mit Phantasiegebilden gefüllt, die Südhalbkugel mit dem Nürnberger Adler.

Unter den Wegekarten des Kartographen Erhard Etzlaub, die als Einblattdruck beim Nürnberger Formenschneider Jörg Glockendon erschienen, sind neben der Wegekarte Nürnbergs mit seiner weiteren Umgebung die 1500 erschienene Romkarte als Reisehilfsmittel für Kaufleute und Diplomaten sowie die Landstraßenkarte durch das Heilige Römische Reich als herausragende Zeugnisse in der Geschichte der Kartographie zu nennen (Abb. 30). Diese vielgenutzten Karten hatten eine enorme Breitenwirkung und bestimmten die Nachfolge. Die Landstraßenkarte erschien in mehreren Auflagen. Sogar Martin Luther diente sie als Anhaltspunkt für seine Reiseroute in die Heilige Stadt Rom.

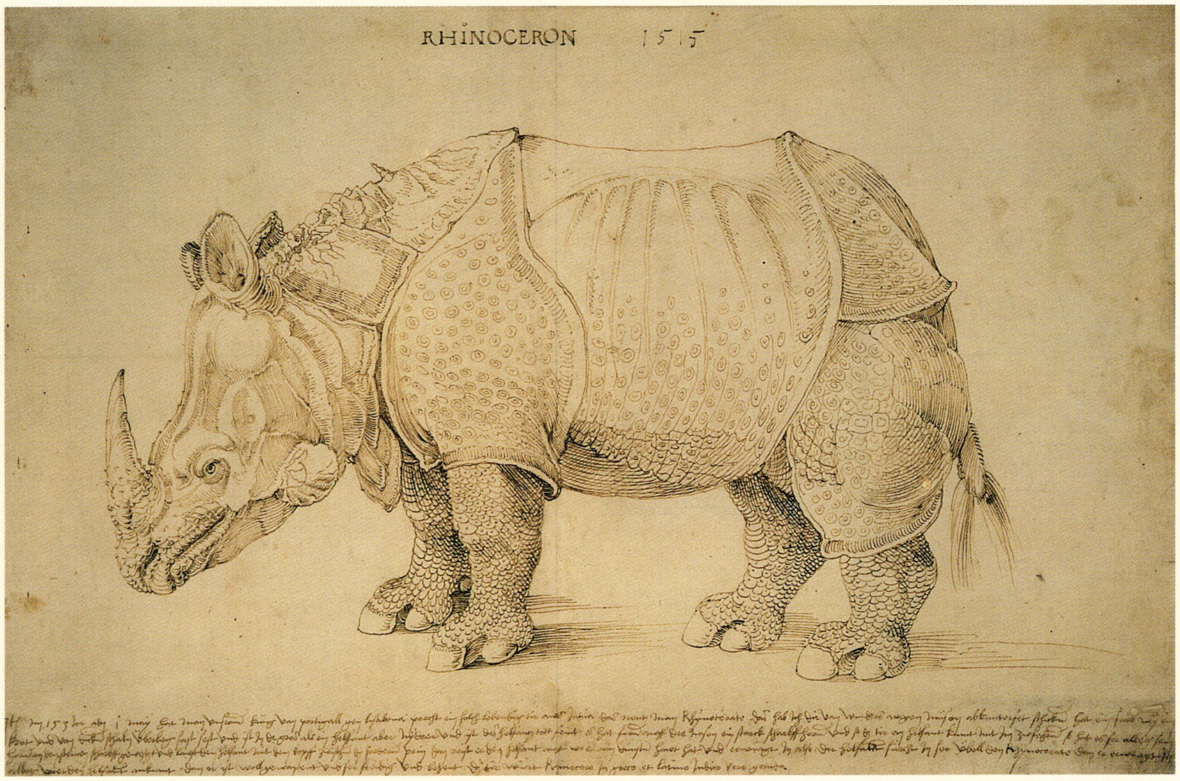

31 *Rhinozeros*, 1515
Federzeichnung, 27,4 x 42 cm
Kupferstichkabinett, The British Museum, London

Am 20. Mai 1515 gelangte das erste Rhinozeros als Geschenk des Sultans Muzafar von Kambodscha nach Portugal, wo es der Gouverneur Portugiesisch-Indiens, Alfonso Albuquerque, König Manuel von Portugal schenkte. Das Rhinozeros hieß Ganda und stammte aus dem indischen Königreich Gujarat. Nach der Skizze und der Beschreibung eines Briefes des in Lissabon lebenden Nürnbergers Valentin Ferdinand an einen befreundeten Kaufmann fertigte Dürer, der das Tier jedoch nicht mit eigenen Augen gesehen hatte, eine Zeichnung und einen Holzschnitt an. Der Holzschnitt diente zugleich als Flugblatt, das Dürer auf den Märkten verkaufte. Das Rhinozeros steht formatfüllend im Bildvordergrund. Sein Panzer und seine Haut folgen in ihrer detailreichen Ausgestaltung dem Wortlaut der beigefügten Inschrift.

Mit Kolumbus' Entdeckung Amerikas im Jahre 1492 und der Ankunft fremder Völker in Europa wuchs zunehmend auch das ethnographische Interesse, das sich vor allem in druckgraphischen Darstellungen, aber auch in der Malerei nördlich und südlich der Alpen dokumentieren sollte.

So sind beispielsweise auch die zeitgenössischen Darstellungen türkischer Soldaten und Offiziere nicht nur ein historischer Reflex auf das Vordringen der Türken nach Europa, sondern spiegeln ebenso die Neugierde auf das Fremde wider. Doch für die Vorstellungen von anderen Völkern galt auch, daß etwaige Kenntnislücken durch Phantasievorstellungen ersetzt wurden. Die im Vorspann zur »Schedelschen Weltchronik« beschriebenen und abgebildeten Erdvölker stellen reine Phantasieprodukte dar (Abb. 32). Von Kopffüßern bis hin zu Einäugigen ist hier allerhand Kurioses zu sehen.

Reisebeschreibungen sind bereits aus früheren Jahrhunderten überliefert, die erste illustrierte Reisechronik stammt jedoch aus dem letzten Drittel des 15. Jahrhunderts. Der niederländische Künstler Erhard Reuwich begleitete den Mainzer Domdekan Bernhard von Breydenbach auf seine Pilgerreise nach Jerusalem. Er illustrierte mit Holzschnitten nach Vorzeichnungen, die auf der Reise entstanden, Breydenbachs Reisebericht »Peregrinatio ad terram sanctam«. Die Holzschnitte dokumentieren die Reiseroute in sechs großen Städtebildern, die zum Teil von der »Schedelschen Weltchronik« übernommen wurden. Die 1493 in einer lateinischen und einer deutschen Ausgabe erschienene Chronik behandelt in Text und Bild das Geschehen der Welt zwischen der Schöpfung und dem Jüngsten Gericht, gegliedert in sieben Weltzeitalter. Zu den Texten Hartmann Schedels entwarfen Michael Wolgemut und dessen Stiefsohn Wilhelm Pleydenwurff (gest. 1494) die Illustrationen. Mit 1809 Holzschnitten, gedruckt von 645 Holzstöcken, stellte die Chronik das größte Buchunternehmen der Dürerzeit dar.

Die Stadtansichten wurden nur zum Teil vor Ort abgezeichnet, gehen stattdessen vielfach auf Vorlagen zurück. Das »Liber chronicarum« oder »buch der Croniken vnd geschichten mit figuren vnd pildnussen von anbeginn der welt bis auf diese vnnsere Zeit«, wie die Chronik bezeichnet wurde, übernahm beispielsweise von Erhard Reuwich die Ansichten Heraklions, Kretas, Rhodos und Jerusalems. Denn um die 32 Stadtansichten in der »Schedelschen Weltchronik« authentisch darstellen zu können, hätten die Gesellen Michael Wohlgemuts 1500 Kilometer zu Fuß, zu Pferd oder mit dem Schiff zurücklegen müssen. Unbekannte Städte wurden wiederholt durch bereits vorhandene Stadtansichten ersetzt. Großformatige Ansichten wie diejenige Nürnbergs verhalfen der Chronik zu großem Ruhm und dienten im 16. und 17. Jahrhundert sogar noch als Vorbilder für Sebastian Münsters (1488–1552) »Cosmographia« oder die Stadtansichten Matthäus Merians (1593–1650).

Aus der Zeit der »Schedelschen Weltchronik« stammen die Vorläufer des heutigen »Baedekers«, erste gedruckte Romführer, die praktische Hinweise zur Pilgerreise enthalten, etwa die Information, wo der Pilger Ablässe erwerben kann. Im handlichen Format und mit der Möglichkeit des Zubindens konnten diese Bücher bequem auf der langen Pilgerreise mitgeführt werden.

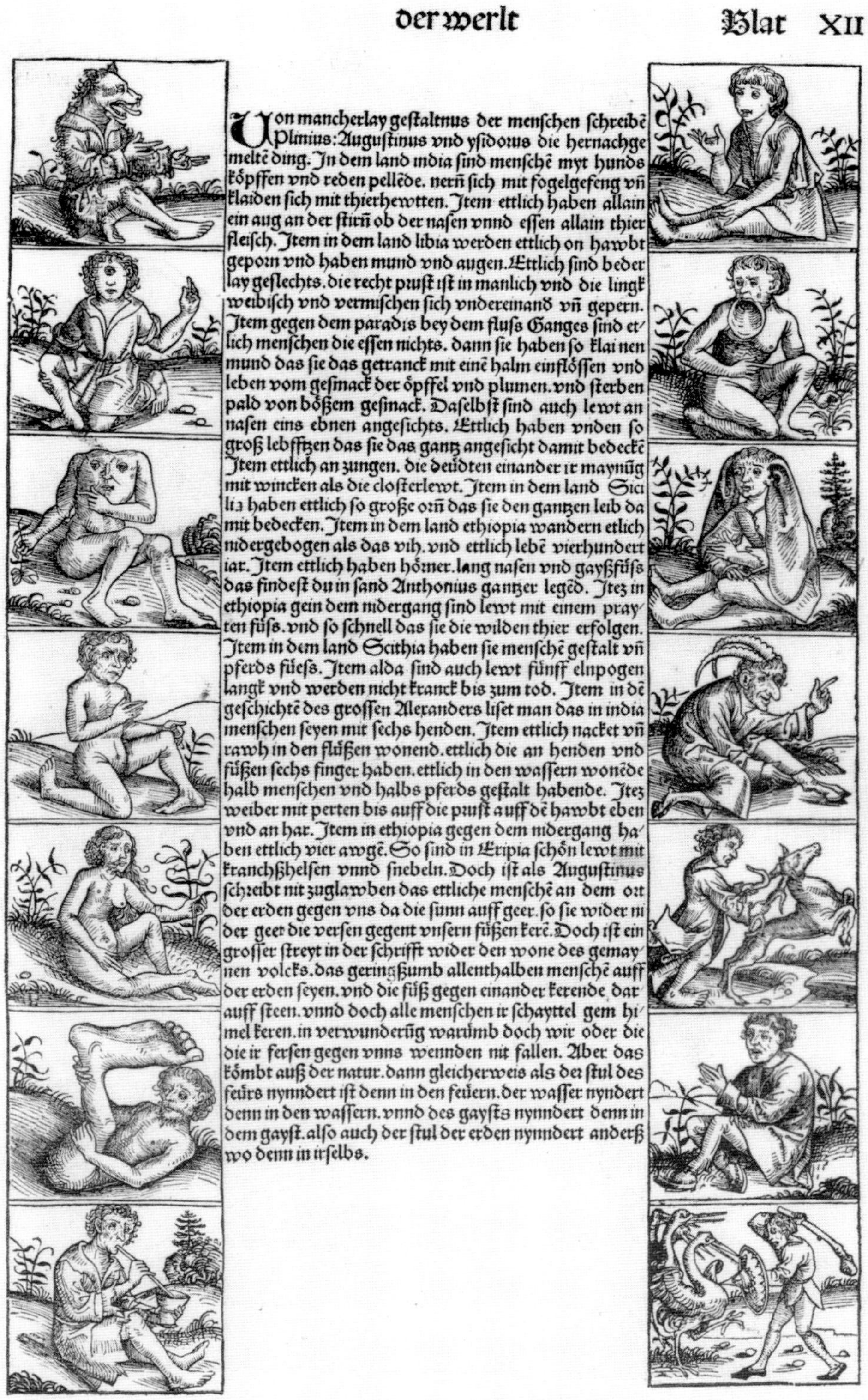
der werlt Blat XII

Von mancherlay geſtaltnus der menſchen ſchreibē Plinius: Auguſtinus vnd yſidorus die hernachgemeltē ding. Jn dem land india ſind menſchē myt hunds köpffen vnd reden pellēde. nerñ ſich mit fogelgefeng vñ klaiden ſich mit thierhewtten. Jtem ettlich haben allain ein aug an der ſtirñ ob der naſen vnnd eſſen allain thier fleiſch. Jtem in dem land libia werden ettlich on hawbt geporn vnd haben mund vnd augen. Ettlich ſind bederlay geſlechts. die recht pruſt iſt in manlich vnd die lingk weibiſch vnd vermiſchen ſich vndereinand vñ gepern. Jtem gegen dem paradis bey dem fluſs Ganges ſind etlich menſchen die eſſen nichts. dann ſie haben ſo klainen mund das ſie das getranck mit einē halm einflöſſen vnd leben vom geſmack der öpffel vnd plumen. vnd ſterben pald von böſzem geſmack. Daſelbſt ſind auch lewt an naſen eins ebnen angeſichts. Ettlich haben vnden ſo groſz lebfftzen das ſie das gantz angeſicht damit bedeckē Jtem ettlich an zungen. die deudten einander ir maynūg mit wincken als die cloſterlewt. Jtem in dem land Sicilia haben ettlich ſo groſze orñ das ſie den gantzen leib damit bedecken. Jtem in dem land ethiopia wandern etlich nidergebogen als das vih. vnd ettlich lebē vierhundert iar. Jtem ettlich haben hörner. lang naſen vnd gayſzfüſs das findeſt du in ſand Anthonius gantzer legēd. Jtez in ethiopia gein dem nidergang ſind lewt mit einem prayten füſs. vnd ſo ſchnell das ſie die wilden thier erfolgen. Jtem in dem land Scithia haben ſie menſchē geſtalt vñ pferds füeſs. Jtem alda ſind auch lewt fünff elnpogen langk vnd werden nicht kranck bis zum tod. Jtem in dē geſchichtē des groſſen Alexanders liſet man das in india menſchen ſeyen mit ſechs henden. Jtem ettlich nacket vñ rawh in den flüſzen wonend. ettlich die an henden vnd füſzen ſechs finger haben. ettlich in den waſſern wonēde halb menſchen vnd halbs pferds geſtalt habende. Jtez weiber mit perten bis auff die pruſt auff dē hawbt eben vnd an har. Jtem in ethiopia gegen dem nidergang haben ettlich vier awgē. So ſind in Eripia ſchön lewt mit kranchſzhelſen vnnd ſnebeln. Doch iſt als Auguſtinus ſchreibt nit zuglawben das ettliche menſchē an dem ort der erden gegen vns da die ſunn auff geer. ſo ſie wider nider geer die verſen gegent vnſern füſzen kerē. Doch iſt ein groſſer ſtreyt in der ſchrifft wider den wone des gemaynen volcks. das geringſzumb allenthalben menſchē auff der erden ſeyen. vnd die füſz gegen einander kerende darauff ſteen. vnnd doch alle menſchen ir ſchayttel gem himel keren. in verwunderūg warūmb doch wir oder die die ir ferſen gegen vnns wennden nit fallen. Aber das kömbt auſz der natur. dann gleicherweis als der ſtul des feürs nynndert iſt denn in den feüern. der waſſer nyndert denn in den waſſern. vnnd des gayſts nynndert denn in dem gayſt. alſo auch der ſtul der erden nynndert anderſz wo denn in irſelbs.

32 »Schedelsche Weltchronik«, 1493
Blatt 12: *Andere Völker*
Holzschnitt, Folio
Bayerische Staatsbibliothek, München

Die »Weltchronik« des Hartmann Schedel ist als Geschichte der Welt in sieben Weltzeitalter eingeteilt. Das zweite Weltzeitalter folgt den Beschreibungen des römischen Kirchenvaters und Ordensgründers Augustinus (354 – 430) und des antiken Schriftstellers Plinius (23/24 – 79) und handelt von den merkwürdigen Völkern, die angeblich in Indien lebten.

Die Holzschnitte zeigen neben Kopffüßern und merkwürdigen Mischwesen vor allem Menschen, denen Gliedmaßen fehlen. Kaum ein Jahrzehnt später wurden die skurrilen Vorstellungen der Europäer von den indischen Völkern durch die Entdeckung des Seewegs nach Indien widerlegt.

Eine Revolutionierung der Druckgraphik und Malerei

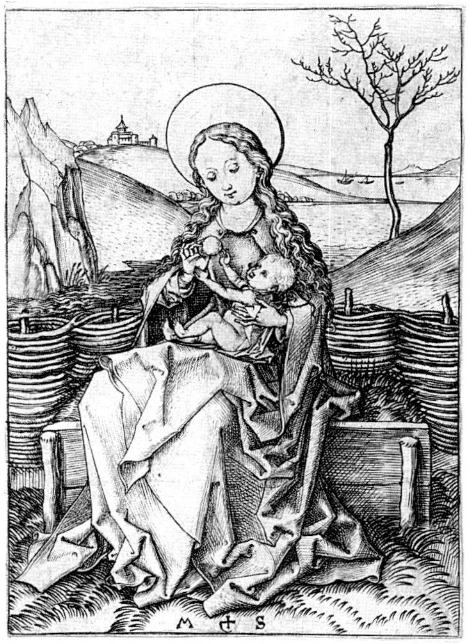

33 Martin Schongauer
Madonna auf der Rasenbank
Kupferstich, 12,2 x 8,4 cm
Kupferstichkabinett, Staatliche Museen zu Berlin – Preußischer Kulturbesitz, Berlin

Die Madonna sitzt auf einer Rasenbank vor einem Flechtzaun, der den Vordergrund von einer weitläufigen Landschaft im Hintergrund, einer Weltlandschaft, abgrenzt. Dieser Stich ist ein Beispiel für die Vorbildfunktion, die die Werke Martin Schongauers für Dürers Entwicklung der Kupferstichtechnik hatten. Strichtechnisch unterscheiden sich Blätter wie diese durch ihre Einfachheit von den bereits ausgereifteren Arbeiten Dürers.

34 *Hl. Familie mit der Heuschrecke*, um 1495
Kupferstich, 23,6 x 18 cm
Kupferstichkabinett, Staatliche Kunsthalle, Karlsruhe

Auf einer Rasenbank im Vordergrund des Bildes sitzt Maria mit dem Jesuskind. Seitlich lehnt schlafend Joseph, während Gottvater mit der Taube des Heiligen Geistes segnend im Himmel erscheint. Die Heuschrecke auch als Gottesanbeterin gedeutet, steht als solche für die ewigwährende Verehrung Gottes. Das Blatt steht in der unmittelbaren Nachfolge Martin Schongauers.

»Doch Dürer, obgleich bewundernswert auch in anderen Hinsichten – was bringt er nicht zum Ausdruck im Einfarbigen, das heißt, in schwarzen Linien? Licht, Schatten, Glanz, Erhabenheiten, Tiefen; und es bietet sich, obwohl von der Stellung eines einzelnen Gegenstandes ausgegangen ist, dem Auge des Betrachters mehr als ein Aspekt …« (Erasmus von Rotterdam, in: »de recta Latini Graecique sermonis pronuntiatione«, 1528) 1495 kehrte Dürer nach Nürnberg zurück und setzte das während seiner fünfjährigen Wanderschaft erworbene Wissen und seine Ideen zunächst in Druckgraphik, wenige Jahre später auch in Malerei um. Die Zeit nach der Wanderschaft ist als erste Hochphase im Schaffen Dürers zu bezeichnen, während der er in kürzester Zeit seine Fähigkeiten perfektionierte und die Druckgraphik und Malerei in ihrer Funktion, ihren Darstellungsweisen, Themen und technischen Methoden revolutionierte wie kein anderer Künstler seiner Zeit. Zwischen 1495 und 1500 entstanden etwa ein Dutzend Gemälde und über sechzig druckgraphische Blätter. Letztere umfassen außer nahezu der gesamten Folge der *Großen Passion* und der *Apokalypse* sieben großformatige Einblattholzschnitte und 25 Stiche, die er in seiner noch 1495 gegründeten Nürnberger Werkstatt auf der eigenen Druckpresse druckte und die seinen internationalen Ruhm begründen sollten.

Zudem fand Dürer als erster deutscher Künstler neue Möglichkeiten der Produktion und des Vertriebs. Die technische Reproduzierbarkeit, die Möglichkeit, den bearbeiteten Holzstock oder die Kupferplatte als Druckvorlage wiederzuverwenden und in hohen Auflagen zu drucken, nutzte er in zuvor unbekanntem Maße. Als erster führte er die Produktion von Druckgraphik im Eigenverlag gleichwertig dem Betrieb einer Malerwerkstatt ein.

Anders als noch sein Lehrer Michael Wolgemut stellte Dürer seine Druckgraphik auf Vorrat und nicht auftragsbezogen her. Dies machte ihn im Bereich dieses Mediums unabhängig von der traditionellen Ikonographie und von Vorgaben, wie sie ein Auftraggeber als zahlender Kunde bei der Bestellung von Werken in der Regel stellte. Der Künstler wurde zu jener Zeit noch als Handwerker gesehen, der als ausführendes Organ den Ansprüchen der Auftraggeber zu entsprechen hatte. Die neuartige Nutzung des Mediums Druckgraphik durch Dürer trug wesentlich dazu bei, daß sich in Deutschland das künstlerische Selbstverständnis änderte und sich die gesellschaftliche Akzeptanz erhöhte. So emanzipierte sich der Künstler vom einfachen Handwerker zum selbstbestimmten »Schöpfer« neuer Themen beziehungsweise neuer künstlerischer Umsetzungen altbekannter Themen. Ein Zeichen für diese zunehmende Selbstbestimmung, unabhängig vom traditionellen gesellschaftlichen Verständnis des Künstlers, ist das Vorgehen, die Druckgraphik zu signieren und zu datieren. Die Tatsache, daß Dürers Urheberrecht schmählich mißachtet wurde, läßt die Signatur als einen Versuch erscheinen, sich vor Mißbrauch zu schützen. Briefe, die Dürer 1507 an Jacob Heller (um 1460 – 1522) schrieb, verdeutlichen sein Bestreben, seine Ideen und Kenntnisse unabhängig von Auftraggebern umzusetzen. Darin liegt vermutlich auch der Grund, daß sein Arbeitsschwerpunkt in den ersten fünf Jahren seit der Werkstattgründung im Bereich der Druckgraphik lag. In dieser Zeit vervollkommnete er seine Stichtechnik und gelangte zu einem eigenen, technisch bis heute unübertroffenen Stil. Die dabei gewonnenen Erfahrungen übertrug Dürer auch auf den Holzschnitt, den er von seinen spätgotischen Stilformen befreite. Beiden Techniken, die er in seiner Arbeit gleichwertig behandelte, verhalf er zu neuen bahnbrechenden Ausdrucksmöglichkeiten.

Neben den künstlerischen dürften auch die kommerziellen Möglichkeiten des neuen Mediums entscheidend gewesen sein. Bereits 1497 stellte Dürer seinen ersten Kunsthändler ein, Conrad Swytzer, der die Drucke »von einem Ort zu dem anderen und von einer stat zu der andern« zu höchstmöglichen Preisen – auch dies war vertraglich verankert – feilbieten sollte. Nürnberg war der ideale Ort, um Druckgraphik zu produzieren und zu verkaufen. Zum einen war die Stadt seit dem Mittelalter Zentrum der Pergament- und später der Papierherstellung, zum anderen war auch das Kupferhandwerk dort weit verbreitet, so daß der Bedarf der Werkstätten an Kupferdruckplatten problemlos gedeckt werden konnte. Die zahlreichen Nürnberger Stadtfeste, Schützenfeste, Jahrmärkte sowie das jährliche Heiltumsfest boten eine hervorragende Absatzmöglichkeit.

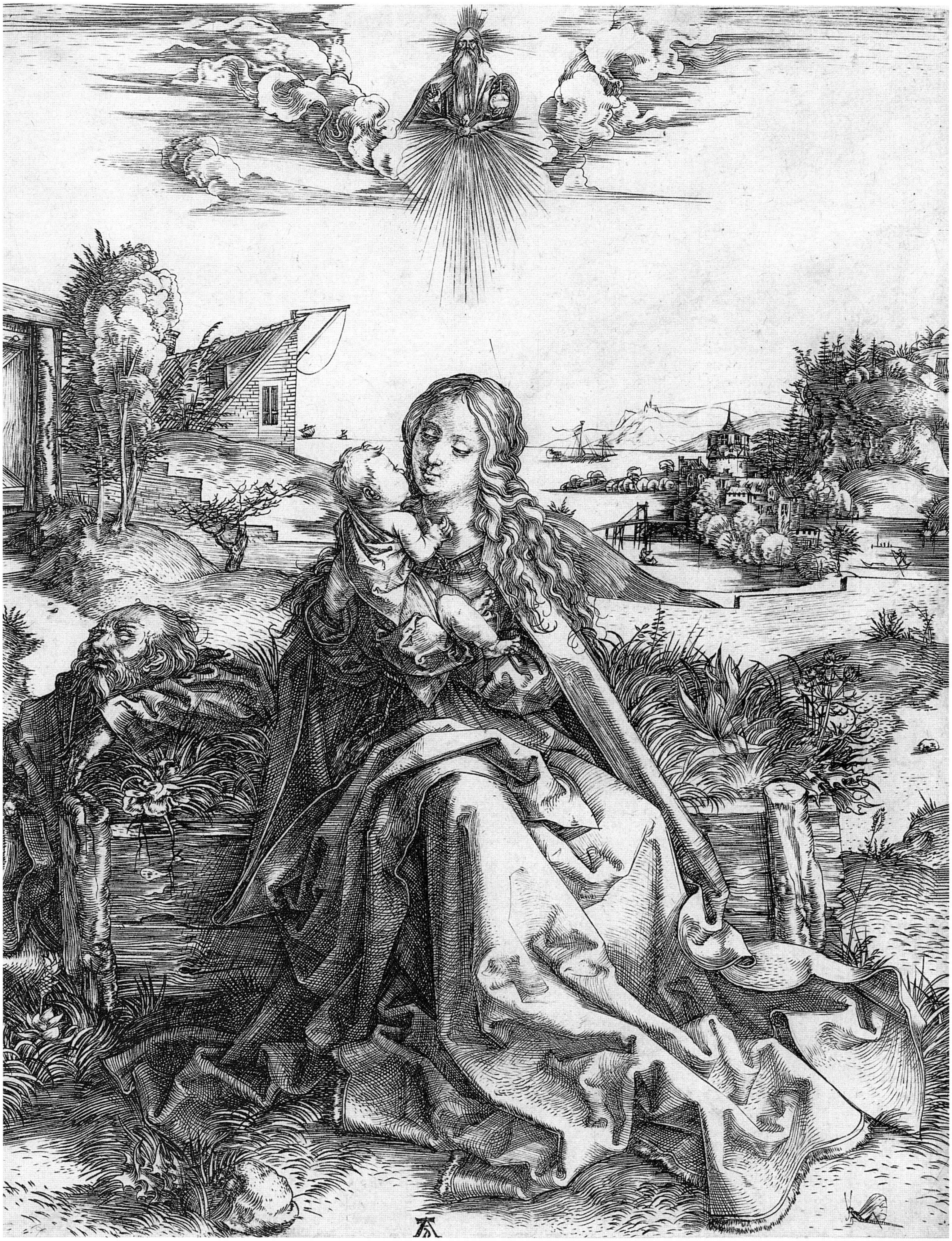

Der Zeit unmittelbar nach der ersten Italienreise entstammen die frühesten monogrammierten Kupferstiche Dürers, die sich, insbesondere in der figürlichen Erfassung, noch von Martin Schongauer beeinflußt zeigen. Etwa 30 Stiche aus dieser Phase sind überliefert. Sie weisen noch keine Jahreszahl auf, wie sie Dürer ab 1503 in seine Blätter zu setzen begann.

Anhand einer Abfolge von etwa 13 Stichen läßt sich Dürers künstlerische Entwicklungslinie dieser Technik nachvollziehen. Feststellbar ist eine allmählichere Verfeinerung der Strichtechnik, die kontinuierlich malerischer und freier wird.

Die *Hl. Familie mit der Heuschrecke* (Abb. 34), Dürers erster monogrammierter und allgemein gegen 1494/95 datierter Kupferstich ist eines der wenigen frühen Beispiele dieser Technik. Das Werk, das auf eine frühe Zeichnung Dürers zurückgreift, läßt in der spätgotischen Bildung der Gewandfalten und in der Figurenauffassung den Einfluß Martin Schongauers (Abb. 33) erkennen. Das ineinandergewobene Monogramm ist hier noch in seiner frühesten Form mit dem spätgotischen Minuskel des Nachnamens innerhalb der Majuskel des Vornamens zu sehen. Die Figurengruppe erinnert in einigen Details wie dem zu beiden Seiten steif herabfallenden und in den Diagonalen betonten Mantel an Schongauers Altargemälde *Maria im Rosenhag* in Colmar. Die sich einem geometrischen Grundschema einpassende Gesamtkomposition und die Naturauffassung der Hintergrundlandschaft verweisen auf Erfahrungen von Dürers erster Italienreise. Die Heuschrecke wurde als Libelle oder als Gottesanbeterin gedeutet und symbolisiert als solche die ewigwährende Verehrung Gottes. Zusammen mit anderen Kupferstichen, die unmittelbar nach Dürers Rückkehr nach Nürnberg entstanden, ist die *Hl. Familie mit der Heuschrecke* noch der frühen Phase von Dürers Entwicklung der Kupferstichtechnik zuzurechnen. Dürer arbeitete hier die plastischen Werte, Tiefen, Nuancierungen und zahlreichen Zwischentöne mittels Kreuzschraffen noch nicht so klar heraus. Auch die Möglichkeiten der »taille«, der an- und abschwellenden Linie des Grabstichels, nutzte er im Gegensatz zu späteren Blättern noch nicht.

In diesen ersten Stichen verband Dürer noch Stil und Motivik des Hausbuchmeisters und Martin Schongauers miteinander. Deren Einfluß mußte er überwinden, um wenig später, nach intensiver Produktion zu einem eigenen Stil und einer eigenen Technik zu gelangen. Im Vergleich zu späteren Arbeiten noch etwas ungelenk wirkt auch das auf 1495 datierte Blatt *Der Gewalttätige* (Abb. 35). Das Format und die Strichtechnik erinnern in ihrer nervösen Kleinteiligkeit an Werke des Hausbuchmeisters, dessen Arbeiten ebenfalls die Vergänglichkeit irdischen Begehrens thematisieren (Abb. 36). So steht auch der zwischen 1496 und 1498 zu datierende und in der strichtechnischen Ausarbeitung freiere Kupferstich *Der Spaziergang* (Abb. 37) in der Tradition der den Betrachter mahnenden und moralisierenden Darstellungen. Eine verheiratete Frau, als solche ausgewiesen durch ihre Haube, ist mit ihrem Liebhaber unterwegs. Ihre Tracht besteht aus einer Mischung von nürnbergischen und venezianischen Elementen. Die Straußenfeder am Hut ihres Galans ist Kennzeichen für seinen Jungesellenstatus. Dem im Vordergrund lustwandelnden Paar blickt von hinten, kaum wahrnehmbar hinter einem Baumstamm, der Tod mit einem Stundenglas in der erhobenen Hand hinterher. Liebe und Sinneslust werden hier wie in zahlreichen Darstellungen dieser Zeit als Vanitasmetapher gesehen und mit dem Sinnbild der verrinnenden Zeit konfrontiert.

Die Themen waren vom Papierformat abhängig. Auf den Bögen wurden jeweils mehrere Darstellungen gedruckt. So zeigen kleine Formate vorwiegend Szenen weltlicher und allegorischer Thematik, die kompositorisch und motivisch eher traditionell sind. Größere Formate nutzte Dürer zu gleichen Teilen für religiöse und profane Darstellungen. Blätter aus den Jahren 1496 bis 1498 wie *Der verlorene Sohn*, *Herkules am Scheidewege* oder *Die Madonna mit der Meerkatze* manifestieren die fortschreitende strichtechnische und stilistische Befreiung von den in der Frühzeit noch dominanten Vorbildern. *Der verlorene Sohn* (Abb. 38), gegen 1496 datiert, ist schon zu Dürers Zeiten ein prominentes Blatt gewesen und zeigt seinen innovativen Umgang mit Themen. Dieser von Dürer neuentdeckte Bildgegenstand fand bald große Verbreitung und wurde von italienischen Stechern des 16. Jahrhundert, Fayencemalern und sogar von einem persischen Miniaturmaler kopiert. Das Lukasevangelium berichtet von einem Sohn, der sich sein väterliches Erbe auszahlen läßt, dieses in Gesellschaft von Dirnen verpraßt und schließlich als Bankrotteur sogar den Schweinen das Futter im Trog neidet, bevor er als reuiger Sünder zum Vater zurückkehrt und Gnade findet (Luk. 15,11–32). Frühere Holzschnittillustrationen stellen den verlorenen Sohn zumeist trauernd auf freiem Feld dar, während ein Helfer Eicheln für die Schweine vom Baum schlägt. Die Wiedergabe des Augenblicks der Reue war zuvor unbekannt. In Dürers Darstellung gewinnt das Reuebekenntnis eine neue emotionale Qualität, deren Intensität beeindruckte. Der verlorene Sohn erniedrigt sich im Kniefall auf die Ebene der Schweine und betet verzweifelt himmelwärts blickend um Vergebung. Mit der Lokalisierung der Szene in den Innenhof eines bäuerlichen Anwesens wich Dürer von der Vorlage des Bibeltextes ab. Er versetzte das Geschehen in das zeitgenössische Hier und Jetzt, wodurch es für den Betrachter greifbar wurde. Die realistische Schilderung der alltäglichen Umgebung – dargestellt ist der sogenannte Himpfelshof westlich von Nürnberg – steht im Gegensatz zur innigen Gebetshaltung des Protagonisten. Die diagonalen Kompositionslinien der umliegenden Dächer weisen auf die Gestalt des verlorenen Sohnes im Vordergrund und damit auf den glücklichen Ausgang des Geschehens: die Gnade, die dem reuigen Sünder am väterlichen Hof zuteil werden wird. Dürer behandelte Textvorlagen freier, wenn dies, wie hier, der Gesamtaussage der Darstellung dienlich war. Die innige und ehrliche Reue des verlorenen Sohnes als Voraussetzung für die Wiederaufnahme durch den Vater ist ein Gleichnis für Gottes Gnade und das Hauptmotiv des Kupferstichs, das den zeitgenössischen Betrachter unmittelbar faszinierte. Die

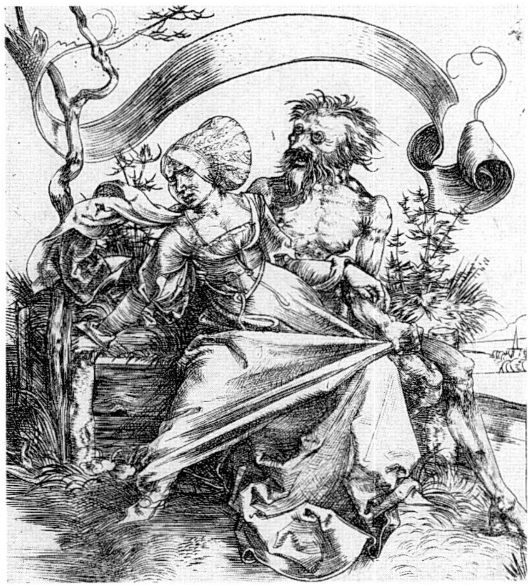

35 *Der Gewalttätige*, um 1494
Kupferstich, 11,4 x 10,2 cm
Kupferstichkabinett, Staatliche Kunsthalle, Karlsruhe

Auf einer Rasenbank, zentral im Bild, überfällt ein wilder Waldschrat eine junge Frau, die sich zornig wehrt. Während der hagere, knochige Mann auch an Darstellungen des Todes erinnert, versinnbildlicht der abgestorbene Baum links der Rasenbank Laster und schicksalhaftes Verhängnis. Ursprünglich vorgesehen war ein Kommentar, wie die leere Inschriftenkartusche oberhalb der Darstellung bezeugt. Am naheliegendsten ist die Deutung Panofskys, der in der kleinen Genredarstellung eine Allegorie des Todes vermutete.

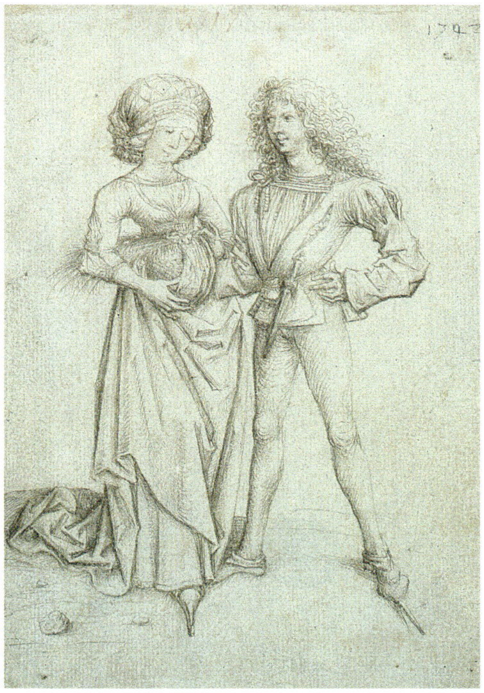

36 Hausbuchmeister
Stehendes Liebespaar, um 1480
Zeichnung, 19,5 x 13,5 cm
Kupferstichkabinett, Staatliche Museen zu Berlin – Preußischer Kulturbesitz, Berlin

Ein Jahrzehnt früher als Dürers *Spaziergang* (Abb. 37) entstand diese Zeichnung des sogenannten Hausbuchmeisters. Solche galanten Genreszenen sind in großer Zahl von seiner Hand überliefert. Dürer könnte sie während seiner Wanderjahre im Original gesehen haben und von ihnen unmittelbar beeinflußt worden sein.

37 *Der Spaziergang*, um 1496/97
Kupferstich, 19,6 x 12,1 cm
Kupferstichkabinett, Staatliche Kunsthalle, Karlsruhe

Zu den Genredarstellungen, die Dürer in der Tradition des Hausbuchmeisters (Abb. 36) und Martin Schongauers schuf, gehört der Kupferstich mit einem lustwandelnden Paar. Während der Galan seine Begleiterin verliebt ansieht, weist er nach vorne auf den Weg. Als Zeichen seines Junggesellenstatus trägt er eine Straußenfeder am Hut. In der phantastischen Tracht der Frau verbinden sich Elemente der nürnbergischen und der venezianischen Mode. Hinter dem Baum hält, unbemerkt vom Liebespaar, der Tod das Stundenglas hoch. Die Darstellung ist als moralisierende Metapher für die Vergänglichkeit von Liebe und Sinneslust zu verstehen.

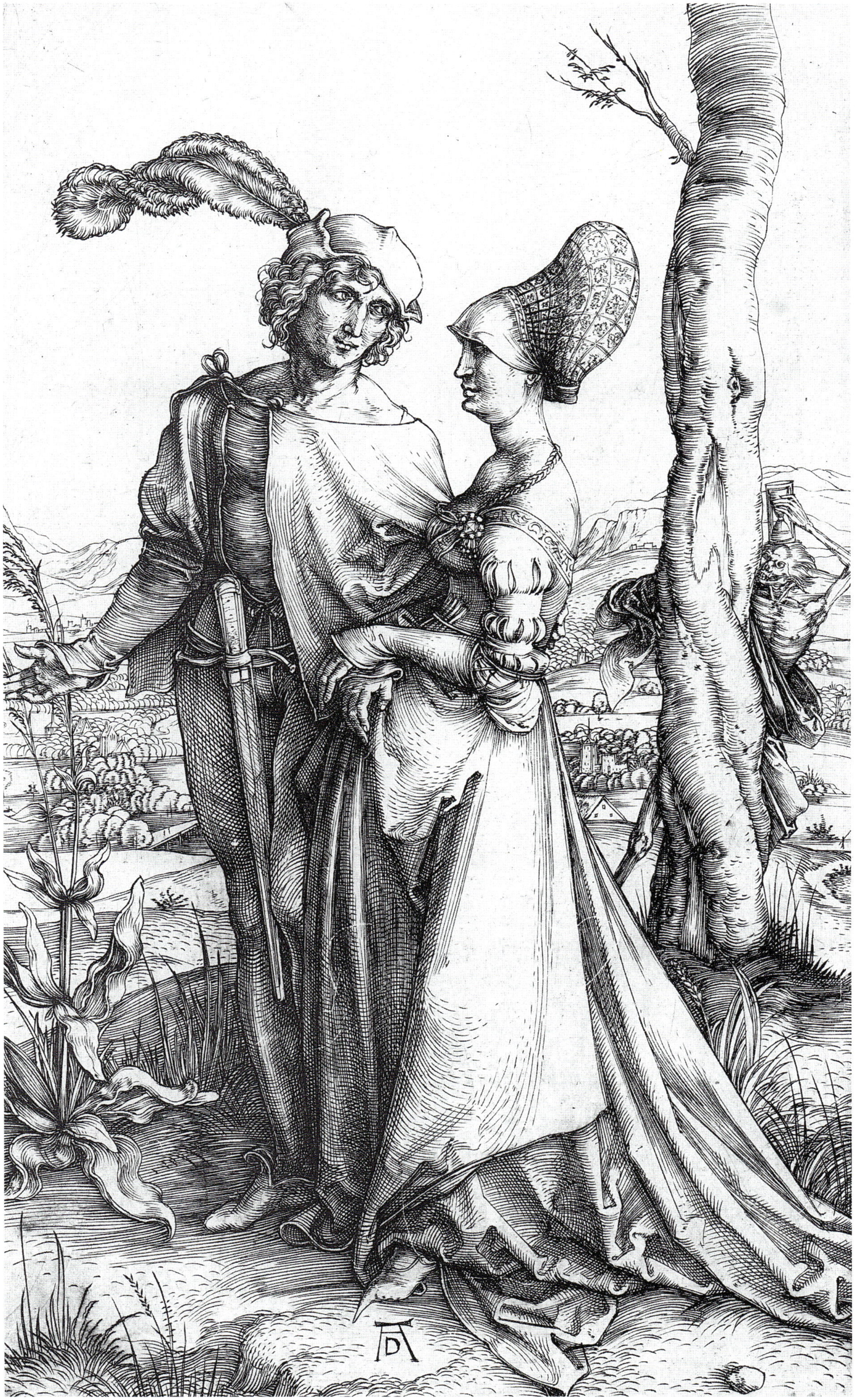

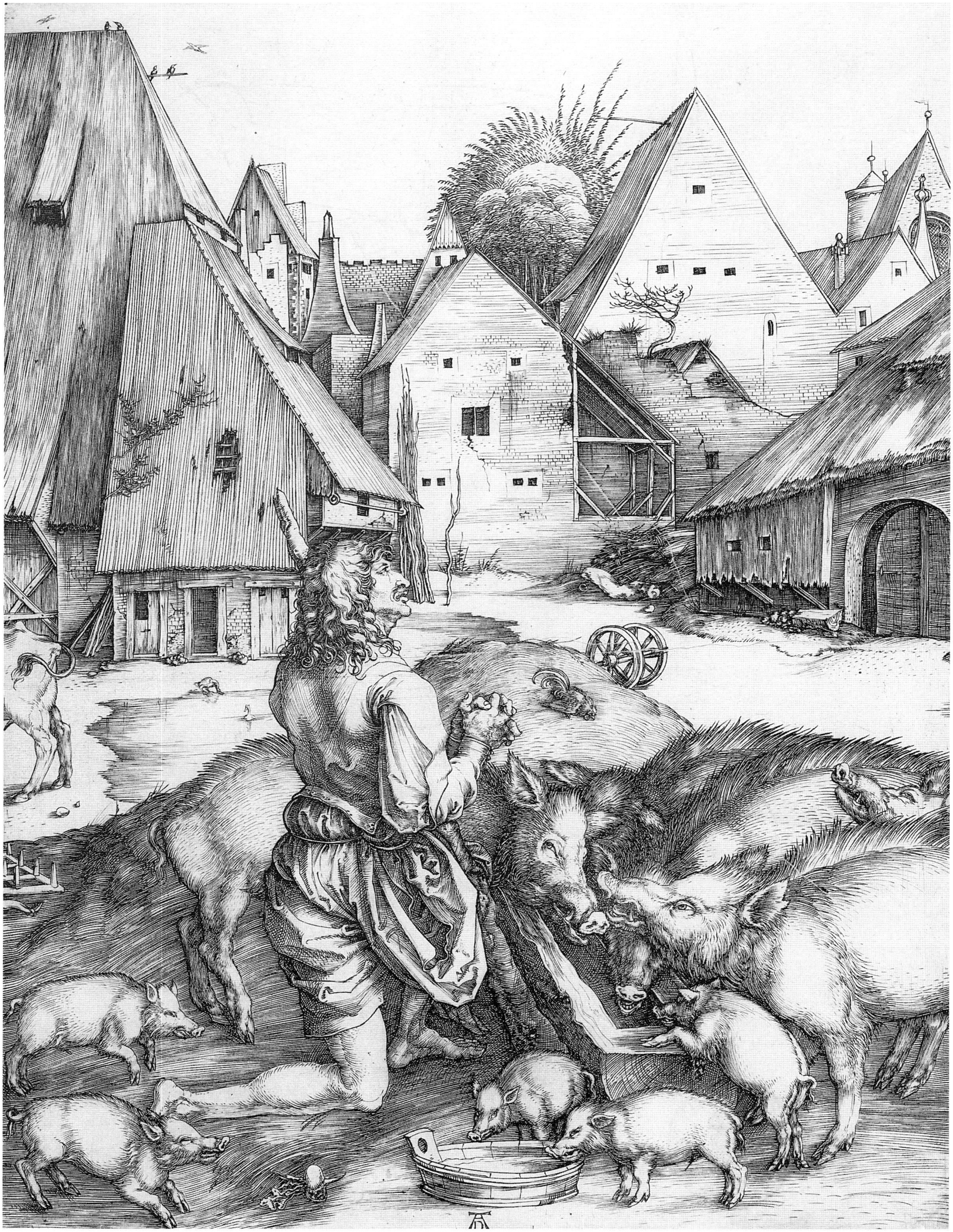

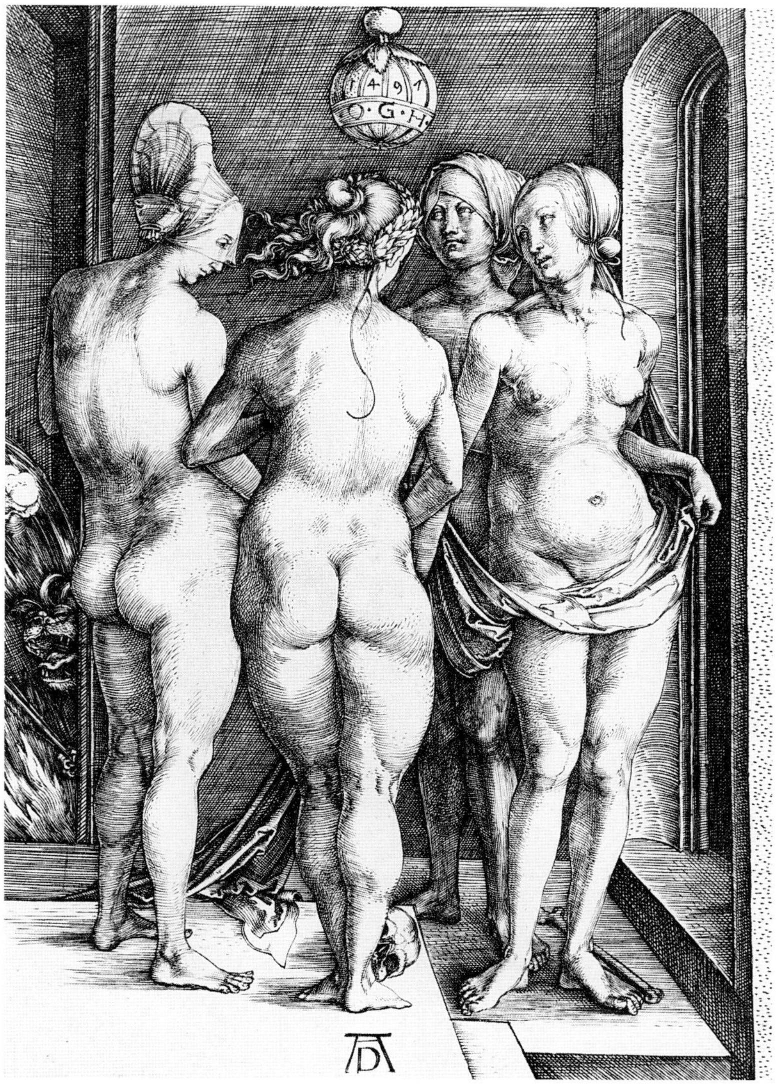

39 *Die vier Hexen*, 1497
Kupferstich, 19 x 13,1 cm
Germanisches Nationalmuseum, Nürnberg

Dieser Kupferstich ist ein Beispiel für die inhaltliche Vieldeutigkeit von Werken Dürers, die Heidnisch-Antikes mit dem Gedankengut der Renaissance verbinden.
In einem eng umgrenzten Raum stehen vier Frauenakte konspirativ zusammen. Der Boden unter ihren Füßen weist verschiedene Stufenebenen auf. Links öffnet sich die Wand, und der Teufel in der Gestalt eines gehörnten Ungeheuers blickt hervor. Die Türöffnung rechts ist durch den am Boden liegenden Schädel und den Knochen als Tor des Todes ausgewiesen. Die Frauengruppe, die formal auf eine antike Marmorgruppe der drei Grazien zurückgeht, wurde unterschiedlich interpretiert, unter anderem als die drei Göttinnen des Parisurteils mit der Göttin der Zwietracht oder als die vier Hexen. Die Buchstaben der Deckenkugel »ODM« wurden mit »Odium Generis Humani« (Abscheu des Menschengeschlechts) ergänzt. Eine mögliche Deutung könnte die Mahnung sein, daß Uneinigkeit, Streit und Zank unweigerlich zum Tod führen.

38 (gegenüberliegende Seite)
Der verlorene Sohn, um 1496/97
Kupferstich, 26,1 x 20,2 cm
Kupferstichkabinett, Staatliche Kunsthalle, Karlsruhe

In der Kupferstichdarstellung *Der verlorenen Sohn* entfernte sich Dürer entschieden von früheren Darstellungen des Themas. Hier ist die Szene inmitten eines fränkischen Bauernhofs plaziert und zeigt den verlorene Sohn im Augenblick seiner Reue, wie er betend inmitten der Schweineherde auf einem Misthaufen im Vordergrund kniet. Der Naturalismus des Bildes wurde sehr bewundert und trug zur Berühmtheit des Kupferstichs bei.

Trennung der figürlichen und der topographischen Darstellung in Vordergrund und Hintergrund führt zu einer kompositorischen Klärung, die ebenfalls sehr bewundert wurde.

Nicht nur die Reformierung von Darstellungstraditionen, sondern auch die Neuschöpfung eigener Bildthemen, die vom Nürnberger Humanistenkreis und der mythologisch-allegorischen Literatur der Zeit angeregt waren, sind für Dürers graphische Werke signifikant. Die Deutung von Blättern wie *Die vier Hexen* (Abb. 39), *Der Traum des Doktors* oder *Das Meerwunder* bereitete der Kunstgeschichtsforschung einige Schwierigkeiten und führte zu widersprüchlichen Auslegungen, da Dürer häufig verschiedene Schriftquellen zusammenführte. Die komplexen Bildthemen waren für einen gebildeten humanistischen Auftraggeberkreis bestimmt, dem der Künstler zugleich Anregungen für seine Bildinhalte verdankt haben dürfte. Die eigenständige Umformulierung traditioneller Bildtypen verweist jedoch auch auf Dürers eigene umfassende Kenntnis humanistischer Allegorik und antiker Mythologie.

Seit 1496 ließ Dürer seine Studien zur menschlichen Proportion in druckgraphische Werke einfließen. Holzschnitte wie *Das Männerbad* und jener Kupferstich, den Joachim von Sandrart wegen des am linken Bildrand erscheinenden Teufels mit *Die vier Hexen* benannte, verweisen darauf, daß Dürer die menschliche Proportion nach vitruvianischer Auffassung, vermutlich ausschließlich nach Abbildungen antiker Skulpturen, studiert hatte. So wurde im Hinblick auf die Gesamtkomposition des Kupferstichs auf die antike Drei-Grazien-Gruppe verwiesen, die 1460 in Rom ausgegraben worden war, wobei Dürer der Dreiergruppe noch einen vierten, im Hintergrund stehenden weiblichen Akt hinzufügte (Abb. 39).

Hatte Dürer die Technik des Kupferstichs in den ersten Jahren nach seiner Rückkehr aus Italien wesentlich verfeinert, wandte er sich in einem nächsten Schritt verstärkt dem Holzschnitt zu und revolutionierte diesen formal, inhaltlich und technisch. Auffallend ist zunächst die Bearbeitung großer Formate und die Aufnahme feiner Linienzüge und Schraffurtechniken, wie sie zuvor im Holzschnitt nicht üblich waren. Dadurch erreichte Dürer in der Binnenmodellierung und stofflichen Erfassung eine beeindruckende Skala an Zwischentönen von tiefstem Schwarz zu freistehendem Weiß. Die Holzschnitte der späten neunziger Jahren waren in ihrer Art und im Vergleich mit früheren Werken so herausragend, daß ihnen auf beiden Seiten

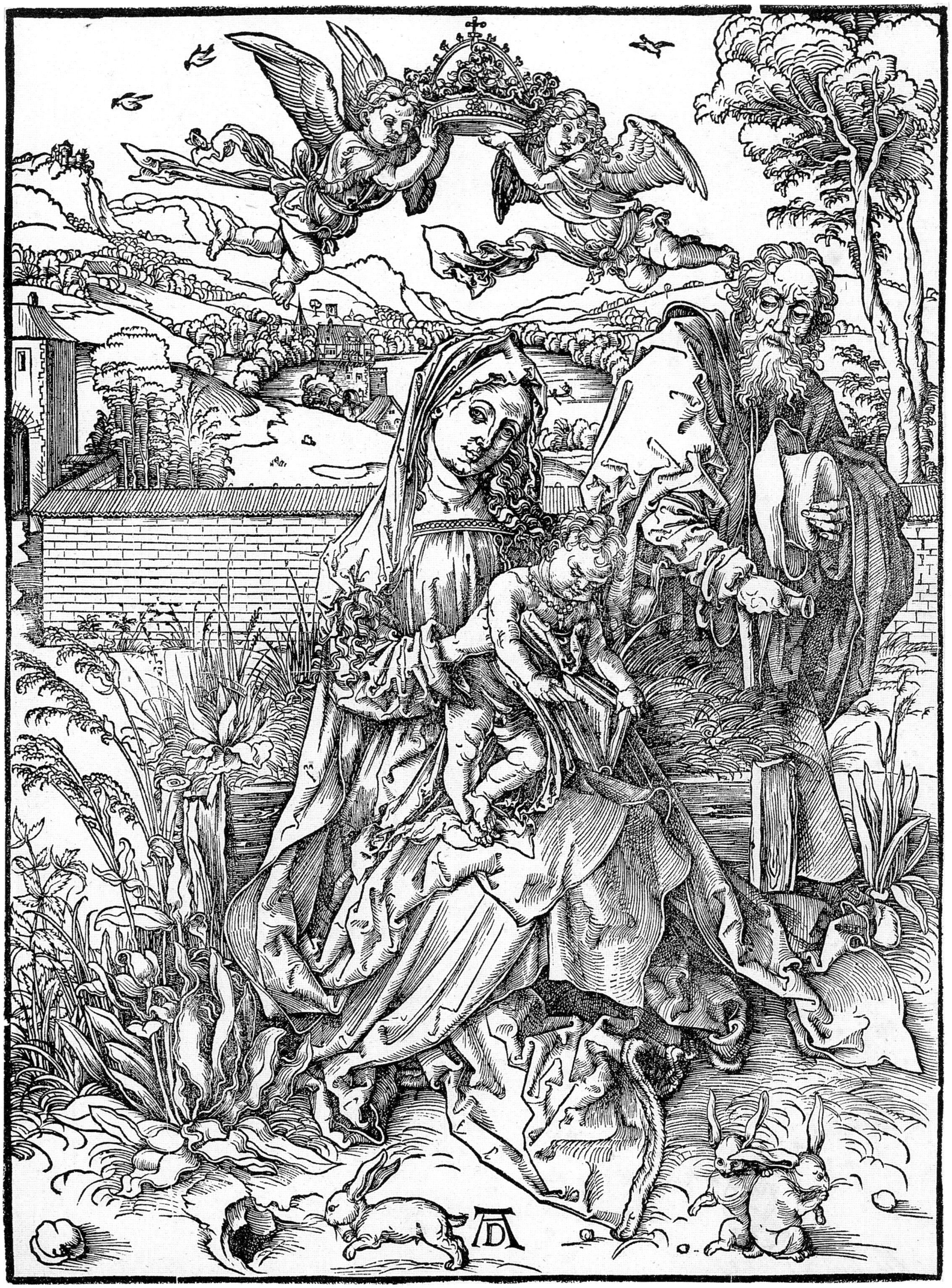

des Rheins und der Alpen sofort großer Erfolg beschieden war.

Große Einblattholzschnitte Dürers aus den Jahren 1496 bis 1498 griffen sowohl profane als auch sakrale Themen auf. Darstellungen wie *Das Männerbad* zeigen ebenso die zunehmend meisterhafte Beherrschung der Technik wie *Die Hl. Familie mit den drei Hasen* und *Die Marter der Zehntausend Christen*.

Der gegen 1497 datierte Einblattholzschnitt *Die Hl. Familie mit den drei Hasen* (Abb. 40) ist einer von vier religiösen Einblattholzschnitten, die vor 1500 und gleichzeitig mit den Illustrationen zum Buch der Apokalypse entstanden. Das Thema der Heiligen Familie im »hortus conclusus« – zugleich ein Abbild des weltabgeschiedenen himmlischen Paradieses gegenüber der »Weltlandschaft« als Symbol für die irdische Welt – ist mit unterschiedlichen Themen verknüpft. So verbindet sich hier die Marienkrönung mit dem Typus der Madonna auf der Rasenbank, umgeben von zahlreichen Pflanzen, die symbolisch auf Christus und Maria bezogen sind. Die drei Hasen stehen zugleich für die Trinität und für die Fruchtbarkeit. Die Vielfalt thematischer Bezüge erklärt sich durch die Funktion des Blattes: Der Holzschnitt konnte – und dies war im Bereich der Druckgraphik neu – als Andachtsbild oder als religiöser Wandschmuck genutzt werden.

Während das Thema und die kompositorische Auffassung traditionell erscheinen, besitzt die lineare Umsetzung Eigenschaften, die zuvor der Kupferstichtechnik vorbehalten waren: Dazu zählen das feine Linienspiel, die flächenbezogene ornamentale Bildstruktur und die sorgfältige Anordnung von Licht- und Schattenpartien. Neu ist, daß die Linienführung, wie beim Kupferstich, frei und deskriptiv erscheint und durch Kreuzschraffuren Nuancierungen geschaffen werden, deren Zusammenspiel Plastizität vermittelt. Das Nebeneinander schwarzer Linien vor weißem Grund und weißer Linien vor schwarzem Grund ist ebenfalls ein wohlkalkuliertes bildnerisches Mittel.

Der innovative Umgang mit der Holzschnittechnik legt es nahe, daß Dürer keine Formenschneider beschäftigte, sondern die Holzstöcke selbst bearbeitete.

Die mediale Funktion von Druckgraphik, etwa durch ihre Nutzung in Form von Flugblättern, griff Dürer für sich auf, wenn das Thema ihn bewegte. Der Kupferstich *Mißgeburt der Sau von Landser* (Abb. 41) steht im Zusammenhang mit der Wiedergabe von Mißgeburten und Naturkatastrophen vor der Jahrhundertwende, wie sie in der zeitgenössischen Druckgraphik und in anderen Quellen sich zahlreich finden und wie auch Dürer sie verschiedentlich festhielt. Die Kunde von solchen Vorfällen durch gedruckte Flugblätter, wie etwa die beiden von Dürer zum Vorbild genommenen Holzschnitte Sebastian Brants mit der Darstellung der säuischen Mißgeburt, wurden in der Bevölkerung mit Angst aufgenommen und als Zeichen für den bevorstehenden Weltuntergang und ein mögliches kommendes Strafgericht Gottes gedeutet.

Im Zusammenhang mit der Endzeiterwartung um 1500 muß auch Dürers berühmte fünfzehnteilige Holzschnittfolge zum Buch der Apokalypse gesehen werden. Das letzte Buch des Neuen Testaments kündet von der Apokalypse oder der Geheimen Offenbarung des Johannes. Dieser schreibt im Exil auf der Insel Patmos seine Visionen nieder, die von der Apokalypse, der über die Welt hereinbrechende Endzeit bis hin zum Jüngsten Gericht handeln. Der symbolträchtige, schwer deutbare Text gibt das Geschehen chronologisch wieder. Dürer schuf dazu eigenwillige, in ihrer Ausdruckskraft unübertroffene Holzschnittillustrationen von eindringlicher Dramaturgie, die einen Höhepunkt in seinem Werk darstellen. Die Holzschnitte nehmen auf frühere Graphik der gleichen Thematik Bezug, sind jedoch formal bewegter und detailreicher als diese. Dürer publizierte im Eigenverlag eine Ausgabe der *Apokalypse*, wobei der Text auf der linken Seite durchläuft und sich nur an zwei Stellen im Buch auf die rechts angeordneten, großformatigen Holzschnitte bezieht. Für die Drucke wählte Dürer einen halben Bogen im Hochformat. Mit dem Aufbau des Buches emanzipierte er die Illustration als gleichwertiges erzählerisches Medium neben dem Text und übertraf formal und inhaltlich seinen Vorgänger Erhard Reuwich, dem einzigen Künstler vor Dürer, der ein Buch herausgebracht hatte. Mit der Publikation der *Apokalypse* schuf Dürer einen neuen Buchtyp, der ihn auf einem Schlag weithin berühmt machte. Der Band erschien 1498 in Nürnberg gleichzeitig in einer deutschen und einer lateinischen Ausgabe. Wie hoch die erste Auflage war, ist nicht bekannt, doch kam es schon 1511 zu einer Neuauflage der lateinischen Fassung, und bis in die Jahre 1515/16 war die Erstauflage bereits dreimal kopiert worden. Der Text der lateinischen Fassung mit dem Titel »Apokalypsis cum figuris« folgt der damals bekanntesten Bibelübersetzung, der Vulgata. Sie ist, wie die lateinische Ausgabe der »Weltchronik« des Hartmann Schedel, mit den Typen der Werkstatt Anton Kobergers gedruckt. Als formale Vorbilder dienten die Holzschnitte der 1478 in Köln in einer niederländisch-rheinischen und niedersächsischen Ausgabe erschienenen sogenannten »Kölner Bibel«, die Koberger als Vorlage für seine deutsche Bibel von 1483 verwendet hatte. Bei der Auswahl der zu illustrierenden Textstellen folgte Dürer weitgehend dieser Vorlage, bereicherte das Programm jedoch um die Szenen *Johannes erhält die Weisung gen Himmel* und *Lobgesang der Auserwählten*. Szenen hingegen, die in vorherigen Illustrationen in einer Simultandarstellung vereint waren, löste Dürer in Einzelbilder auf. Die hohe künstlerische Qualität der Holzschnitte, die den Betrachter in ihrer Dynamik und Intensität direkt ansprechen mußte, traf zusammen mit dem Glauben der Menschen an die spätestens um 1500 erwartete Apokalypse. Um dem Geschehen noch mehr Aktualität zu verleihen, ließ Dürer seine Figuren in zeitgenössischer Tracht auftreten. Es entstanden Darstellungen von mitreißender Dramatik, gegen die die Vorgängerillustrationen der Blockbücher, die aus Einzelblattholzschnitten zusammengesetzt waren, und gedruckten Bibeln des frühen 15. Jahrhunderts trocken und formelhaft erschienen. Szenen wie *Die vier apokalyptischen Reiter* oder *Johannes verschlingt das Buch* (Abb. 42, 44) übten auf den zeitgenössischen Betrachter eine auf-

40 *Die Hl. Familie mit den drei Hasen*, 1497
Holzschnitt, 39,5 x 28,5 cm
Kupferstichkabinett, Staatliche Kunsthalle, Karlsruhe

Der großformatige Holzschnitt verbindet die Darstellung der Heiligen Familie mit der Szene der Marienkrönung. Im »hortus conclusus«, einem Garten, den eine Mauer von der weitläufigen Landschaft trennt, sitzt Maria auf der Rasenbank, während der Hl. Joseph ehrerbietig zu ihr hinblickt. Das Jesuskind trägt einen Rosenkranz um den Hals und ist im Begriff, die Heilige Schrift, nach dem christlichen Leitspruch »Jesus ist das Wort«, aufzuschlagen. Während oberhalb Mariens zwei Engel mit der prächtigen Himmelskrone schweben, symbolisieren die drei Hasen Fruchtbarkeit und Trinität. Von früheren Darstellungen unterscheidet sich der freie, sehr nuancenreiche Linienstil.

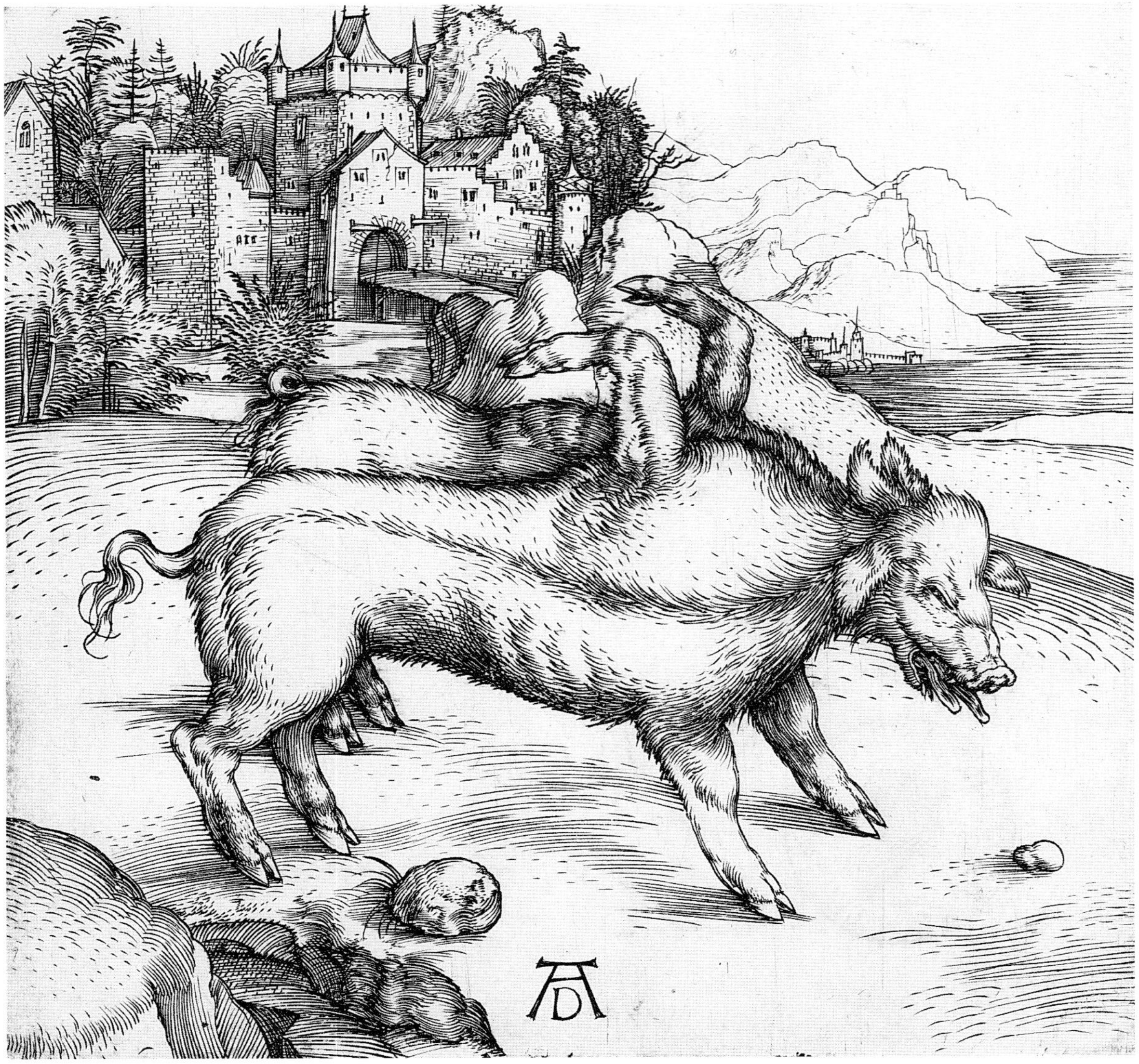

41 *Mißgeburt der Sau von Landser*, um 1496
Kupferstich, 12,1 x 12,6 cm
Kupferstichkabinett, Staatliche Kunsthalle, Karlsruhe

Auf der Anhöhe einer Flußlandschaft steht ein mißgestaltetes Schwein. Der Körper teilt sich nach hinten. Aus dem Rücken ragt je ein Vorderlauf empor. Der Kupferstichdarstellung war ein Flugblatt Sebastian Brants vorausgegangen, das von der Geburt eines zweileibigen, achtfüßigen, vierohrigen und zweizüngigen Schweins in Landser berichtete. Derlei Mißgeburten wurden in der Bevölkerung als göttliche Zeichen gedeutet, die Hinweis auf den um 1500 erwarteten Weltuntergang gaben. Im Zuge der drohenden Türkeninvasion wurden Flugblatt und Kupferstich auch als Kunde von der baldigen Oberherrschaft der Heiden über die Christen oder allgemeiner, der Herrschaft des Antichristen, gedeutet.

rührende Wirkung aus. Der eschatologische Endpunkt, das Jüngste Gericht, fehlt in der Folge. Stattdessen drückt Dürer mit dem letzten Blatt, *Der Engel mit dem Schlüssel zum Abgrund* (Abb. 43), zugleich auch die Hoffnung und den Glauben auf die Erlösung der Welt aus.

Die *Apokalypse* Dürers ist sowohl im Ganzen als auch im Einzelnen zyklisch aufgebaut und rekurriert, wie die neuesten Forschungen Peter Krügers belegen, auf die Erzählweise humanistischer Literatur. Die Komposition der einzelnen Darstellungen gibt dem Betrachter die inhaltliche Abfolge vor, wodurch der ganze Zyklus in seiner Erzählform mit den eingebauten Rückgriffen und Vorausdeutungen in Analogie zu Aristoteles (384–322 v. Chr.) Regelwerk zur Dichtkunst, der »Poetik«, steht. Die antike Theorie der Dichtung lernte Dürer im humanistischen Kreis vermutlich während seines ersten Italienaufenthalts kennen. Wie eingehende Bildanalysen bewiesen haben, kommt allen Figuren eine bestimmte Funktion im zeitlich-räumlichen Ablauf der Erzählung zu. Künstlerische Vorbilder für die Bedeutung des Verhältnisses von Figur und ihrem Platz im Bild fand Dürer zum einen in den Freskenzyklen Giottos und zum anderen im Pathos der Gebärdensprache bei Donatello (1386–1466) und Mantegna.

Einige der bekanntesten Holzschnitte wurden bis ins 20. Jahrhundert rezipiert. *Die vier apokalyptischen Reiter* (Abb. 42) spielten beispielsweise in einem Film von Andrej Tarkowskijs (1932–1986) »Iwans Kindheit« von 1963 eine Schlüsselrolle, in dem die apokalyptischen Reiter als Symbol für die in Rußland wütenden deutschen Soldaten erscheinen.

Besagter Holzschnitt nimmt innerhalb der Folge eine Schlüsselfunktion ein, da er schildert, wie hier zum ersten von vier Malen das Strafgericht mit Pest, Krieg, Hunger und Tod über die Menschheit hereinbricht. Erzählt wird die dritte Vision der Offenbarung des Johannes (Offenb. 6,1–8). Nach der Öffnung von vier der sieben Siegel wird je einer von vier Reitern, die als Staffel leicht versetzt nach hinten chronologisch einhergaloppieren, in die Welt geschickt: Der erste reitet mit gespannten Bogen einher, als zweites kommt einer mit erhobenem Schwert, der dritte mit einer Waage und als viertes schließlich der Tod mit Gestalten der Unterwelt im Gefolge. Die Leserichtung führt aus dem Bild heraus, so daß der Eindruck entsteht, das Geschehen werde vom Bildrand nicht mehr begrenzt. Die Hufe der Pferde berühren den Boden nicht, und dennoch purzeln die am Boden liegenden Gestalten wie Kegel, überwäl-

42 *Die vier apokalyptischen Reiter*, 1497/98
Holzschnitt, 39,9 x 28,6 cm
Kupferstichkabinett, Staatliche Kunsthalle, Karlsruhe

Die vier apokalyptischen Reiter ist die bekannteste und am häufigsten rezipierte Szene der *Apokalypse*. Nach der Öffnung der ersten vier Siegel (Offenb. 6,1–8) kommen die Reiter über die Welt und bringen den Menschen Pest, Krieg, Hunger und Tod. Die Reiterstaffel donnert, begleitet von einem Engel, über die Menschheit hinweg und scheint den Boden nicht zu berühren. Ein Höllentier zu Seiten der vier Reiter verschlingt zuletzt mit seinem gewaltigen Rachen alles, was der Tod als letzter Reiter passiert hat.

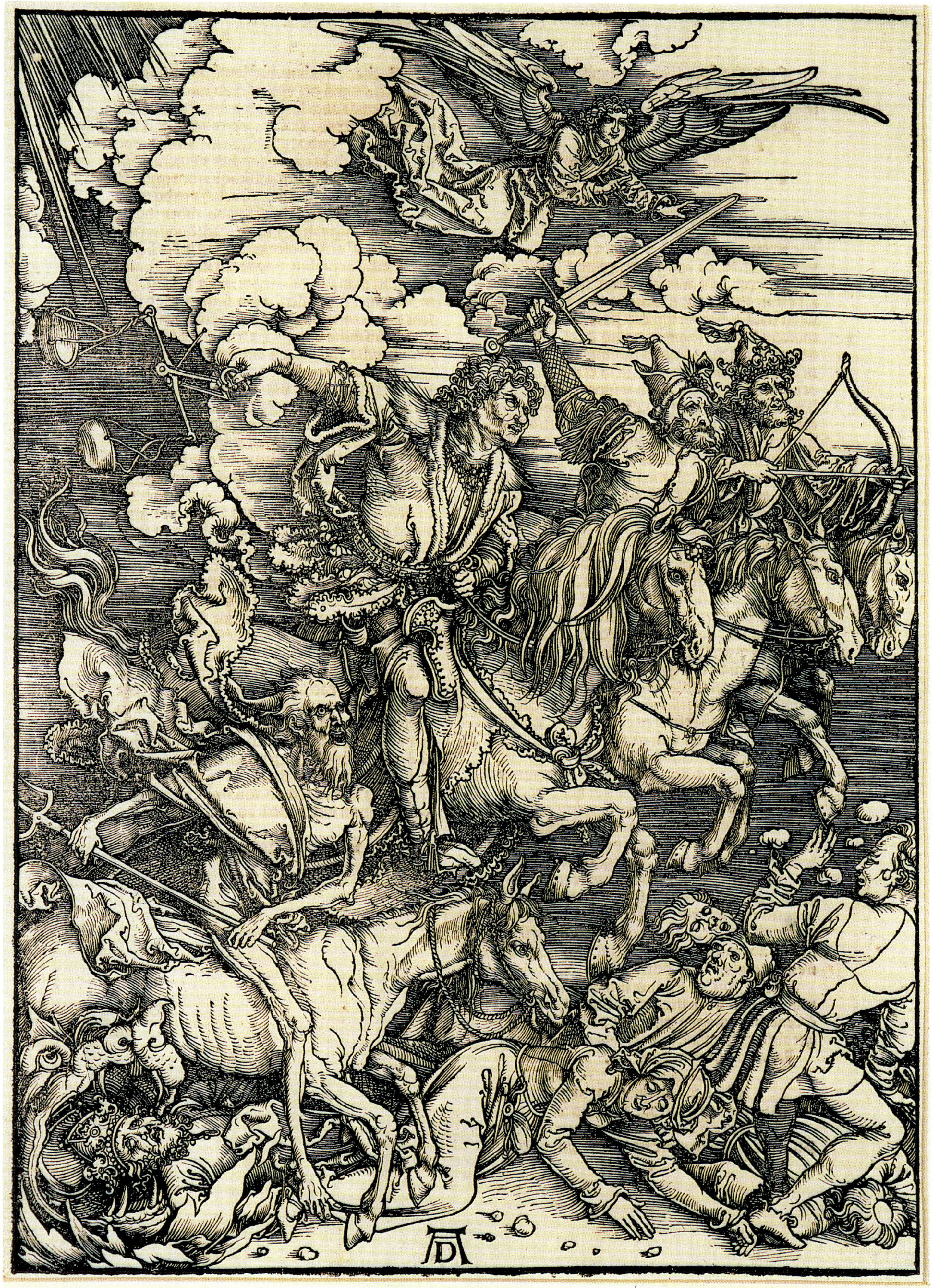

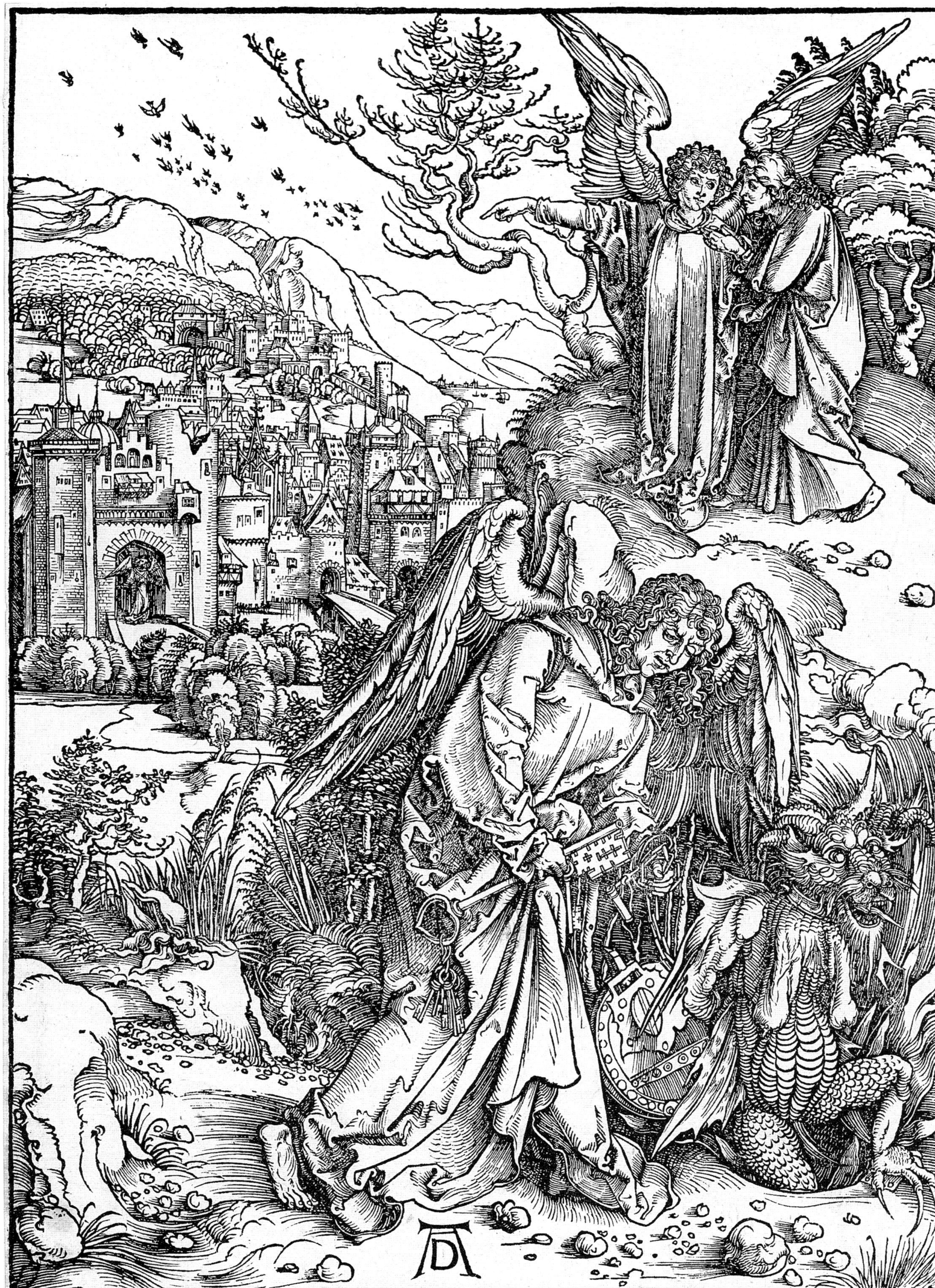

43 *Der Engel mit dem Schlüssel zum Abgrund*, 1497/98
Holzschnitt, 39,8 x 28,6 cm
Kupferstichkabinett, Staatliche Kunsthalle, Karlsruhe

In diesem letzten Blatt der *Apokalypse* sind zwei Ereignisse zusammengefaßt: die Einkerkerung des Satans im Vordergrund (Offenb. 20,1–3) und die Weisung der Heiligen Stadt im Hintergrund (Offenb. 21,9–10). Während Satan von einem Engel in ein Erdloch gezwungen wird, das für immer verschlossen werden wird, weist in einer Szene dahinter ein Engel dem Hl. Johannes den Weg. Er soll die verlassene, halb zerfallene und von Engeln bewachte Stadt – im Zusammenhang mit der allgemeinen Endzeiterwartung um 1500 als ein Sinnbild des Heiligen Römischen Reichs zu verstehen – wieder aufbauen. Die im Sturzflug herabkommende Vogelschar verweist auf die Textstelle, in der Engel den Vögeln befehlen, sich zum Leichenfraß zu versammeln (Offenb. 19,17).

44 *Johannes verschlingt das Buch*, um 1497/98
Holzschnitt, 39,8 x 28,9 cm
Kupferstichkabinett, Staatliche Kunsthalle, Karlsruhe

Das zehnte Kapitel der *Apokalypse* (Offenb. 10,1–9) beschreibt, wie Johannes – auf Patmos – ein Sonnenwesen erscheint, das ihm befiehlt, ein von Gott übermitteltes Buch zu verschlingen. Während diese Szene im Vordergrund gezeigt ist, beten in der Himmelszone Putten einen Altar an, der von einem Regenbogen umgeben ist. Dürer führte seine Holzschnitte zur *Apokalypse* in einem deskriptiven Linienstil aus, der von den Zeitgenossen sehr bewundert wurde und sich besonders deutlich im Detail zeigt.

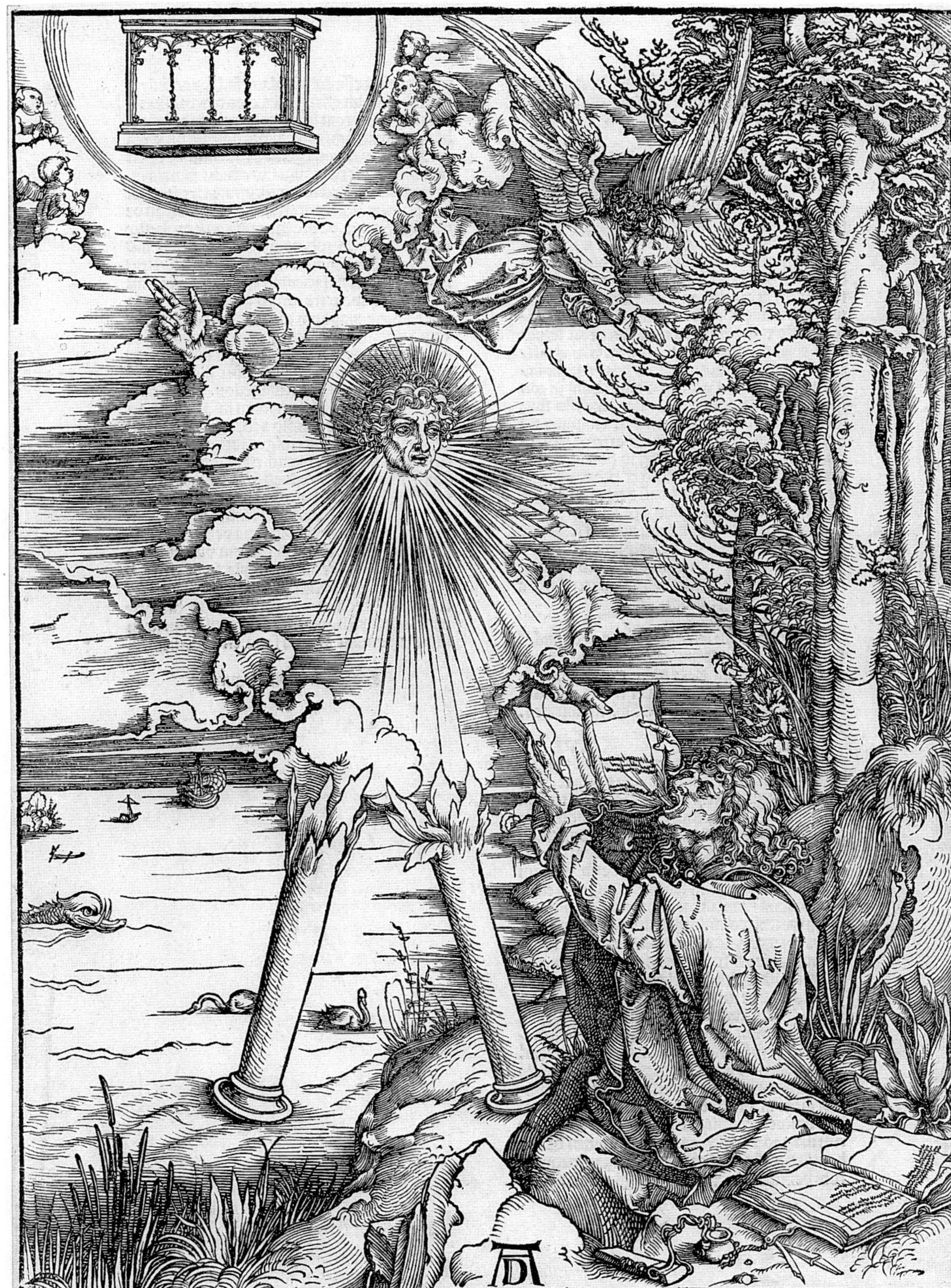

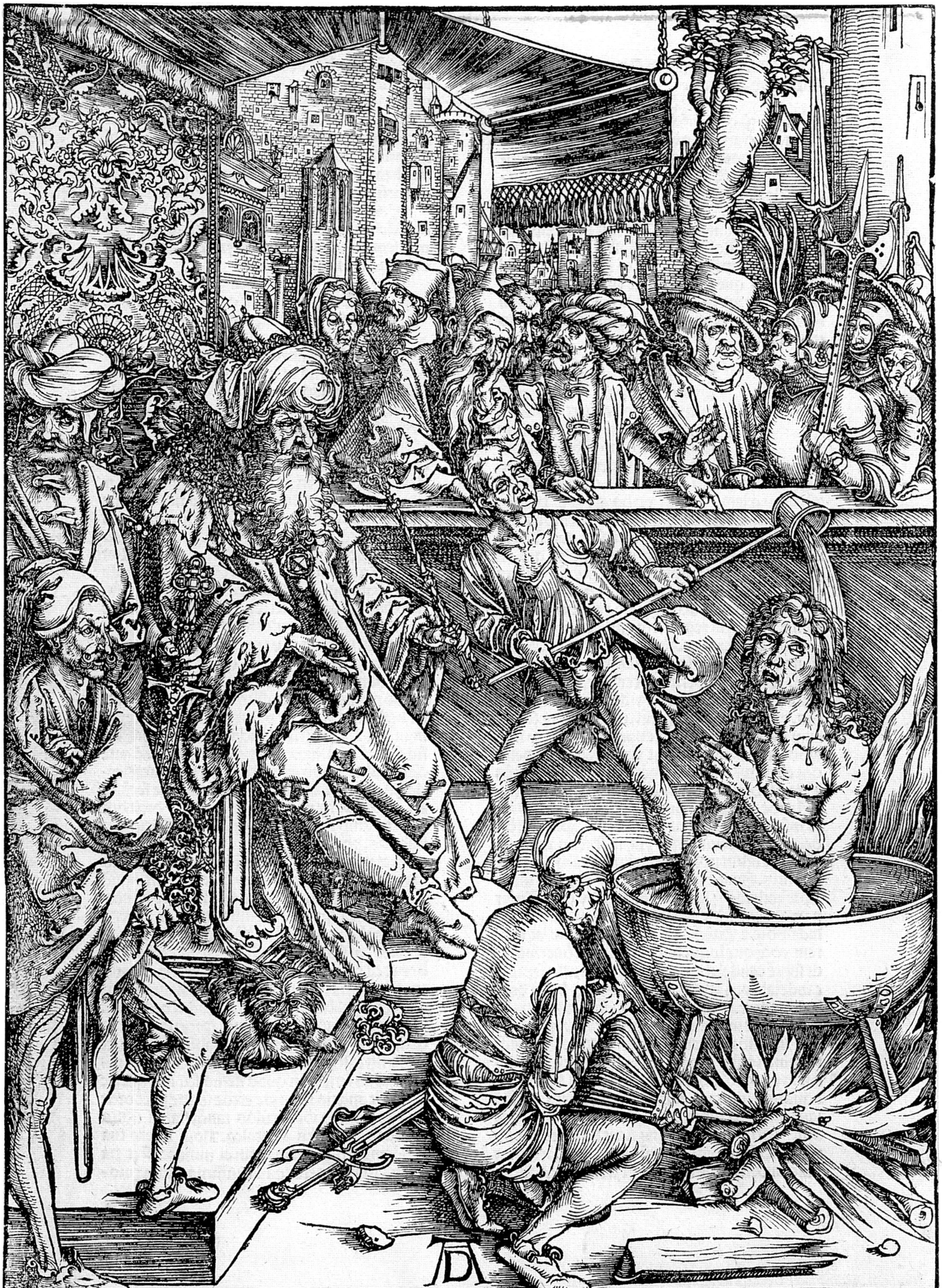

tigt von dieser überirdischen Vision, durcheinander. Dem letzten Reiter, widersprüchlich als Tod oder auch als Assistenzfigur der »himmlischen Gerechtigkeit«, des mittleren Reiters, gedeutet, folgt der Höllenrachen, der nach und nach alle letzten Sünder verschlingt. Mit der Figur des »Bauern« am rechten unteren Bildrand wird das Ausmaß der Katastrophe deutlich. Er wurde als eine Identifikations- oder Appellfigur für den Betrachter gesehen, die das Geschehen nach rechts über den Bildrand hinaus weiterleitet und dennoch als kompositorisches Gegengewicht zu verstehen ist. Noch im Sturz – ausgedrückt durch die seltsam verdrehte Körperhaltung – hält er schützend die Hand vor das Gesicht, während ihm die Reiter entgegendonnern und dabei Steine hochschleudern. Der Engel im Himmel begleitet segnend das Geschehen und weist mit der Hand gleichzeitig auf die nächste Szene, die Einkleidung der Märtyrer und den Sternenfall.

Mit dem abschließenden Bild, *Der Engel mit dem Schlüssel zum Abgrund* (Abb. 43), bewies Dürer ein weiteres Mal, daß er den Text der Apokalypse auf seine Weise interpretierte. In dieser Darstellung findet das Geschehen auf der Ebene des Betrachters statt. In diesem Bild sind zwei Johannesvisionen vereint: die Weisung der Stadt im Hintergrund und die Einkerkerung des Satans im Vordergrund. Während ein großer, den linken Bildvordergrund beherrschender Engel den Satan an der Kette mit überirdischer Kraft in das Loch im Erdboden zwingt, um dann sogleich mit dem Schlüssel den Deckel zu verriegeln (Offenb. 20,1–3), weist ein anderer Engel Johannes auf die verwaiste Stadt im Hintergrund hin, vor deren Toren weitere Engel postiert sind. Die Vogelschar im Sturzflug erinnert an die Worte der Apokalypse, in denen ein Engel die Vögel zum Leichenschmaus auffordert (Offenb. 19,17). Die kleine, vom Text abweichende Zwischenszene stellt den Zusammhang her. Perrig, der die ganze Folge von der antiklerikalen Haltung Dürers am Abend der Vorreformation geprägt sieht, deutete die Figurengruppe auf dem Hügel dahingehend, daß der Engel mit dem weisenden Gestus Johannes auffordert, die Stadt, die er als das verwüstete Heilige Römische Reich deutscher Nation sieht, wieder aufzubauen. Johannes schreckt vor dieser großen Aufgabe zurück, doch die Versöhnung von Himmel und Erde als beste Voraussetzung für den angewiesenen Weg drückt sich darin aus, daß der Engel im Vordergrund über den Satan und damit der Christ über den Antichristen, der Himmel über die Hölle triumphiert. Damit ist zum Prolog mit dem Anfangsbild *Das Martyrium des Hl. Johannes* (Abb. 45), als Gegenpol ein Epilog gesetzt.

Während Dürer in der Druckgraphik zu neuen Inhalten und Formen gelangte, setzte er in der Malerei dieser Zeit andere Schwerpunkte.

In seiner Vorrede zu seinem unvollendeten »Lehrbuch der Malerei« schreibt er: »Dan die gemell werden gepraucht jm dinst der kyrchen vnd dadurch angetzeigt das leyden Chrysti, behelt awch die gestalt der Menschen nach jrem absterben.«

Damit definierte er die beiden großen Themenkreise seiner Malerei: die Bildniskunst und die religiöse Malerei zur privaten und öffentlichen Andacht, die er, soweit im Rahmen der Vorgabe des Auftraggebers möglich, thematisch, vor allem jedoch formal unter dem Einfluß der in Italien gemachten Erfahrungen erweiterte.

Die Zeit nach der ersten Italienreise ist in der Malerei vor allem geprägt von Höhepunkten der Bildniskunst. So entstanden gemalte Porträts, die die Persönlichkeit der Porträtierten mit großem psychologische Einfühlungsvermögen erfassen. Aufträge erhielt Dürer vor allem aus dem Kreis der Nürnberger Kaufleute und Patrizier. Einer der ersten war Kurfürst Friedrich der Weise von Sachsen (1463–1525) (Abb. 46). Er kam 1496 für vier Tage nach Nürnberg und saß Dürer für sein Porträt, währenddessen er vermutlich auch den Altar der *Sieben Schmerzen Mariae* (Abb. 51, 52) bestellte. Das Bildnis des Kurfürsten war das erste Porträt, das Dürer auf Leinwand malte. Mit dem traditionellen Bildnistypus, den Porträtierten vor einem monochromen Hintergrund darzustellen, reiht sich dieses Werk in eine Gruppe von Bildern ein, zu der auch das zweite *Porträt des Vaters* von 1497 und das *Bildnis einer Frau mit offenem Haar,* 1496–1498 (Abb. 49) gehören.

Im Jahr 1497 entstanden die ersten Bilder, in denen Dürer seine Modelle in einen deutlich dreidimensionalen Raum setzt. Ein Fenster gibt den Blick auf eine Landschaft im Hintergrund frei. Die Verbindung von Porträt und Landschaftsdarstellung war eine Form, die aus den Niederlanden stammte, die Umsetzung hingegen zeugt von italienischem Einfluß. Dürers zweites gemaltes *Selbstbildnis* von 1498 ist diesem neuen Porträtstil zuzurechnen (Abb. 47). Er erscheint darin als junger Edelmann im Alter von 26 Jahren in vornehmer, venezianischer Mode gekleidet. In der Körperhaltung und in der Blickrichtung folgt das Gemälde dem traditionellen Bildnisschema. Die Person wird durch das Fenster im Hintergrund und die vertikalen und horizontalen Kompositionslinien des Innenraums hervorgehoben, eine Form, die auch in der italienischen beziehungsweise florentinischen Porträtkunst beliebt war. Die feine Wiedergabe der von der Forschung unterschiedlich lokalisierten Alpenlandschaft verweist in ihrer Farbigkeit in Ocker, Rostbraun, Grün und Blau auf die Aquarellstudien seiner ersten Italienreise. Die nahezu extravagante Eleganz Dürers, des »haarig partet maler«, wie er sich nannte, ist Ausdruck eines gehobenen künstlerischen Standesbewußtseins des nach neuester venezianischer Mode gekleideten vornehmen Mannes, eines »gentiluomo«. Dies läßt daran denken, daß Dürer zu dieser Zeit bereits großer Erfolg mit seinen Illustrationen zur Apokalypse beschieden war. Die Inschrift der Fensterrahmung betont die Intention, den Menschen nach seiner Gestalt in einem bestimmten Lebensabschnitt festzuhalten: »1498/Das malt Ich nach meiner gestalt/Ich war sex und zwanzig Jor alt/Albrecht Dürer.«

Das auf Leinwand gemalte *Bildnis einer Frau mit aufgestecktem Haar* ist ebenfalls der Bildnisgruppe dieser Jahre zuzuordnen (Abb. 50) und bildete zusammen mit einem zweiten Frauenporträt ein Diptychon (Abb. 49). Die Dargestellten gehörten vermutlich der Nürnberger Patrizierfamilie Fürleger an, da auf späteren Kopien

45 *Das Martyrium des Hl. Johannes,* um 1497/98
Holzschnitt, 39,5 x 28,2 cm
Kupferstichkabinett, Staatliche Kunsthalle, Karlsruhe

Das Martyrium des Johannes ist Dürers erste Illustration zur Apokalypse, obwohl die Offenbarung nicht davon berichtet. Eine Schilderung findet sich aber in der »Legenda aurea«. Danach weigert sich Johannes, den heidnischen Göttern zu opfern und wird deshalb vom römischen Kaiser Domitian zum Märtyrertod durch das Bad in siedendem Öl verurteilt. Der Evangelist übersteht das ihm zugedachte Martyrium unbeschadet. Die Visionen, die er während seiner Marter hat, schreibt Johannes während der Verbannung auf der Insel Patmos nieder. Dürer versetzte das Geschehen in seine Zeit und schilderte das Matyrium sehr naturalistisch. Domitian und seine Schergen treten als türkische Heiden in prächtigen Gewändern auf, während sich Angehörige verschiedener Stände und Nationen unter das nachdenkliche Publikum mischen.

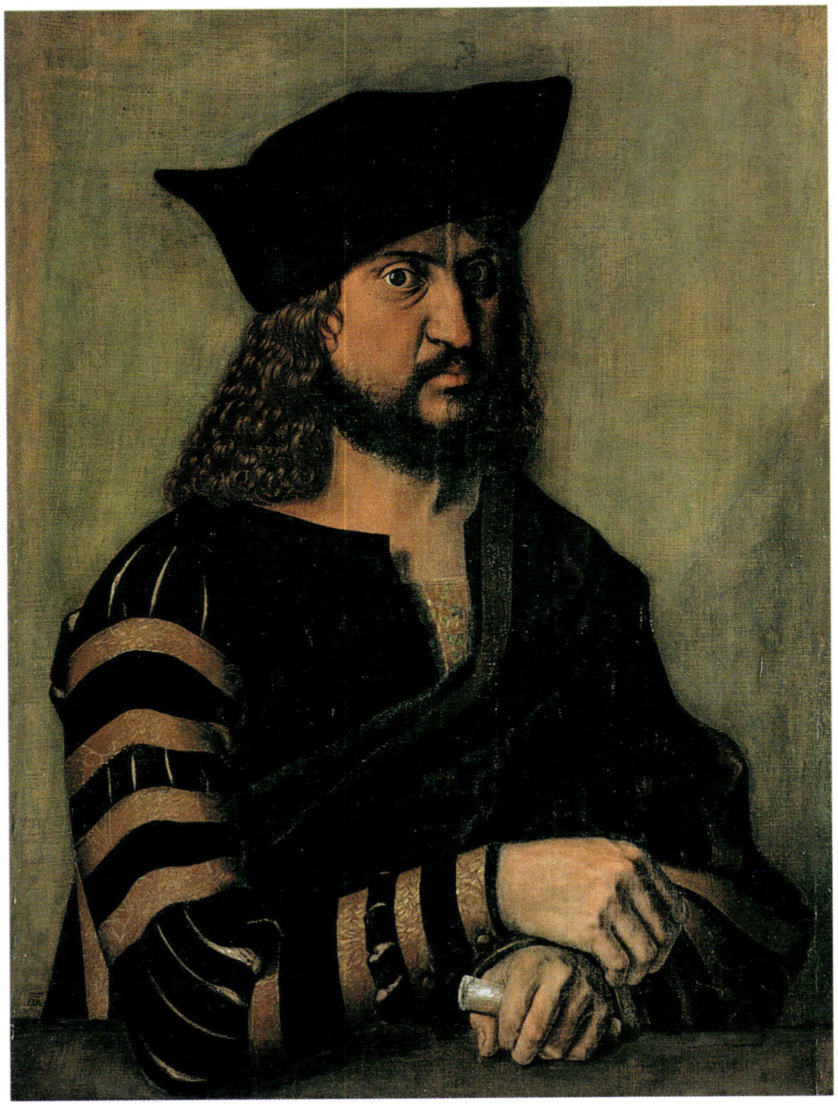

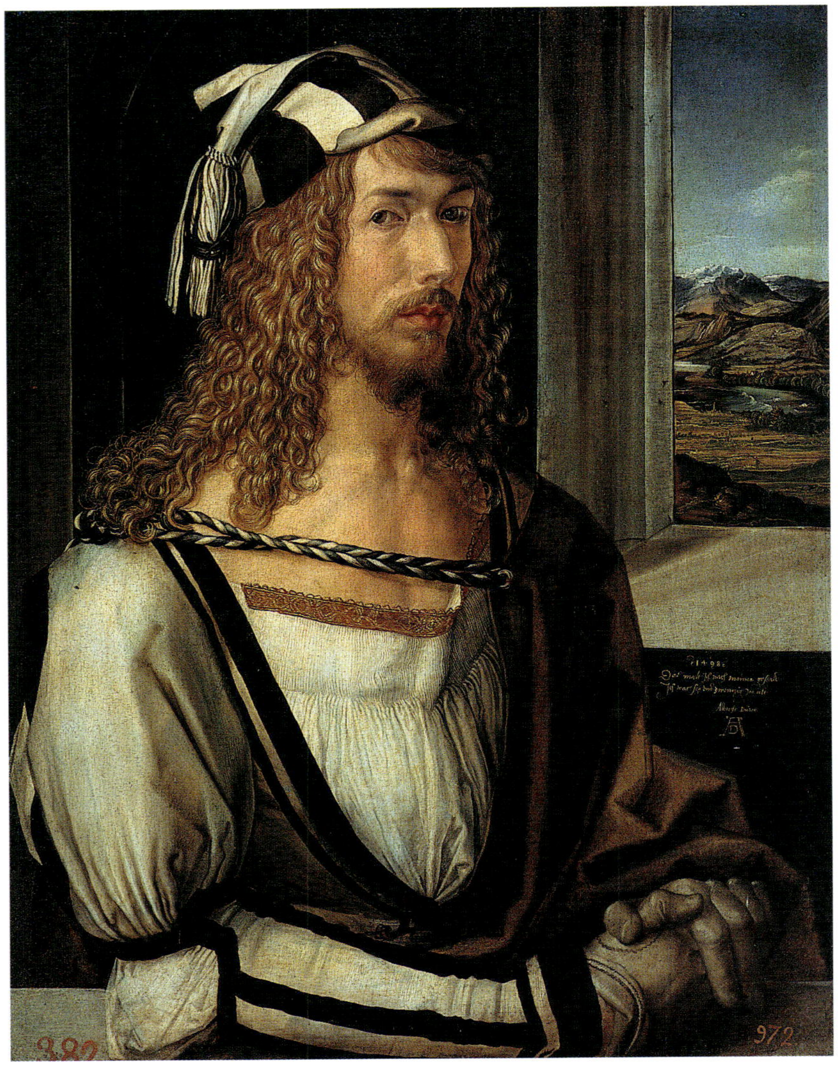

46 *Bildnis des Kurfürsten Friedrich des Weisen von Sachsen*, um 1496
Tempera auf Leinwand, 76 x 57 cm
Gemäldegalerie, Staatliche Museen zu Berlin –
Preußischer Kulturbesitz, Berlin

Das Bildnis des Kurfürsten entstand wahrscheinlich während seines Aufenthalts in Nürnberg in der Zeit zwischen dem 14. und 18. April 1496. Zum ersten Mal verwendete Dürer hier Leinwand als Bildträger und Wasserfarben, die nur durch einen Zusatz angereichert waren. Diese trockneten schnell und wirkten gedämpft. Der Dargestellte ist im Hochformat vor einen monochromen grünen Grund gesetzt und blickt den Betrachter entgegen. Vor dem dezenten Hintergrund hebt sich das Bildnis ab: Das markante Gesicht und die großen Augen des Kurfürsten sind besonders hervorgehoben. Obwohl der Bildnistypus traditionell ist, wirken Haltung und Ausdruck des Porträtierten sehr lebendig und unmittelbar.

47 *Selbstbildnis*, 1498
Öl auf Holz, 52 x 41 cm
Museo del Prado, Madrid

Im gleichen Jahr, in dem er die Illustrationen zur Apokalypse erstellte, malte sich Dürer als vornehmen und eleganten Herrn, mit künstlich gelocktem Haar und nach venezianischer Mode gekleidet. Wie in anderen Bildnisse dieser Zeit sitzt auch Dürer vor einer Brüstung, während rechts durch ein Fenster eine Alpenlandschaft sichtbar ist, die mit der feinen Kolorierung die während der Italienreise entstandenen Landschaftsaquarelle wiederaufnimmt. Der kompositorische Aufbau der Tafel verweist in der Dominanz von Horizontalen und Vertikalen auf die florentinische Bildnismalerei.

48 *Bildnis des Oswolt Krel*, 1499
Öl auf Lindenholz, 49,6 x 39 cm
Alte Pinakothek, Bayerische Staatsgemäldesammlungen, München

Oswolt Krel (um 1475–1534) weilte als Rechnungsführer der »Großen Ravensburger Handelsgesellschaft« zur Entstehungszeit des Bildnisses in Nürnberg. Er war als streitbare und impulsive Persönlichkeit bekannt. Dürer charakterisiert ihn als solchen mit energischem Gesichtsausdruck und geballter Faust. Den Eindruck verstärkt die kräftige rote Farbigkeit des Wandvorhangs und die Komposition im enggefaßten Hochformat. Die Landschaft links erinnert in seiner koloristischen Feinheit und malerischen Leichtigkeit an die während der ersten Italienreise entstandenen Aquarelle.

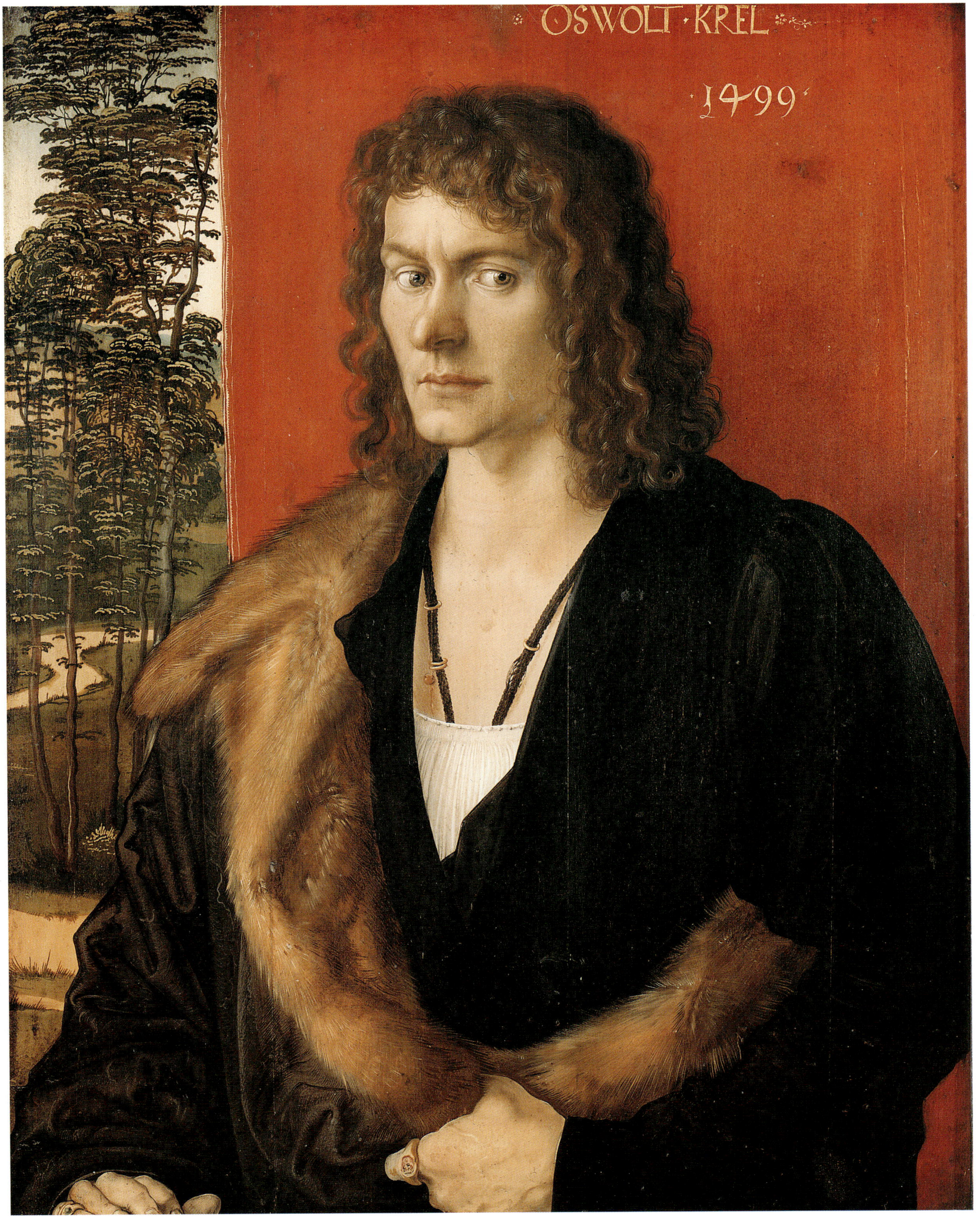
OSWOLT·KREL
1499

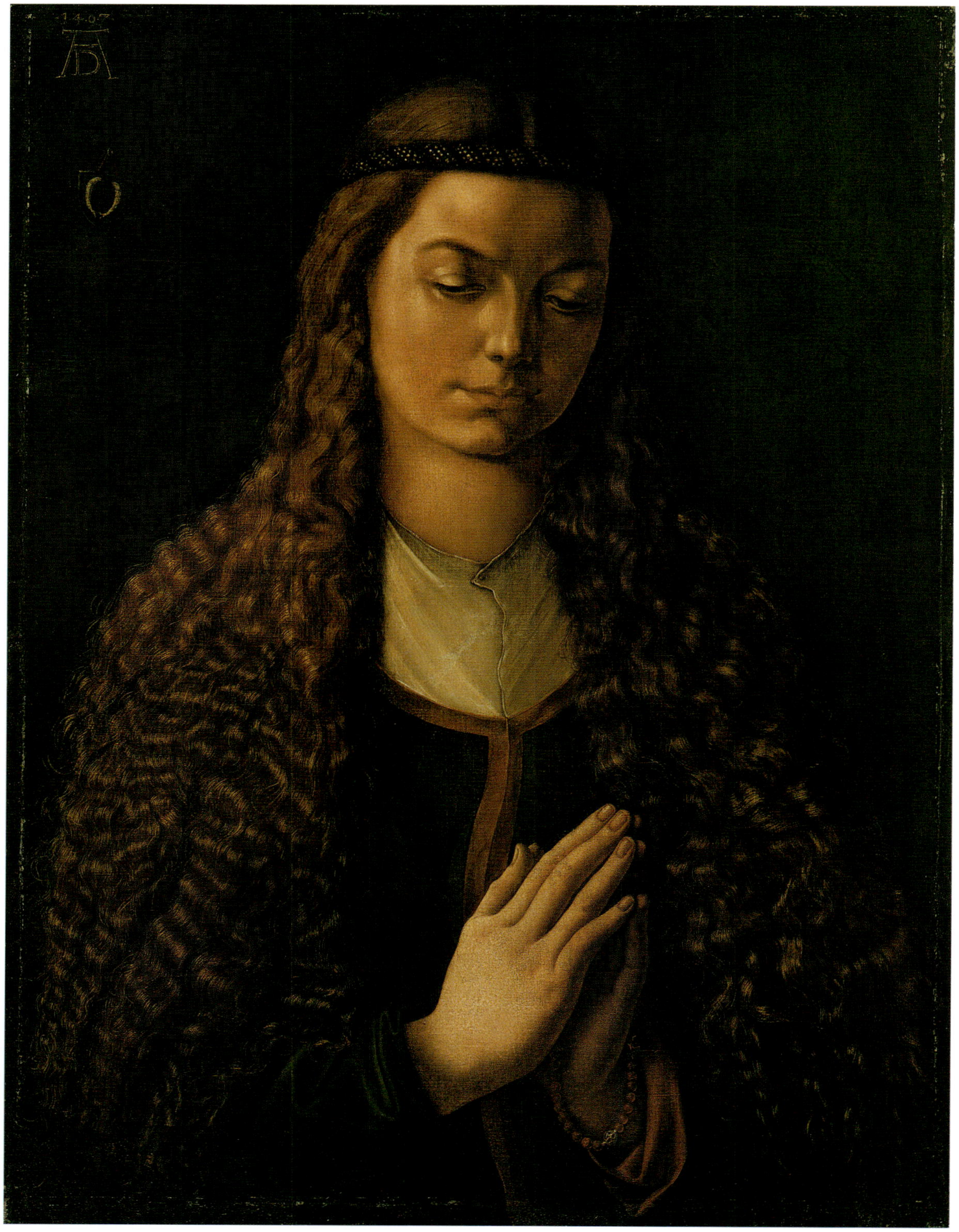

49 *Bildnis einer Frau mit offenem Haar,* 1496–98
Öl auf Leinwand 56 x 43 cm
Städelsches Kunstinstitut, Frankfurt

Das Bildnis einer schönen jungen Frau mit offener Haarpracht, die mit züchtig gesenktem Blick ins Gebet vertieft ist, gehörte zu einem Diptychon, das 1830 in den Kunsthandel gelangte und getrennt wurde (Abb. 50). Bei der Porträtierten handelte es sich vermutlich, ausgewiesen durch das offene Haar und die innige Gebetshaltung, um eine Person, die sich für das Ordensleben entschieden hat. Aus diesem Grund kann die Dargestellte nicht mit der Frau der zweiten Tafel identisch sein, was in der Forschung lange diskutiert wurde.

50 *Bildnis einer Frau mit aufgestecktem Haar,* 1496–98
Öl auf Leinwand, 56,5 x 42,5 cm
Gemäldegalerie, Staatliche Museen zu Berlin – Preußischer Kulturbesitz, Berlin

Das Bildnis einer jungen Frau von 18 Jahren, deren Alter in der Inschrift oberhalb der Dargestellten festgehalten ist, bildete, wie Anzelewsky nachwies, ursprünglich mit einem zweiten Mädchenbildnis (Abb. 49) ein Diptychon. Es ist der Bildnisgruppe aus der Zeit von Dürers zweitem Selbstporträt zuzurechnen. Das Eryngium, ein Distelgewächs, auch »Männertreu« genannt, verweist in Verbindung mit der Prophetenfigur im Hintergrund auf den Brautstand der Dargestellten. Die Buchstabenfolgen am Hemdsaum sind bis heute nicht entschlüsselt. Sofern sie nicht nur ornamentale Funktion haben, sind sie als Abkürzungen von Wahl- oder Sinnsprüchen zu verstehen.

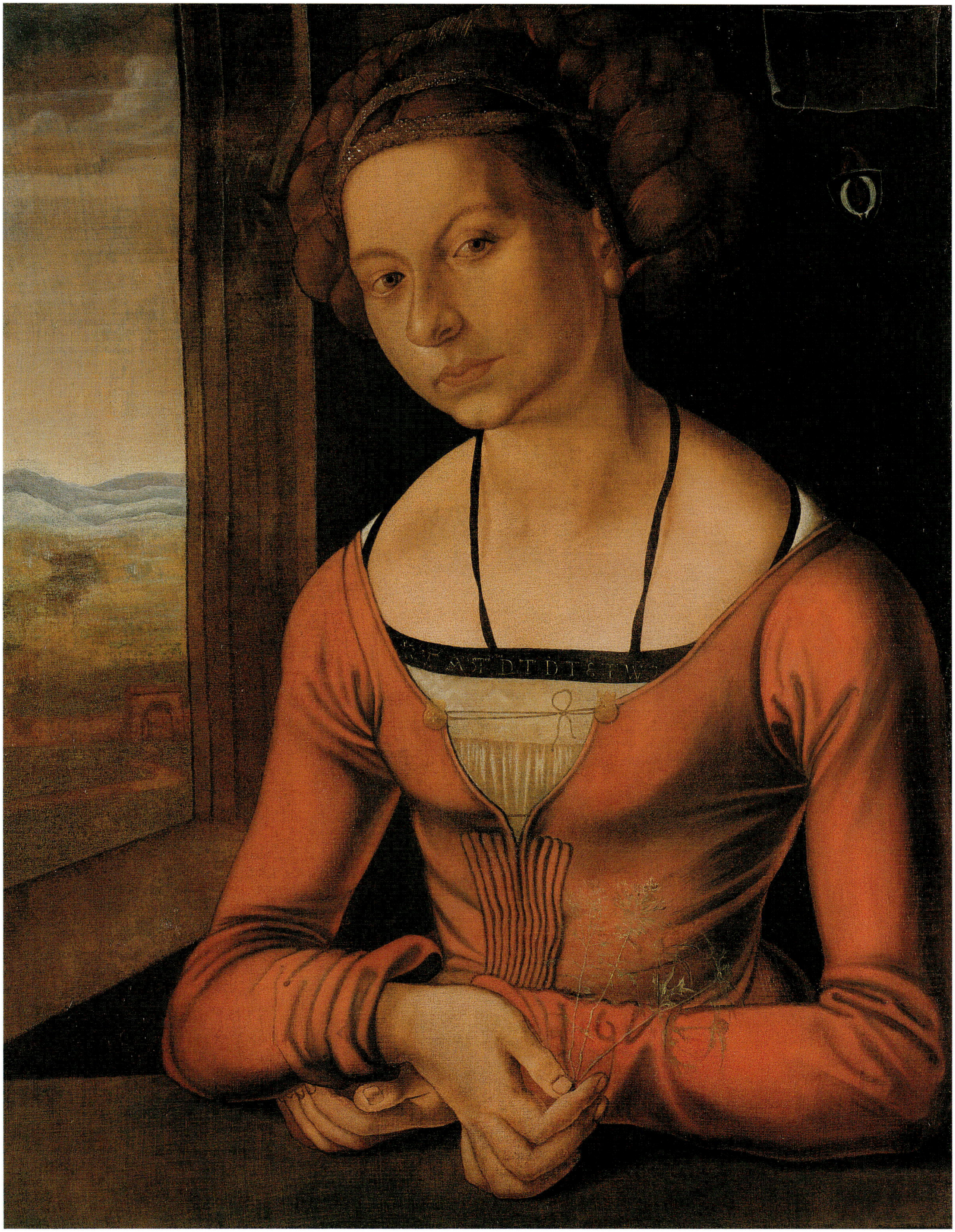

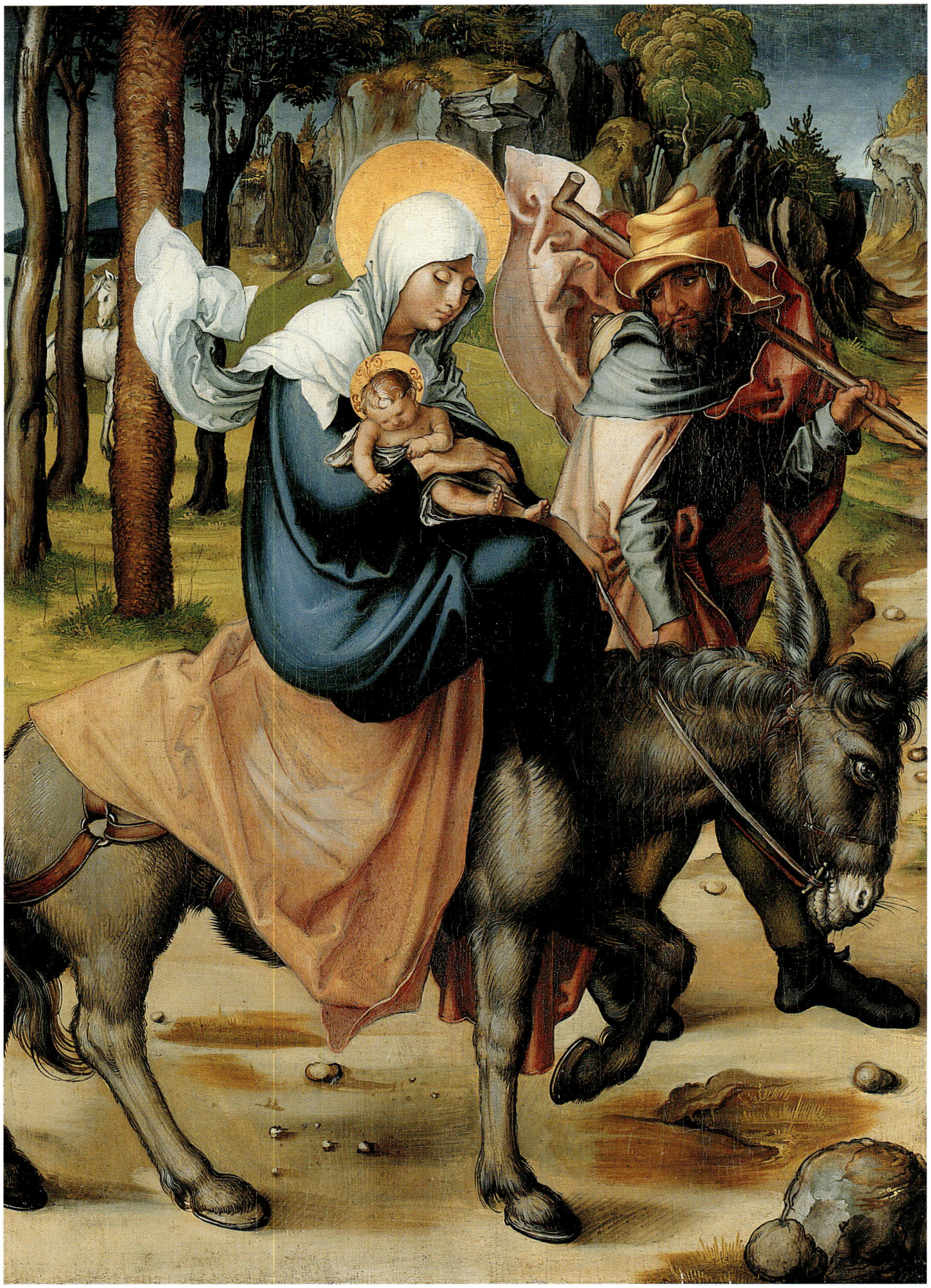

51 *Die Flucht nach Ägypten*, um 1496
Öl auf Nadelholz, 63 x 45,5 cm
Staatliche Kunstsammlungen, Dresden

Die Flucht nach Ägypten ist eine von sieben Szenen aus dem Leben Christi, die die große Mitteltafel der *Schmerzensmutter* (Abb. 52) ursprünglich umgaben. Im Matthäusevangelium (Matth. 2, 13–14) ist die Begebenheit kurz, in den »Apokryphen« ausführlich geschildert. König Herodes befiehlt, alle neugeborenen Knaben zu töten, als er erfährt, daß in Judäa ein künftiger König zu Welt gekommen sei. Ein Engel überbringt Joseph Gottes Botschaft, die Stadt zu verlassen. So flieht die Heilige Familie nach Ägypten. Die Figurengruppe der reitenden Maria mit dem Jesuskind und Joseph, der den Esel führt, ist bildparallel in den Vordergrund gerückt, eine Anordnung, die auch in dem späteren Holzschnitt zum *Marienleben* wiederkehrt. Der Weg im Vordergrund ist steinig, während im Hintergrund eine Felslandschaft zu sehen ist. Der Fels bezeichnet den sicheren Zufluchtsort, ist jedoch auch als mariologisches und christologisches Sinnbild zu verstehen: »Er ist der wahre Fels, den die Bauleute verworfen haben und der zum Eckstein geworden ist.« (Matth. 21,42). Sowohl Komposition und Malweise sind noch der spätmittelalterlichen Werkstattradition verpflichtet.

der beiden Gemälde die Familienwappen erscheinen. Während das *Bildnis einer Frau mit aufgesecktem Haar* eine junge Frau zeigt, die sich im Brautstand befindet, stellt das *Bildnis einer Frau mit offenem Haar* eine Person dar, die sich für das Ordensleben entschieden hat. Beide ließ man im Jahre 1497 malen, bevor sie in einen neuen Lebensabschnitt eintraten, wobei sich die Wahl eines gegensätzlichen Bildtypus mit dem jeweiligen Status der Dargestellten verbindet.

Um 1499 entstand das *Bildnis des Oswolt Krel* (gest. 1534). Er war von 1495 bis 1503 als Faktor der »Großen Ravensburger Handelsgesellschaft« in Nürnberg tätig (Abb. 48). Das Porträt belegt exemplarisch, daß Dürer – als erster Künstler neben Leonardo da Vinci – versuchte, in seinen Porträts den Charakter der Dargestellten wiederzugeben. Oswolt Krel, ein Altersgenosse Dürers, war eine impulsive und streitbare Persönlichkeit. Er hatte, unbeschadet seiner gesellschaftlichen Stellung, zur Entstehungszeit des Porträts einen kurzen Aufenthalt im Gefängnis hinter sich, nachdem er einen Bürger der Stadt in einem Fastnachtsspiel verspottet hatte. Die kantigen Formen seines Gesichts, der energische Gesichtsausdruck und der scharfe Blick unterstreichen den temperamentvollen Wesenszug. Die Gesamtkomposition, der steile Bildausschnitt und die agressive rote Farbe des Vorhangs hinter der Person unterstützen den kraftvollen Gesamteindruck. Auch hier läßt der präzis erfaßte, stimmungsvolle Landschaftsausblick an Dürers Aquarelle denken. Durch die Baumkronen, die vertikal aufragenden Bäume, die die Gesamtkomposition unterstreichen, scheint atmosphärisch das Abend- oder Morgenrot. Zwei Täfelchen mit wilden Männern, die die Familienwappen des Dargestellten und seiner Frau, Agathe von Esendorf halten, dienten vermutlich als Schutzdeckel für das Gemälde.

In die letzten Jahre des 15. Jahrhunderts fallen die ersten großen Aufträge religiöser Thematik. Noch ganz der spätmittelalterlichen Tradition verpflichtet sind *Die Sieben Schmerzen Mariae*: Sieben Passionsszenen ordnen sich um das große Mittelbild einer monumentalen und von einem Schwert bedrängten Marienfigur, der *Schmerzensmutter,* an (Abb. 51, 52). Die Passionsszenen stehen für die Schmerzen Mariens, die sie durch das Leiden ihres Sohnes ertragen mußte. Die Zusammengehörigkeit der Mitteltafel und der Passionsszenen, die heute getrennt sind, konnte durch konservatorische Untersuchungen der Ränder und Rückseiten belegt werden. Die im traditionellen Stil gemalten Einzeltafeln waren kompositorisch auf das Mittelbild abgestimmt. Die ursprüngliche Funktion ist aufgrund der dürftigen Quellenlage bis heute nicht geklärt. Am wahrscheinlichsten ist die Gegenüberstellung mit einem Altar der sieben Freuden Mariae mit ähnlichem Aufbau. Diese Vermutung wird durch Nachzeichnungen belegt, die fünf der Freuden Mariae thematisieren. *Die sieben Schmerzen Mariae* zählten zu den Devotionsbildern, die auf den Rosenkranzkult zurückgehen. Neben den Wundmalen Christi wurden seit dem 14. Jahrhundert auch die Schmerzen Mariae verehrt. Zuvor unbekannt war die Verbindung eines großen Mittelbildes mit einem stehenden Heiligen, um das kleinere narrative Szenen angeordnet wurden. Diese Altarform dürfte Dürer erstmals in Italien kennengelernt haben, wo sie seit dem 13. Jahrhundert in der Toskana überliefert war. Dieser Altar entstand vermutlich nach der ersten Italienreise im Auftrag Friedrichs des Weisen für die Schloß- und Universitätskirche seiner Residenz in Wittenberg.

Seine Tätigkeit für Kurfürst Friedrich den Weisen brachten dem jungen Dürer Aufträge von angesehene Nürnberger Familien wie die Paumgartner und der Haller für weitere Altäre ein. Der *Paumgartner-Altar* (Abb. 53–57) entstand anläßlich einer Pilgerreise Stephan Paumgartners (1462–1525) um 1498 nach Jerusalem vermutlich als Gedächtnisstiftung für seine Eltern, den Patrizier Martin Paumgartner (1462–1525) und seiner Frau Barbara. Er stand bis 1613 als Nebenaltar an der Ostwand des südlichen Seitenschiffes der Nürnberger Dominikanerinnenkirche der Hl. Katharina. Lukas und Stephan Paumgartner ließen sich als Stifter in den Gestalten der Heiligen Eustachius und Georg verbildlichen (Abb. 54, 55). Die leicht unterlebensgroße, porträthafte Wiedergabe eröffnete neue Möglichkeiten in der Darstellung stehender Heiligenfiguren. Als Träger von Bannern, die die Attribute ihrer Legende zeigen, könnten sie Turnierspielen ihrer Zeit entsprungen sein. Durch ihre Stellung im Bild und ihre Blickrichtung nehmen sie Bezug auf das Mittelbild, eine *Geburt Christi* (Abb. 53, 57). Die Mitteltafel wird wegen ihrer fortschrittlichen Komposition, die sich dem Gesetz der Zentralperspektive unterordnet, und aufgrund der »Inszenierung« der Heiligen Szene auf einer Raumbühne nach 1500, später als die Außenflügel, datiert. Die kastenartige, gemalte Begrenzung der Szene erinnert an einen Schrein, ein Heiligtum, das von den Seitenfiguren bewacht wird. Insofern ist die dominante Wiedergabe der beiden Stifterfiguren als Heilige nicht als blasphemisch zu betrachten, sondern im Sinne ihrer Funktion als Wächter des Andachtsbildes, als tugendhafte Ritter Christi in den unruhigen Zeiten der steten Bedrohung durch das Vordringen der Türken. Die Mitteltafel führt die Einteilung in verschiedene Realitätsebenen fort. So erscheint die Madonna gegenüber dem knienden Joseph, bedingt durch die architektonische Rahmung, seltsam wie ein »Bild im Bild« entrückt, wie Doris Kutschbach ausführlich erläuterte. Der Gestalt des Joseph kommt mit der Rückenstellung zum Betrachter und in der Form eines »Repoussoirmotivs«, das schräg ins Bild hineinführt, appellative Funktion zu. Durch sie wird der Betrachter zur Andacht aufgefordert. Die kleinen Stifterfiguren nehmen zum heiligen Geschehen proportional das Verhältnis von Zuschauern vor einer riesigen Leinwand ein, als fromme und ehrerbietige Außenbetrachter. Mit dem skulptural erfaßten Schmerzensmutterbild inmitten der sieben Passionsszenen verbindet dieser Altar vor allem die Zusammenschau statuarisch-skulpturaler und narrativ-szenischer Elemente. In einem wenige Jahre später entstandenen Kupferstich griff Dürer diese Komposition noch einmal auf und behandelte sie noch unkonventioneller, indem die winzig kleine figürliche Szene von der großen, zentralperspektivisch aufgefaßten Raumbühne dominiert wird (Abb. 67).

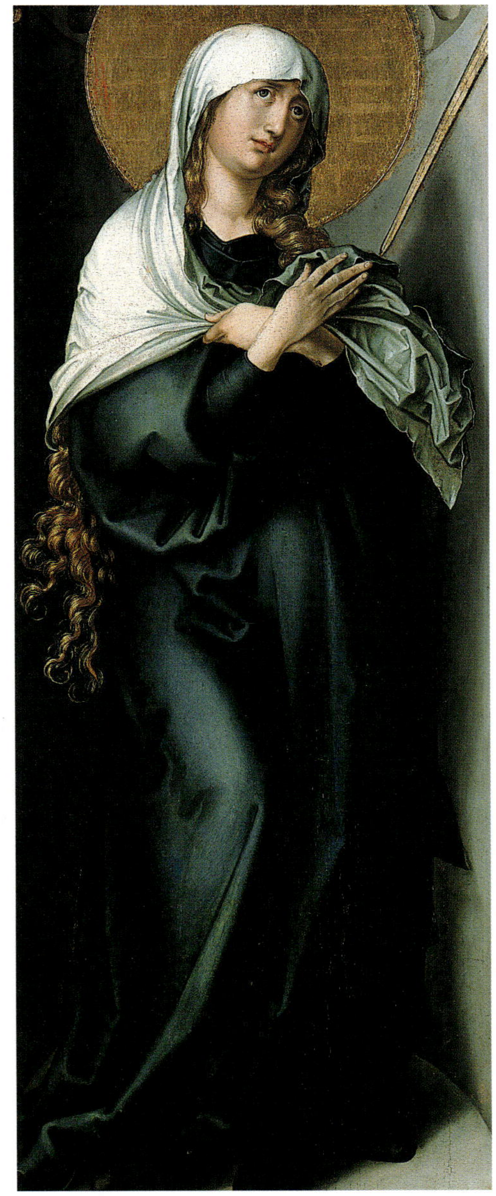

52 *Die Sieben Schmerzen Mariae: Schmerzensmutter*
um 1496
Öl auf Nadelholz 109,2 x 43,3 cm
Alte Pinakothek, Bayerische Staatsgemäldesammlungen, München

Die durch ein Säureattentat im Jahre 1988 schwer beschädigte und in zehnjähriger Arbeit restaurierte Tafel zeigt in einer monumentalen Darstellung Maria als Schmerzensmutter. Sie ist das Mittelbild zu den sieben Passionsszenen, die sich in der Gemäldegalerie Dresden befinden. Das Werk wurde vermutlich von Kurfürst Friedrich dem Weisen für die Wittenberger Universitätskirche in Auftrag gegeben. Maria hat die Arme gekreuzt und blickt leidend nach oben, während ein Schwert, das der Herzgegend bereits bedrohlich nahekommt, Sinnbild für ihre qualvollen Schmerzen ist, verursacht durch die Leiden Christi, die zu beiden Seiten in den Passionsszenen geschildert werden. Maria trägt zum Zeichen ihrer Jungfräulichkeit ein weißes Tuch und ein schweres blaues Gewand, das in seiner Farbe auf ihren Status als Himmelskönigin verweist.

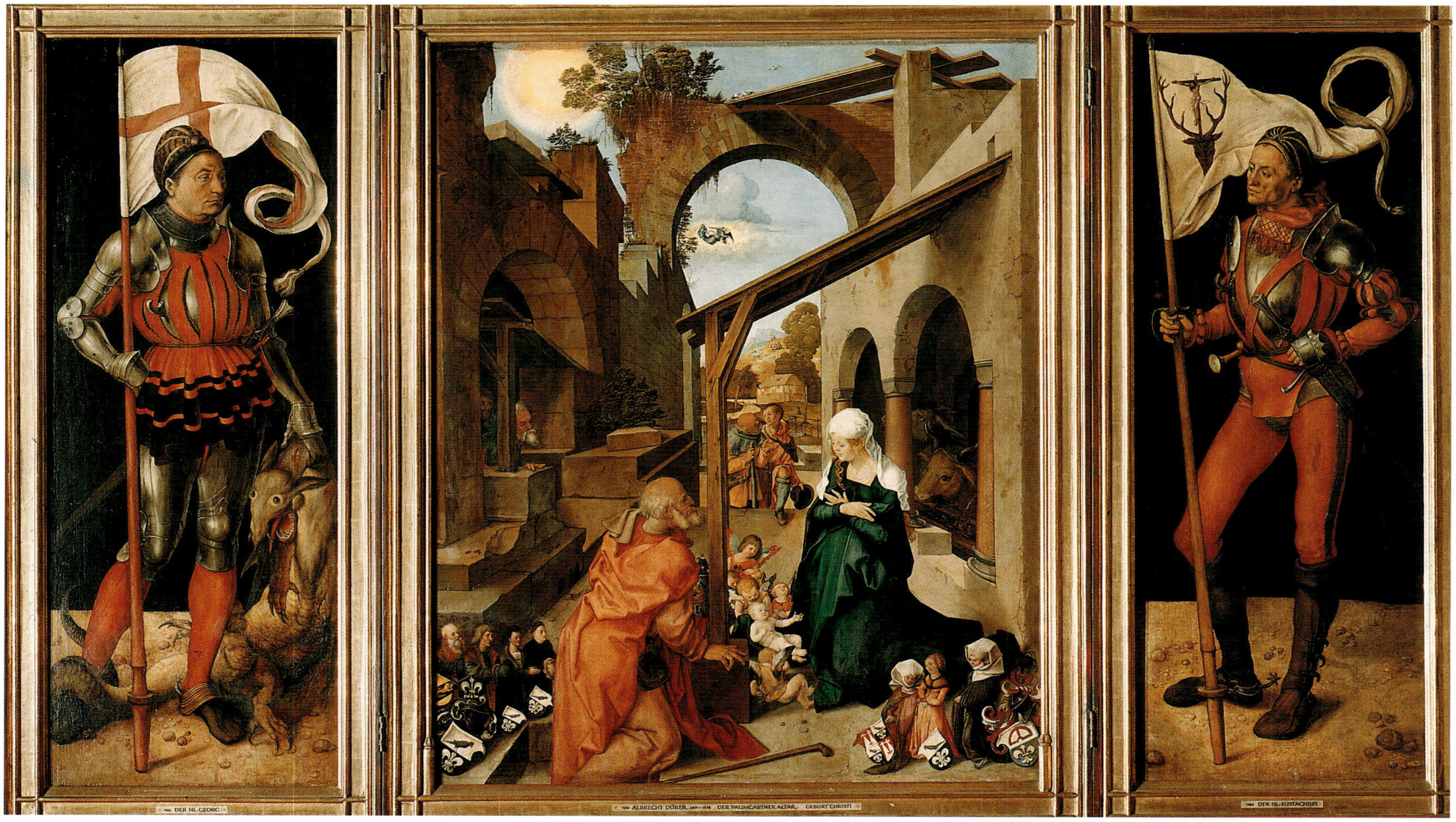

53 *Paumgartner-Altar*, um 1498
Öl auf Lindenholz, 155 x 126,1 cm
Alte Pinakothek, Bayerische Staatsgemäldesammlungen, München

Der Flügelaltar wurde anläßlich der Pilgerreise Stephan Paumgartners ins Heilige Land als Gedächtnisstiftung für seine Eltern, den Nürnberger Patrizier Martin Paumgartner (gest. 1478) und seine Frau Barbara, geb. Volckamer (gest. 1494) in Auftrag gegeben. Der Altar weist die traditionelle Form des Wandelaltars auf. Die Außenseite, die Werktagsseite, zeigt als Werkstattarbeit eine Verkündigung an Maria und auf den Seitenflügeln ehemals Standfiguren der Heiligen Katharina und Barbara. Bei geöffnetem Zustand ist in prächtigen Farben die Geburt Christi zu sehen, die von den Heiligen Georg und Eustachius gerahmt wird.

54, 55 *Paumgartner-Altar* (Details Abb. 53)
Die Heiligen Georg und Eustachius

Die Seitenflügel stellen links den Hl. Georg und rechts den Hl. Eustachius mit ihren durch die »Legenda aurea« überlieferten Attributen dar, die auf den Bannern erscheinen. Der Hl. Georg war Kreuzritter und hatte die libysche Stadt Silena vom Drachen befreit, während dem Hl. Eustachius im Wald der Gekreuzigte im Geweih eines Hirsches erschienen war und er auf diese Weise zum Christentum bekehrt wurde. Die Stifter erscheinen selbst als die heiligen Personen, die zugleich ihre Schutzpatrone sind. Links ist Stephan Paumgartner als Hl. Georg der Mitteltafel zugewandt, rechts Lukas Paumgartner als Hl. Eustachius. Beide tragen prächtige Ritterrüstungen. Sie sind christliche Ritter, Torwächter und Beschützer des heiligen Schreins, der Geburt Christi auf der Mitteltafel, in der sie in der Gruppe der Stifterfamilie nochmals erscheinen.

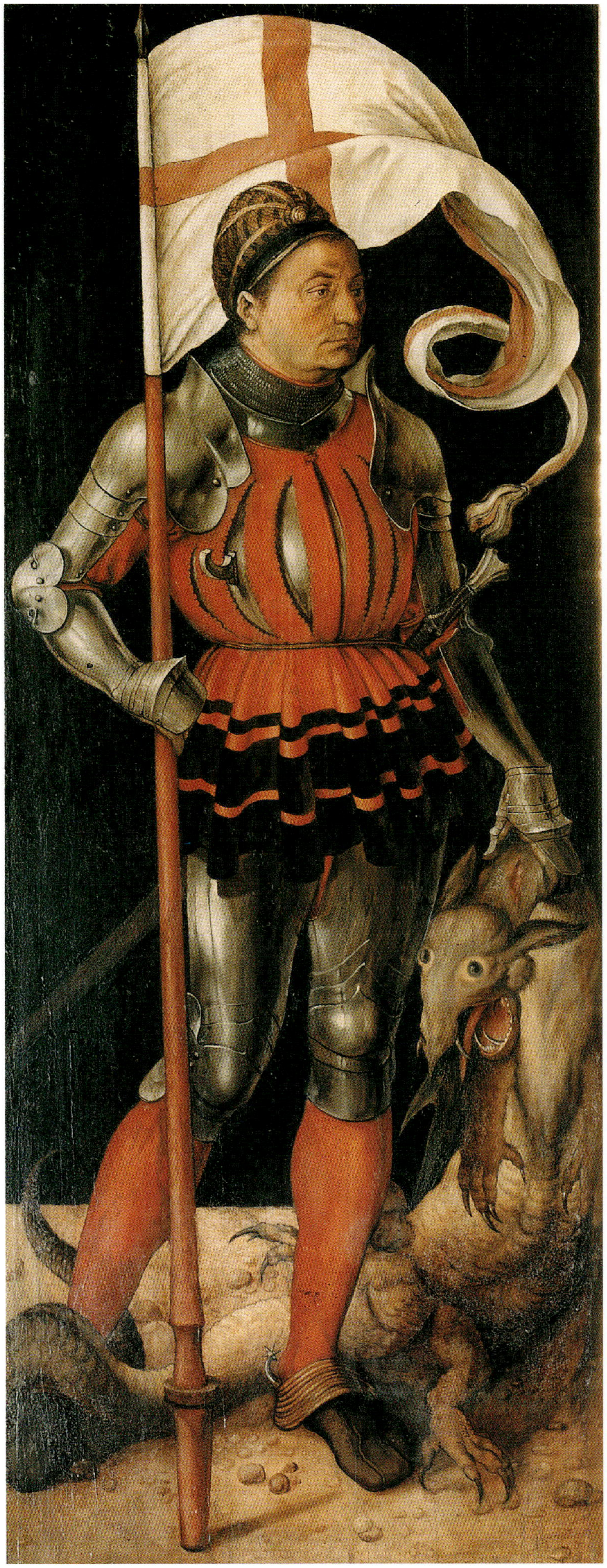

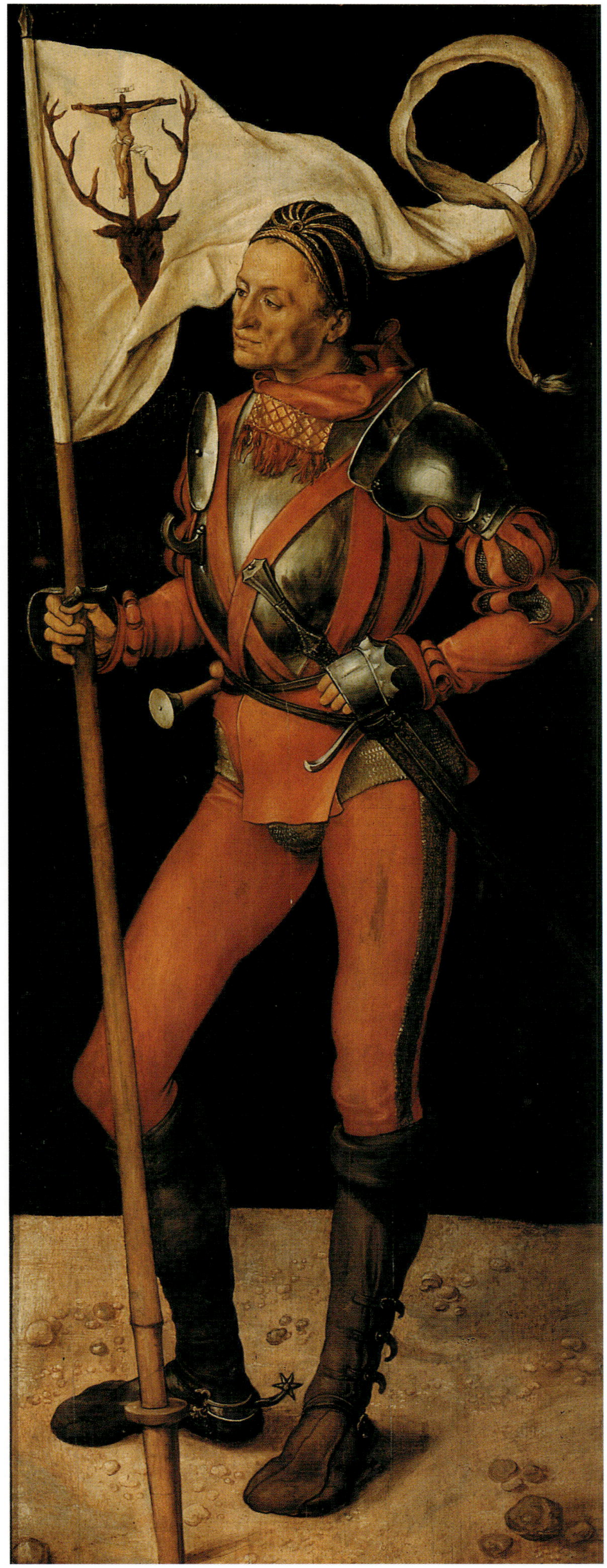

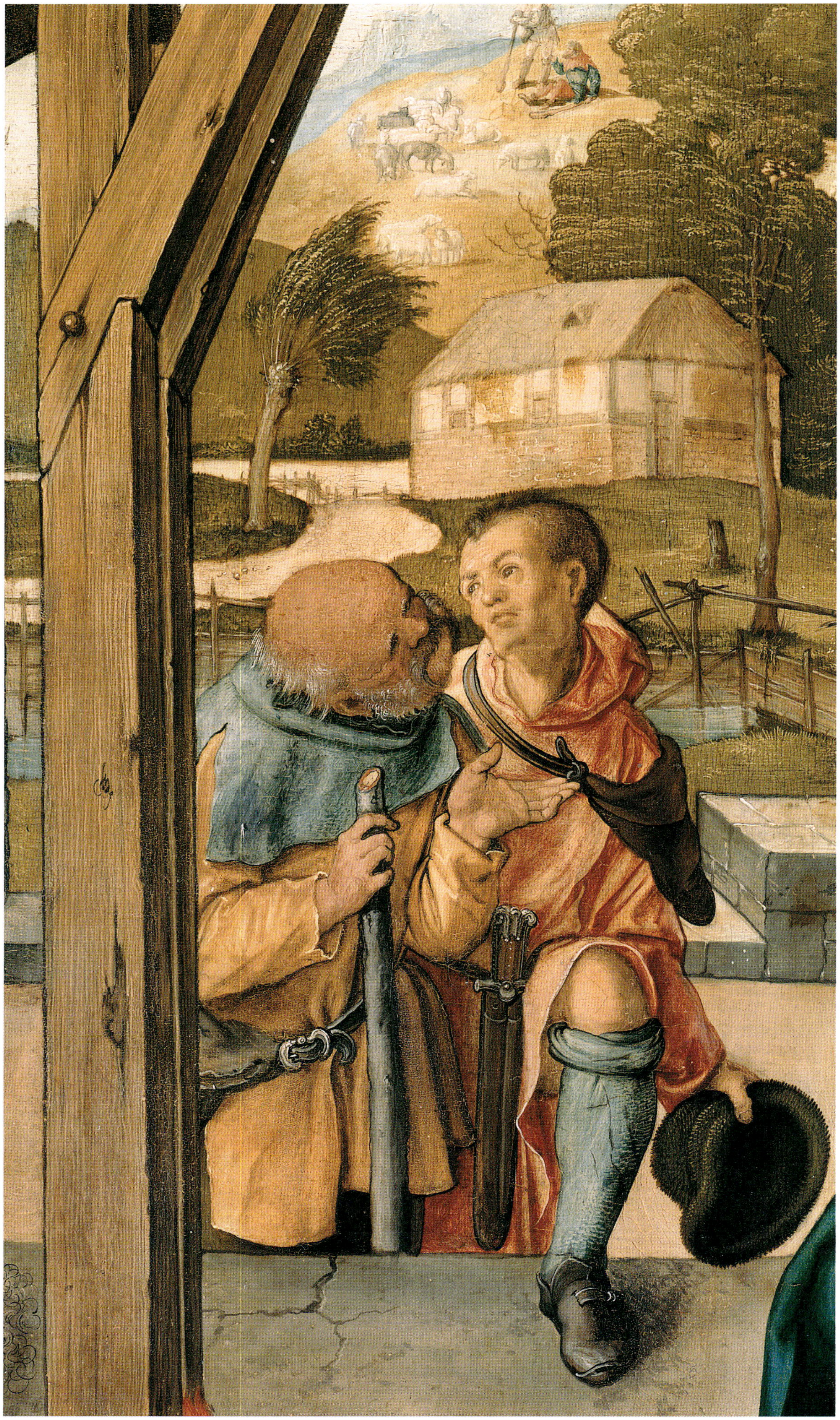

56 *Paumgartner-Altar* (Detail Abb. 53)
Hirten

Von hinten steigen ein alter und ein junger Hirte, ins Gespräch vertieft, zu der Heiligen Szene empor. Während der alte Hirte im rhetorischen Gestus die Hand ausstreckt, wendet sich ihm der andere zu. Die verkürzte Frontalstellung des jungen Hirten verweist auf italienische Vorbilder wie Andrea Mantegna und anderer, deren Werke Dürer auf der ersten Italienreise begegnet war.

57 *Paumgartner-Altar* (Detail Abb. 53)
Geburt Christi

In einer zentralperspektivisch konstruierten Architektur, die sich nach hinten auf eine weite Landschaft öffnet, knien im Vordergrund Maria und Joseph nebst der vielzähligen, kleinfigurigen Stifterfamilie vor dem neugeborenen Jesuskind. Von hinten steigen, in perspektivischer Verkürzung, zwei Hirten zur Geburtsstätte Christi hoch, während links zwei weitere das Geschehen verfolgen. Zentrum der Komposition sind Maria und das Jesuskind, die zusätzlich durch eine baldachinartige Überdachung hervorgehoben sind. Während der Stern von Bethlehem am Himmel prangt, kündet im Hintergrund ein Engel den Hirten von der Geburt des Heilands.

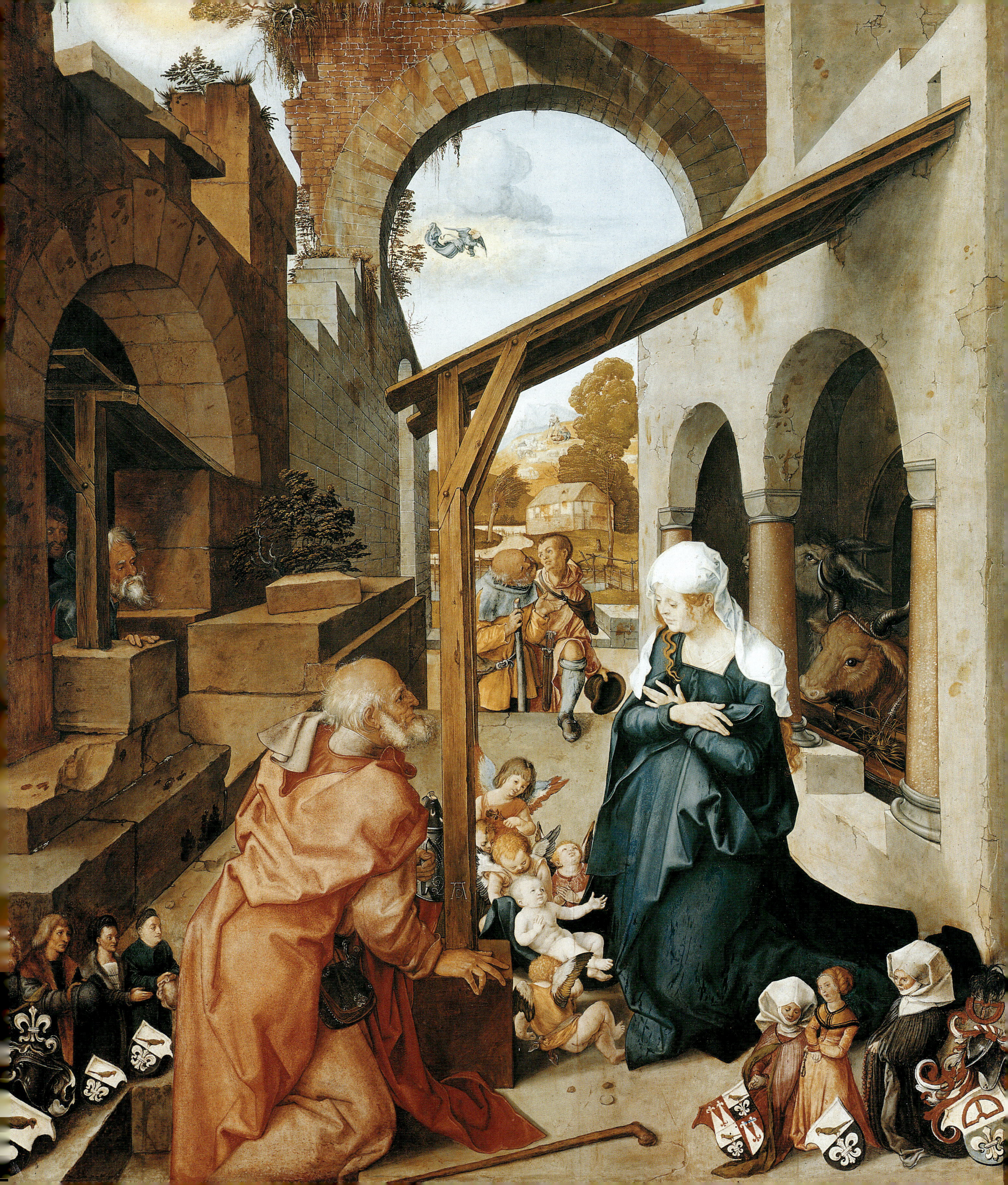

IM ZEITALTER »TECHNISCHER REPRODUZIERBARKEIT«. ZUR GESCHICHTE UND FUNKTION DER DRUCKGRAPHIK

58 Anonym
Die Kreuztragung, um 1400
Einblattholzschnitt, 26,9 x 39,9 cm
Graphische Sammlung Albertina, Wien

Um 1400 entstanden die frühesten Einblattholzschnitte, die unabhängig von Buch- und Textdrucken hergestellt wurden. Die Kreuztragung Christi ist ein Beispiel für die einfache Linienführung, den Verzicht auf Binnenmodellierung und die Beschränkung auf reine Linienzüge. Das Blatt weist jedoch eine klare, auf die zentrale Gestalt Christi ausgerichtete Komposition auf.

Die Geschichte der Druckgraphik reichte noch nicht weit zurück, als Albrecht Dürer geboren wurde. Im ersten Drittel des 15. Jahrhundert entwickelte sich aus den Gravuren und der Ornamentik der Goldschmiedekunst vor dem Holzschnitt der Kupferstich, der noch in relativ niedrigen Auflagen vervielfältigt wurde. Die Druckgraphik entstand vermutlich aus dem Wunsch heraus, bildliche Gedanken an einen weiteren Betrachter- und Nutzerkreis heranzutragen. Die gesteigerte Nachfrage nach religiösen Bildern zur privaten Andacht und als segenbringender Hausschmuck war eine Ursache, eine andere die in der zweiten Jahrhunderthälfte zunehmende profane Funktion. Spielkarten, Kalender, Prodigienblätter und Alphabete dienten der Unterhaltung und Erbauung.

Die Herkunft des Kupferstichs zeigt sich bei frühen Darstellungen in der Wiedergabe von Punzen, wie sie aus der Goldschmiedekunst überliefert sind. Zunächst ging die Entwicklung von Konstanz und Straßburg als den deutschen Zentren aus.

Die frühesten Meister sind nicht namentlich überliefert und werden nach ihren Hauptwerken benannt. Frühe Blätter zeigen noch eine recht einfache Technik. Die Führung des Grabstichels weist kurze Punkte und Stichelschraffurenen auf, die sich im Laufe der Zeit auswachsen und auf Binnenmodellierung und plastische Wirkung weitgehend verzichten. Erst nach der Mitte des Jahrhunderts greift erstmals nachweislich ein Maler, der Goldschmiedsohn Martin Schongauer, zum Grabstichel. Er bearbeitet die Kupferplatten selbst und erschließt durch eine Ausweitung der technischen Möglichkeiten wesentliche, zuvor unbekannte Ausdrucksbereiche. Die Gravur tiefer Gräben in die Kupferplatte machte es hier bereits möglich, mittels der Linienzüge und Schraffuren zu einer differenzierten, stofflichen Wiedergabe und der Darstellung von Licht und Schatten zu gelangen. Schongauers Kupferstiche zeichnen sich zunehmend durch eine räumliche und plastische Klarheit aus und wurden in ihrer malerischen Wirkung von zeitgenössischen Künstlern bewundert und nachgeahmt. Unter ihrem Einfluß und dem Vorbild der Kaltnadelarbeiten des Hausbuchmeisters perfektionierte auch Albrecht Dürer die Kupferstichtechnik, die er schließlich durch die Anwendung der »Clair-Obscur-Technik« und den dramaturgischen Einsatz extremer Lichtführung bereicherte. Die Druckgraphik ermöglichte dank ihrer leichten Transportmöglichkeit und einer relativ hohen Auflage einen Austausch zwischen Nord und Süd, so daß der Einfluß des »neuen« italienischen Stils nördlich der Alpen Einzug halten konnte.

Sowohl der Kupferstich als auch der Holzschnitt erhielten durch Dürer eine enorme Breitenwirkung und zeichneten sich durch neue, vielfältige Funktionen aus. Durch höhere Auflagen und ein eigenes Vertriebssystem, das den Verkauf, die Schenkung und den Tausch beinhaltete, konnte der eigene Name auch in anderen Regionen bekannt werden. Der kommerzielle Vorteil, den Druckgraphik nun bot, war für zeitgenössische Künstler nicht zu übersehen. Kupferstiche entwickelten sich zu beliebten Sammelobjekten gebildeter Kreise, die sie wie Kostbarkeiten behandelten, verzieren, vergolden, nachstechen oder in Elfenbeinreliefs nachschnitzen ließen.

Entscheidend für die sich wandelnden Funktionen von Druckgraphik war vor allem die Entwicklung des Holzschnitts. Anfangs in erster Linie Mittel der Buchillustration, emanzipierte er sich einerseits, etwa als großformatiges Einzelblatt, zum autonomen Kunstwerk (Abb. 58). Ausgehend von der Möglichkeit der technischen Reproduzierbarkeit, erlangte der Holzschnitt andererseits Bedeutung als politisches und gesellschaftliches Informationsmedium. Neben die religiösen Funktion – großformatige Blätter dienten nun sogar zur privaten Andacht – trat der propagandistische und meinungsbildende Wert. Die reformatorische Bildpropaganda manifestierte sich in neuen Erscheinungsformen wie dem Einblattdruck, dem Flugblatt und der Flugschrift, die Bild und Text miteinander verbanden. Die Bildpresse trug zu einem Großteil dazu bei, daß Martin Luther und der Reformationsgedanke populär wurden.

Aber auch fürstlichen Repräsentationsansprüchen im Sinne antiker Imperatorenherrschaft konnte das neue Medium dienen. So ist zu erklären, daß Kaiser Maximilian I. Holzschnitte wie das *Triumphtor*, an dem eine ganze Künstlerschar beteiligt war, in hohen Auflagen drucken ließ und neuen »profan-liturgischen« Bestimmungen zuführte. So konnten beispielsweise im ganzen Reich unter der nahezu zehn Meter hohen Holzschnittfolge, der *Ehrenpforte*, Zeremonien zur Huldigung des Kaisers abgehalten werden. Geistliche und fürstliche Würdenträger wie Kardinal Albrecht von Brandenburg oder Kurfürst Friedrich der Weise bestellten hohe Auflagen und setzten ihre Kupferstichporträts zu propagandistischen Zwecken eigenen Druckschriften als Titelschnitt voran.

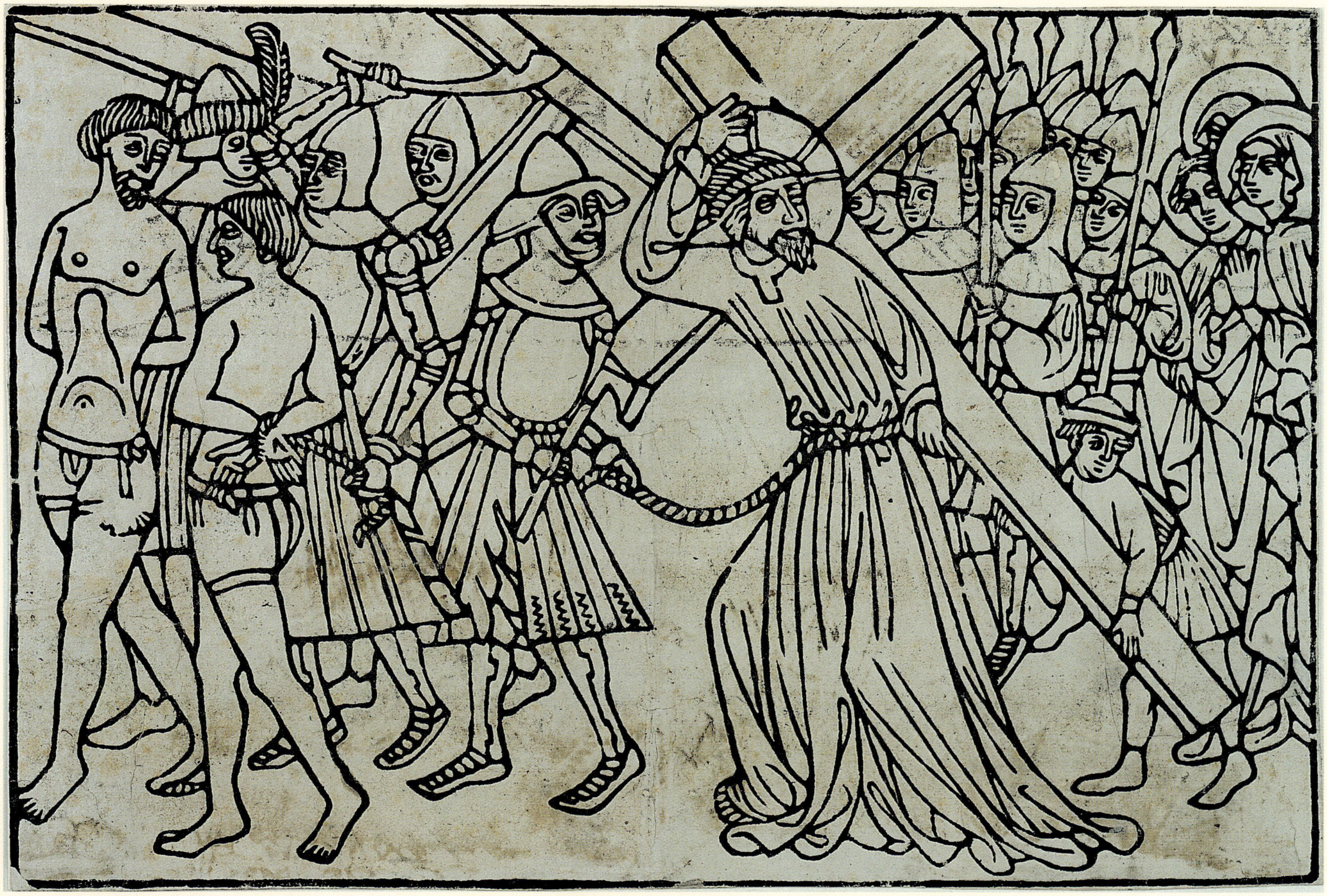

Jahre theoretischen und künstlerischen Forschens

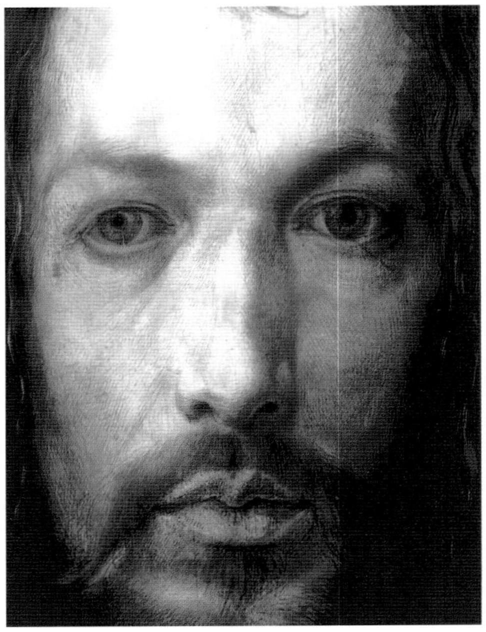

59 *Selbstbildnis im Pelzrock* (vgl. Abb. 60)
Digitale Infrarotreflektographie
Doerner Institut, Bayrische Staatsgemäldesammlung, München

Wie sorgfältig Dürer das Selbstbildnis vorbereitete, zeigt die genaue Unterzeichnung, die bei der digitalen Infrarotreflektographie zum Vorschein kam. Mit zarten Parallel- und Kreuzschraffuren ist die Binnenmodellierung des Gesichtes bereits vollständig angelegt; die endgültige malerische Ausgestaltung weist leichte Veränderungen auf.

60 *Selbstbildnis im Pelzrock*, 1500
Öl auf Lindenholz, 67,1 x 48,7 cm
Alte Pinakothek, Bayerische Staatsgemäldesammlungen, München

Dieses Selbstbildnis ist Dürers berühmtestes und zugleich das letzte der drei gemalten Selbstporträts. Zum ersten und zum letzten Mal in der abendländischen Kunstgeschichte stellt sich hier ein Künstler im Christusschema dar. In der idealisierten Erscheinung – die Nase ist, wie die Unterzeichnung belegt, ursprünglich unregelmäßiger angelegt – tritt uns Dürer in der »Imitatio Christi«, der Nachfolge Christi, entgegen. Im täuschenden Illusionismus, mit dem das Bild gemalt ist, verweist er jedoch auch auf die antike Künstlerlegende des Apelles, mit dem er von zeitgenössischen Humanisten verglichen wurde.

Die Jahrhundertwende markiert einen grundlegenden Wandel in Dürers Stil und Weltanschauung. Er studierte, intensiver denn je, die Kunsttheorie der Renaissance, vor allem die Theorie von der Erfassung der Idealproportion des menschlichen Körpers sowie der Zentralperspektive. Die Auseinandersetzung mit diesen Themen dokumentieren zahlreiche Werke. Die Druckgraphik eröffnete hier, losgelöst von auftragsbezogenen Vorgaben, ungeahnte Möglichkeiten des Experimentierens.

Das Jahr 1500, in dem der Weltuntergang erwartet wurde, begann für Dürer mit der Vorbereitung seines *Selbstbildnisses im Pelzrock* (Abb. 59, 60), heute in der Alten Pinakothek in München, seines letzten und berühmtesten Selbstporträts. Er zog darin die Summe künstlerischer und humanistischer Überlegungen und leitete zugleich einen neuen Schaffensabschnitt ein. Da er sein Alter in der Inschrift mit 28 Jahren angibt, muß das Gemälde noch vor dem 21. Mai, dem Geburtstag Dürers, entstanden sein. Karel van Mander berichtet, er habe das Bild 1577 in Nürnberg gesehen und in der Hand gehalten. Das Selbstporträt befand sich zu Lebzeiten Dürers in seinem Besitz, gelangte aber nach seinem Tod in die »obere Regimentsstube« des Nürnberger Rathauses, die als eine Art Kunstkammer diente. 1805 wurde es schließlich für die königlichen Sammlungen in München erworben. Ohne das Wissen um den humanistischen Gehalt der Tafel könnte man aus heutiger Sicht annehmen, daß das Selbstporträt Dürers damals provokativ wirkte, stellte sich hier doch zum ersten und zum letzten Mal in der abendländischen Kunstgeschichte ein Künstler in Komposition und Typus christusgleich dar. Strenge Frontalität war bis dahin Christusdarstellungen vorbehalten, Bildnisse folgten traditionell dem Schema des Halb- oder Dreiviertelprofils. Dürer wendet auf sein Selbstbildnis das geometrische Proportionsschema an, das seit der byzantinischen Kunst den Darstellungen Christi zugrunde lag und ihm vorbehalten war. Durch dieses Schema erscheinen Christus-Bilder als »vera icon«, als wahrhafte Porträts des Heilands. In diesem Sinne wurde das Selbstporträt formal ein Jahrhundert später auch in Georg Vischers Gemälde *Christus und die Ehebrecherin*, das er für den bayerischen Kurfürsten Maximilian I. schuf, wieder aufgegriffen (Abb. 3).

Obwohl Dürer seine physiognomischen Besonderheiten, die große Nase und die unterschiedlich großen Augen, naturgetreu wiedergegeben hat, erhält das Selbstbildnis durch die feine, illusionistische Malweise idealisierenden Schmelz. Dürer greift mit der Hand, deren Haltung an den Segensgestus Christi erinnert, in seinen vornehmen Pelzrock (Abb. 60). Dem Auge als neben der Hand zweitem »Werkzeug« des Malers kommt besondere Bedeutung zu. So spiegelt sich in der Iris des Dargestellten ein Fensterchen, das nicht als naturalistische Übertragung des Werkstattfensters, sondern als Ausdruck für den antiken Topos »oculi fenestra animae«, dem Auge als Fenster der Seele, zu verstehen ist, der Dürer vermutlich durch Konrad Celtis (1459–1508) vermittelt wurde. Der dunkle Hintergrund unterstützt die Konzentration auf die Gestalt des Künstlers. Die Inschrift »Albertus Durerus Noricus ipsum me propriis sic effingebam coloribus aetatis anno xxviii« (Ich, Albrecht Dürer von Nürnberg, malte mich so mit unvergänglichen Farben im Alter von achtundzwanzig Jahren) bekräftigt die Intention, ein Bildnis für die Ewigkeit zu schaffen.

In dieselbe Zeit datieren fünf Epigramme des Nürnberger Humanisten Konrad Celtis zum Lobe Dürers, die dieselbe Antiquaschrift aufweisen wie die Inschrift auf dem Selbstbildnis und auch einen ähnlichen Wortlaut besitzen. Celtis hebt darin Dürers Schöpferkraft hervor und vergleicht ihn mit Apelles und Phidias (5. Jh. v. Chr.), zwei der berühmtesten antiken Künstler. Auch den Vergleich mit dem mittelalterlichen Philosophen Albertus Magnus (um 1206–1280) scheut er nicht und betont, daß Gott beiden ähnliche schöpferische Kräfte verliehen habe. Diese Quellen beweisen, daß Dürer im Selbstporträt die gottverliehene »natürliche« Christusähnlichkeit des Künstlers in seiner Eigenschaft als Schöpfer zum Ausdruck brachte. Die Zweckbestimmung des Porträts ist nicht zweifelsfrei geklärt. Die Tatsache, daß das Gemälde sich zeitlebens im Besitz Dürers befand, legt eine didaktische Funktion als Demonstrationsbeispiel für seine Schüler und als Vorzeigeobjekt für seine Auftraggeber nahe. Die von antiken Schriftstellern wie Cicero (106–43 v. Chr.), Lukian (120–180 n. Chr.) und Vitruv betonte Bedeutung der Einheit von »Harmonia« und »Symmetria«

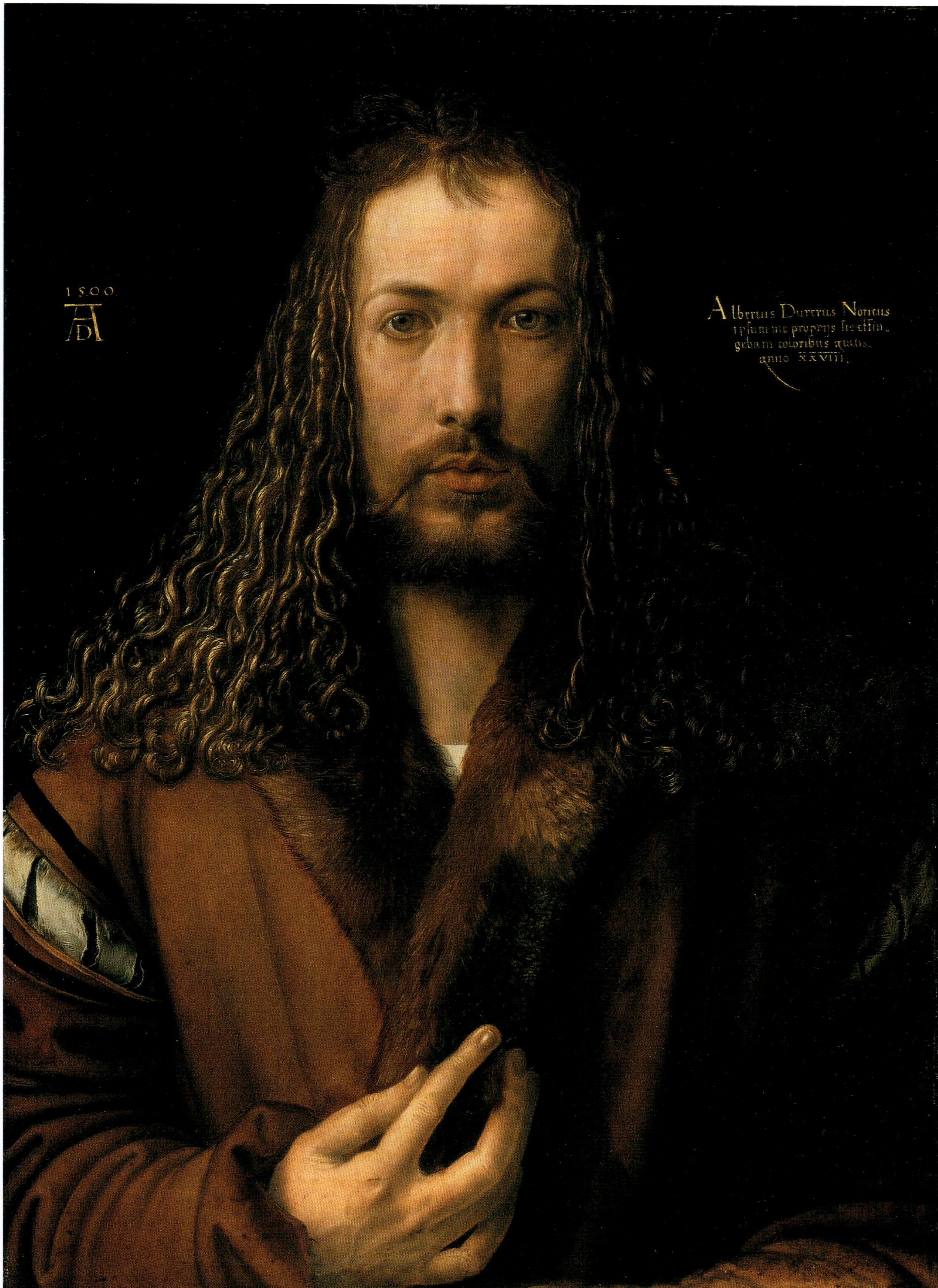
1500
AD
Albertus Durerus Noricus
ipsum me propriis sic effin-
gebam coloribus ætatis
anno XXVIII

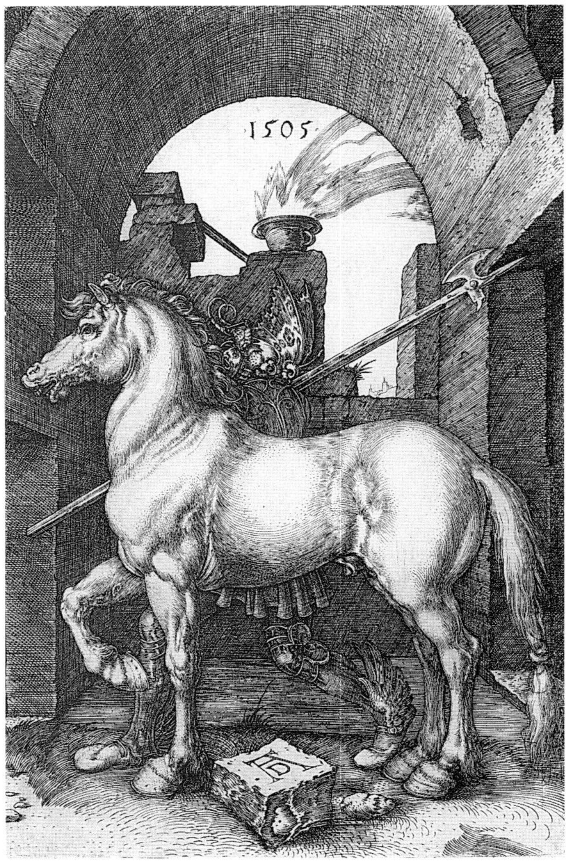

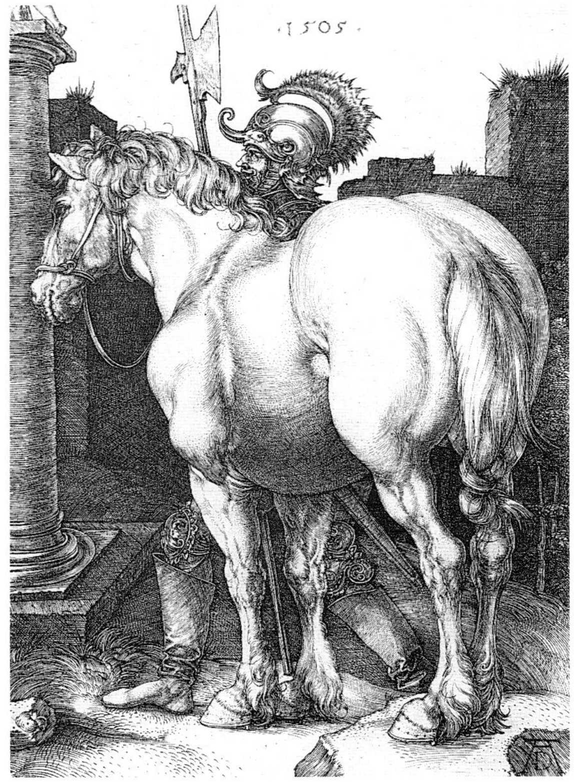

61 *Das kleine Pferd*, 1505
Kupferstich, 16,4 x 10,9 cm
Kupferstichkabinett, Staatliche Kunsthalle, Karlsruhe

In dem 1505 entstandenen Kupferstich beschäftigte sich Dürer gleichermaßen mit der räumlichen Zentralperspektive und der Idealproportion eines Pferdes. In einem tonnengewölbten Raum scharrt wiehernd ein kleines, muskulöses Pferd nervös mit dem Vorderhuf. Ein laut rufender Pferdeknecht in phantastischer Kostümierung begleitet das Tier. Flügelhelm und -schuhe deuten auf eine Darstellung Merkurs. Die Figurengruppe erscheint im zentralperspektivisch aufgefaßten Gemäuer wie eingeschlossen. Die brennende Vase im Hintergrund weist als ewiges Feuer auf die menschliche Vernunft, so daß sich die Deutung durchgesetzt hat, die unbezähmbare Leidenschaft – in der Gestalt des Pferdes – werde kraft menschlicher Vernunft – versinnbildlicht durch Merkur und das ewige Feuer – gezügelt.

62 *Das große Pferd*, 1505
Kupferstich, 16,8 x 12 cm
Kupferstichkabinett, Staatliche Kunsthalle, Karlsruhe

Ins selbe Jahr wie *Das kleine Pferd* datiert *Das große Pferd*, das ebenfalls im Zusammenhang mit Dürers Proportionsstudien zu sehen ist. Mit monumentalen Körpervolumen, der geschlossenen Schrittstellung und dem ruhigen Ausdruck tritt uns ein ausgeglichenes Temperament entgegen. Die starke Verkürzung des Pferdekörpers, die flache Architekturkulisse im Hintergrund und die Bodenerhebung, auf der das Tier mit den Hinterhufen steht, verstärken den Eindruck der Monumentalität. Während das Pferd ruhig und fest auf dem Boden steht, ist der begleitende Krieger wieder in energischer Schrittstellung gezeigt. Eine Zeichnung in der Handschriftenabteilung der Stadtbibliothek Nürnberg deutet darauf hin, daß dem großen Pferd ein Proportionsschema zugrundeliegt.

wird in diesem Bildnis deutlich rezipiert. Auch erinnert der streng frontale Blick daran, daß Dürer unter den fünf Sinnen das Sehen am höchsten bewertete, wie aus der Vorrede zu seinem geplanten »Lehrbuch der Malerei« 1512 hervorgeht.

Die auf Braun- und Grautöne beschränkte Farbpalette könnte möglicherweise auf die Überlieferung des antiken Schriftstellers Plinius (23/24–79 n. Chr.) anspielen, der berichtete, daß Apelles eine Vier-Farben-Palette benutzt und durch den meisterhaften Umgang seinen Gemälden einen besonderen Glanz verliehen habe. Insofern erscheint Dürer hier als der neue christliche Apelles, der sich als Schöpfer im Dienste Gottes sieht und als solcher eine zukunftsweisende Rolle einnimmt. Eine frühere Deutung verband die Christusähnlichkeit des Bildes mit dem Willen zur Nachfolge, zur »Imitatio Christi« nach dem gleichnamigen und im Spätmittelalter weit verbreiteten Buch des religiösen Mystikers Thomas a Kempis (1379/1380–1471).

Das *Selbstbildnis im Pelzrock* von 1500 bildet gleichzeitig den Höhe- und den Schlußpunkt der drei gemalten Selbstporträts Dürers.

Wie dieses an einer Schaffenswende stehende Werk humanistische Überlegungen miteinbezieht, so versuchte Dürer seine anderen Werke dieser Zeit im Sinne einer Reformierung der Kunst in der Nachfolge antiker Künstler auf eine neue Grundlage zu stellen. Während der vier folgenden Jahren entstanden zahlreiche Studien zu den menschlichen Proportionen, angeregt durch die Begegnung mit dem italienischen Künstler Jacopo de Barbari (um 1440 – um 1515), den er im Jahre 1500 in Nürnberg traf und der ihm den Impuls zum Studium des idealen Proportionskanons nach Vitruv gab. Dieses Thema sollte Dürer sein Leben lang beschäftigen und schließlich in den posthum veröffentlichten »Vier Büchern zur menschlichen Proportion« seinen Abschluß finden. In diesem Zusammenhang ist auch die Suche nach der Darstellung der idealen Proportion eines Pferdes zu sehen, die sich in verschiedenen Zeichnungen und Kupferstichen wie *Das große Pferd* und *Das kleine Pferd* (Abb. 61, 62) manifestiert und in Dürers Meisterstich *Ritter, Tod und Teufel* (Abb. 94) zur Vollendung gelangte. Vitruvs berühmte Schrift »de architectura« behandelt im dritten Kapitel die Lehre von der menschlichen Proportion und von der Zentralperspektive. Diese und die Wiederentdeckung einer antiken Apollostatue in Rom sowie Jacopo de Barbaris Kupferstich *Apoll und Diana* zeigen großen Einfluß auf die sogenannte *Apollgruppe* und weiteren Studien zu männlichen und weiblichen Proportion in der Antikennachfolge, die abschließend in dem berühmten Meisterstich *Adam und Eva* (Abb. 64) einen Höhepunkt erreichten. Die antiken Künstler glaubte Dürer im Besitz des Geheimnisses gewesen zu sein, dem er sein Leben lang »mit Zirkel und Richtscheit« auf der Spur war. Profane wie sakrale Themen dienten ihm als Vorwand, um die ideale Aktdarstellung in der Druckgraphik festzuhalten. Ein Beispiel für seine Proportionsstudien des weiblichen Körpers ist der um 1501 oder 1502 entstandene Kupferstich *Nemesis oder das große Glück* (Abb. 63). Technisch verfeinerte Dürer den Kupferstich, der ein ungewöhnlich großes Format aufweist, nochmals. Die größeren Linien sind zwei- bis dreimal unterteilt und die Anwendung der Doppelkreuzschraffuren ist weiter

63 *Nemesis oder das große Glück*, um 1501–03
Kupferstich, 33,2 x 23,2 cm
Kupferstichkabinett, Staatliche Kunsthalle, Karlsruhe

Zwischen 1501 und 1503 entstand dieser Kupferstich als einer der großformatigen Hauptstiche Dürers. Die weibliche Figur geht auf die Versdichtung »Manto« des italienischen Dichters und Humanisten Polizian zurück, die Dürer vermutlich bei seinen Studien in der Bibliothek seines Humanistenfreundes Willibald Pirckheimer kennenlernte. Das Gedicht vereint die beiden Göttinnen der Vergeltung und des Schicksals. Über den Wolken schwebt auf einer Kugel und mit Adlerschwingen die Frauengestalt einher, die in der Rechten einen Pokal und das Zaumzeug in der Linken hält. Sie zeigt das Ergebnis von Dürers Proportionsstudien nach Vitruv.

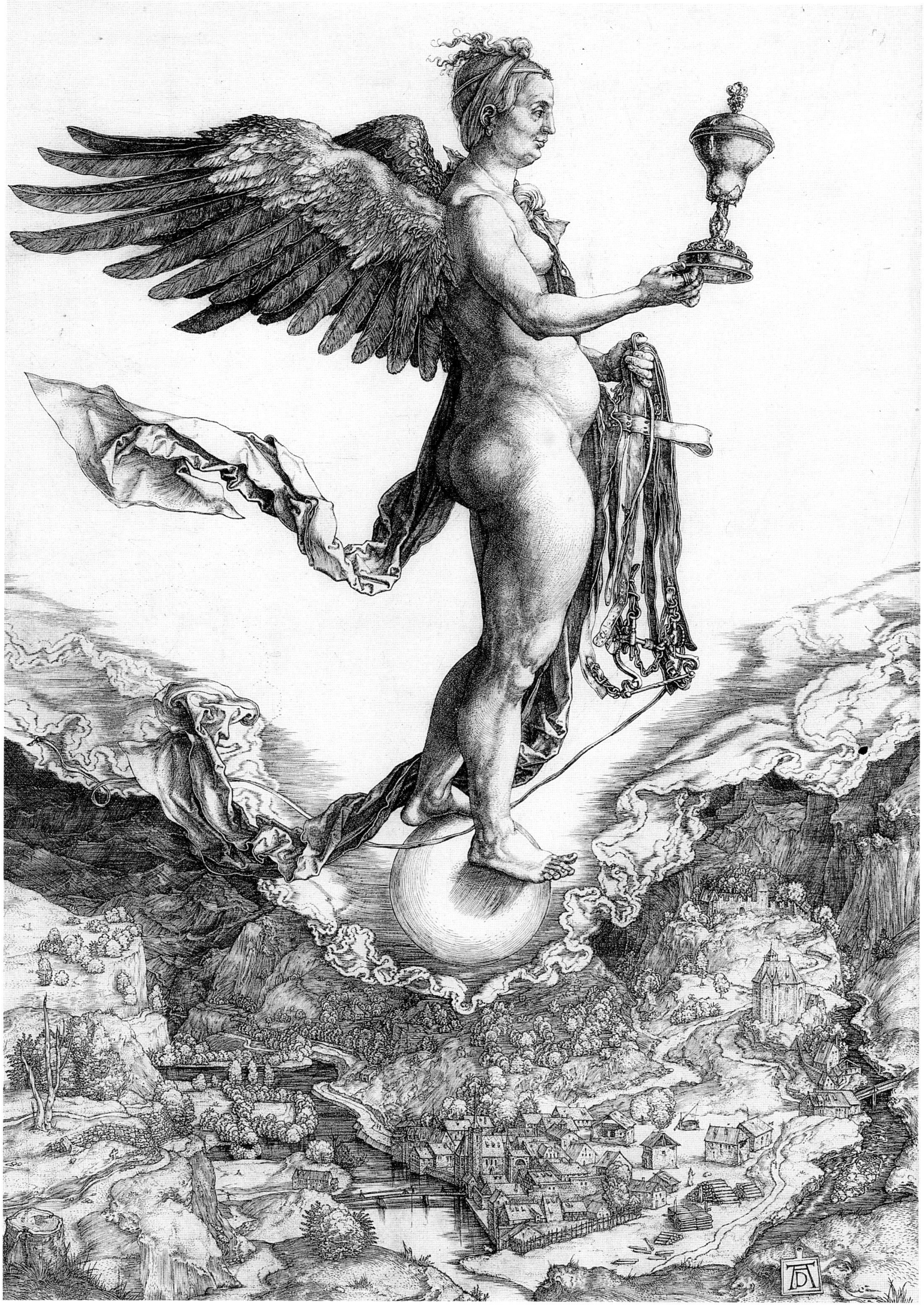

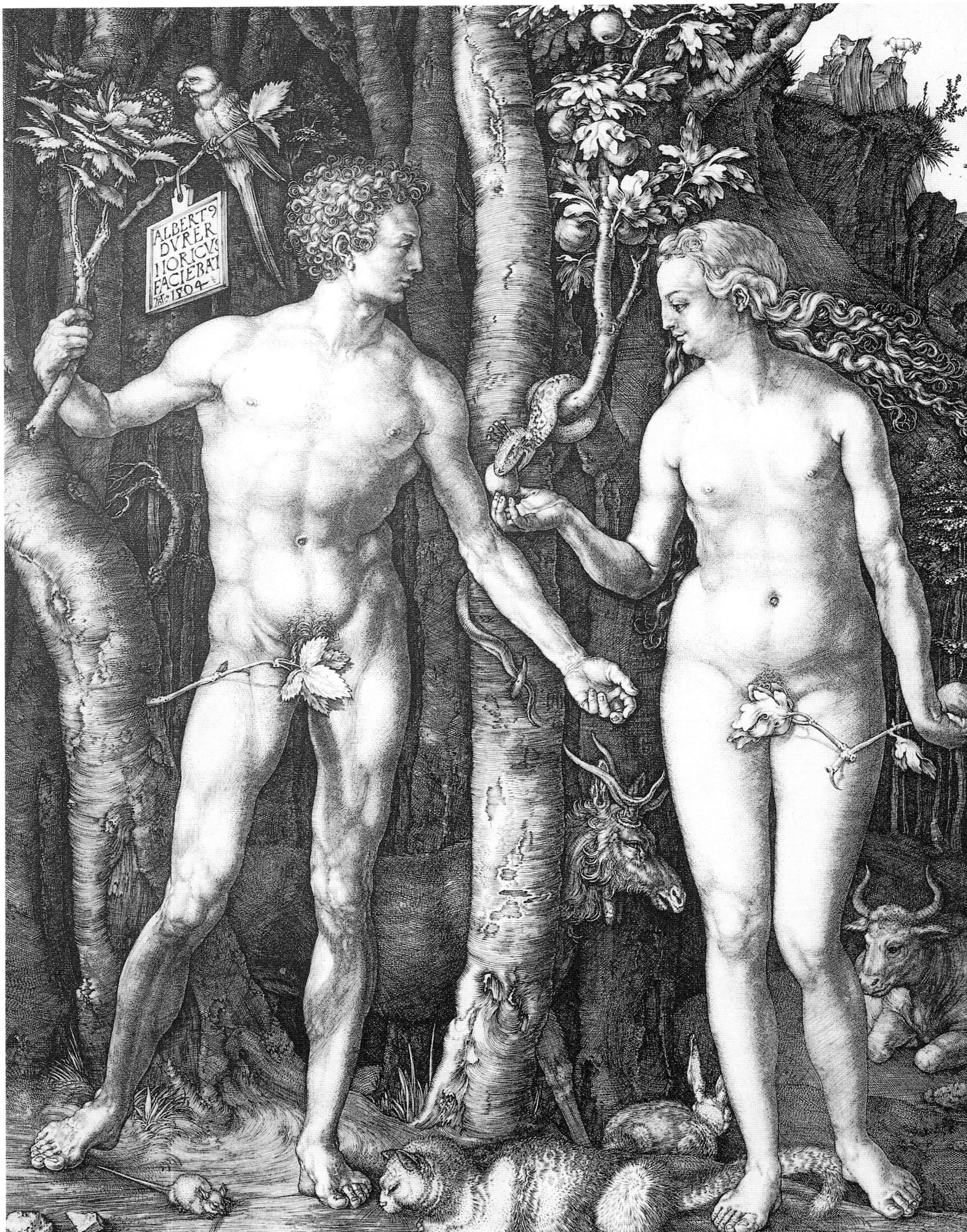
ALBERT9
DVRER
NORICVS
FACIEBAT
1504

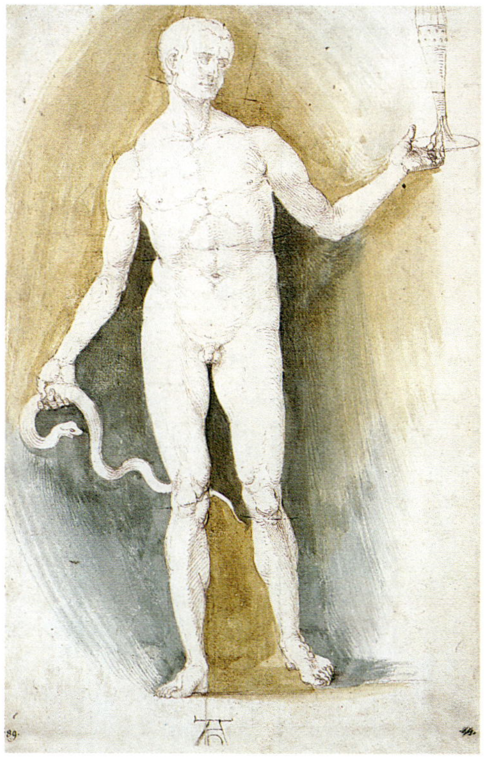

65 *Nackter Mann mit Glas und Schlange,*
sogenannter: *Äskulap*, um 1500
Federzeichnung, grün getuscht, 32,5 x 20,5 cm
Kupferstichkabinett, Staatliche Museen zu Berlin – Preußischer Kulturbesitz, Berlin

Zu den frühesten Proportionsstudien Dürers gehörte diese Federzeichnung des sogenannten *Äskulap*, des antiken Gottes der Medizin. Die Konstruktionsskizze belegt, daß die Figur ursprünglich als Proportionsstudie angelegt war. Die Körperauffassung ähnelt in ihrer muskulösen Durchbildung der des Adams im Kupferstich von 1504.

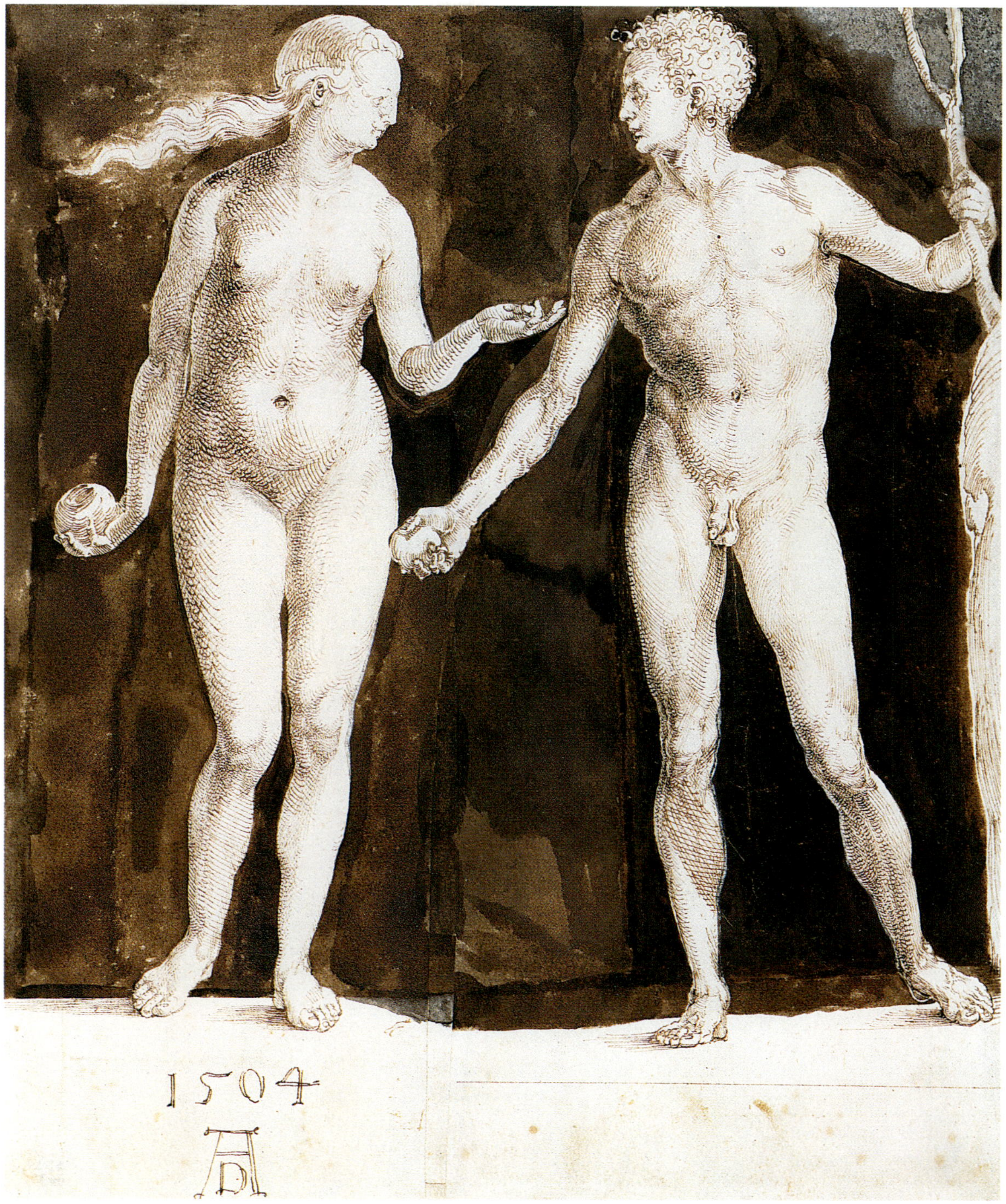

64 (gegenüberliegende Seite) *Adam und Eva*, 1504
Kupferstich, 25,1 x 19,4 cm
Kupferstichkabinett, Staatliche Kunsthalle, Karlsruhe

Der Kupferstich zählt zu den berühmtesten Stichen Dürers. Er zieht die Summe aus dem vierjährigen Studium der Idealproportion des menschlichen Körpers. Der Darstellung von Adam und Eva als ideale weibliche und männliche Aktfiguren in der Nachfolge antiker Skulpturen ist das Interesse an der biblischen Schilderung untergeordnet. Die Tiere Elch, Hase, Katze und Ochse versinnbildlichen die vier Temperamente, in die sich die menschliche Seele nach dem Sündenfall aufspaltete. Katz' und Maus als Gegensatzpaar verkörpern das Spannungsverhältnis der Geschlechter, während der Papagei für Maria als zweite Eva und der Steinbock im Hintergrund für die Ungläubigen stehen.

66 *Adam und Eva*, 1504
Aquarellierte Federzeichnung, 24,2 x 20,1 cm
The Pierpont Morgan Library, New York

Den Meisterstich *Adam und Eva* (Abb. 64) bereitete Dürer durch zahlreiche Einzelstudien vor. Diese Federzeichnung entstand unmittelbar vor dem Kupferstich und konzentriert sich ganz auf die Wiedergabe und plastische Ausgestaltung des männlichen und weiblichen Aktes. Die Körperhaltung beider Figuren ist hier bereits bis ins Detail mit der Kupferstichdarstellung identisch.

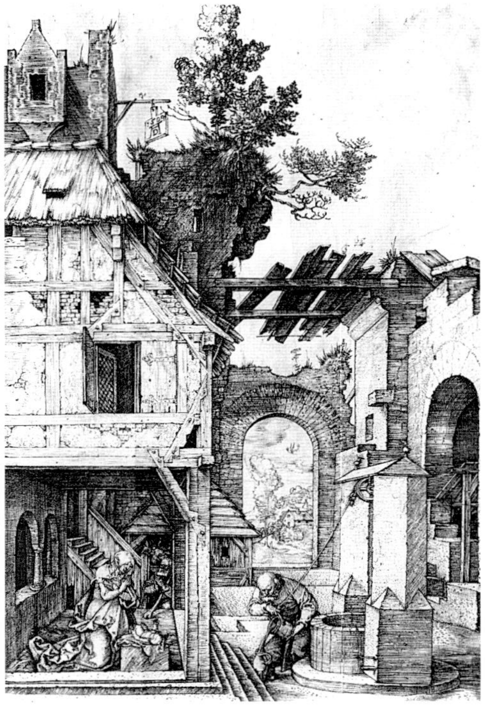

67 *Geburt Christi*, 1504
Kupferstich, 18,3 x 12 cm
Germanisches Nationalmuseum, Nürnberg

Der Stich folgte der wenige Jahre zuvor entstandene Mitteltafel des *Paumgartner-Altars* (Abb. 57). Er datiert ins selbe Jahr wie der Meisterstich *Adam und Eva* und manifestiert Dürers Interesse an der räumlichen Zentralperspektive, die hier vor der Wiedergabe der figürlichen Szene, der Geburt Christi, Vorrang hat. Auf der Veranda eines halb zerfallenen Fachwerkhauses kniet betend die Muttergottes vor dem Jesuskind. Hinten ist die Gestalt eines betenden Hirten zu sehen, während Joseph, scheinbar unberührt von dem heiligen Geschehen, am Brunnen Wasser holt. Während die Ruine für den alten Bund steht, verweisen die aufkeimenden Pflanzen und das neugeborene Jesuskind auf den Neuen Bund. Ziehbrunnen und Krug deuten auf die Jungfräulichkeit Mariens und das Sakrament der Taufe.

68 *Grüne Passion: Christus vor Kaiphas*, 1504
Federzeichnung auf grün grundiertem Papier, 28,3 x 17,8 cm
Graphische Sammlung Albertina, Wien

Die *Grüne Passion*, benannt nach dem grün grundierten Papier, besteht aus zwölf Blättern, deren Verwendungszweck nicht bekannt ist. Es wurde vermutet, daß sie als Vorzeichnungen für Glasmalerei dienten. Wie die anderen Darstellungen zeichnet sich das Blatt *Christus vor Kaiphas* durch feine Weißhöhung aus, die im Zusammenklang mit dem grünen Grundton der Szene eine magische Plastizität und dramaturgische Lichtführung erhält, wie sie in der »Clair-Obscur-Technik« üblich war. Christus und Pilatus sind als die beiden Antagonisten im Vordergrund des Bildes gegenübergestellt und durch die Lichtführung sowie die Architektur hervorgehoben.

verbessert, wodurch das Blatt eine hohe stoffliche Dichte erlangt. Das dargestellte Thema geht auf ein lateinisches Gedicht des florentinischen Humanisten und Neuplatonikers Polizian (1454 – 1494), veröffentlicht in seinem 1499 erschienenen Buch »Manto«, zurück, das Dürer in der Bibliothek seines Freundes Willibald Pirckheimer kennengelernt haben dürfte. Das Gedicht vereint die Schicksalsgöttin Fortuna mit der Göttin der Vergeltung, Nemesis, zu einer Person.

In Dürers Darstellung schwebt eine geflügelte Frauengestalt auf einer Kugel hoch über den Wolken. Die darunter sichtbare Landschaft ist durch ein verschollenes Aquarell Dürers als das Städtchen Klausen im Eisacktal in Südtirol belegt. In ihren Händen hält die Figur einen Pokal und Zügel, Sinnbilder für das glückliche und das harte Schicksal. Sie scheint stillzustehen, nur das flatternde Tuch und das unsichere Standmotiv verraten Bewegung. Panofsky formulierte treffend: »Die mächtige Figur ist in einem geometrischen Seitenaufriß dargestellt, wie ein Diagramm in einem Traktat über Anthropometrie«.

In der Figur wandte Dürer zum ersten Mal Vitruvs Proportionskanon an, in dem die einzelnen Körperteile in einem bestimmten Maßverhältnis zur Körpergröße stehen. Proportionsstudien belegen, daß Dürer seinen Figuren zunächst ein Maßschema inskribierte, das den Körper in allen Details erfaßte. Das Ergebnis wirkt, wie auch in diesem Fall, konstruiert.

Als Endpunkt seiner Proportionsstudien muß der 1504 entstandene Meisterstich *Adam und Eva* (Abb. 64) gesehen werden. In diesem berühmten Stich verbinden sich die Bemühungen um das klassische Schönheitsideal der Antike mit der alttestamentarischen, christlichen Thematik. Dem Kupferstich gingen vorbereitende Studien voraus (Abb. 65). Adam und Eva wirken wie zwei voneinander unabhängige ideale Proportionsstudien von Mann und Frau. Die klassische Pose beruht auf Dürers Kenntnis antiker Skulptur. Die Figur des Adam verweist auf früher datierte Zeichnungen des *Apoll, Äskulap* und *Sol*, Eva auf ebensolche der *Venus Medici*. Das erste Menschenpaar steht vor einem dunklen Wald. Die Körper werden durch das von links einfallende Licht beleuchtet. Der zentral gesetzte Baum trennt kompositorisch das einander zugewandte Paar. Die umgebende Pflanzen- und Tierwelt unterstreicht symbolisch den typologischen Bezug des Alten auf das Neue Testament. Die Bergesche, der Lebensbaum, vor dem Adam posiert, steht dem Baum der Erkenntnis gegenüber, der, besetzt mit der teuflischen Schlange, Eva zugeordnet ist. Der Papagei erscheint als Mariensymbol und Sinnbild für die Überwindung der Sünde durch Maria, der zweiten Eva. Die Tiere im Vordergrund verweisen nach der scholastischen Lehre auf die Verbindung des Sündenfalls mit den vier Temperamenten. Demnach befanden sich die Konstitution und die Seele des Menschen vor dem Sündenfall in absoluter Harmonie, danach zogen jedoch Krankheit, Tod und Laster in sein Leben ein. Die Seele spaltete sich in die vier Temperamente auf, verkörpert durch die vier dargestellten Tieren.

Der Elch steht für das melancholische, die Katze für das cholerische, der Ochse für das phlegmatische und der Hase für das sanguinische Temperament. Katz' und Maus versinnbildlichen das Spannungsverhältnis zwischen den Geschlechtern, während der Steinbock auf dem Felsgipfel im Hintergrund als Sinnbild der Ungläubigkeit darauf verweist, daß das erste Menschenpaar das göttliche Gebot verletzte und dadurch sündigte. Selbstbewußt signierte Dürer mit der lateinischen Inschrift »Albertus Durerus Noricus faciebat 1504« (dies schuf Albrecht Dürer aus Nürnberg im Jahre 1504) auf einem sogenannten »cartellino«, ein hier am Baum hängendes Täfelchen. Diese Art der Signatur ist bereits ebenso bei dem italienischen Künstler Antonio Pollaiuolo vorgeprägt wie die Anordnung verschiedener Aktstudien vor halbschattigem Hintergrund.

Als Neuformulierung des kurze Zeit zuvor entstandenen *Paumgartner-Altares* und als Ergebnis von Dürers Beschäftigung mit der zentralperspektivischen Raumerfassung nach italienischem Vorbild ist der kleine Kupferstich mit der *Geburt Christi* (Abb. 67) zu sehen, der ebenfalls 1504 entstand.

In einem alten Fachwerkhaus, das als Ruine den Alten Bund versinnbildlicht, kniet Maria betend vor dem Kind, das als Symbol des Neuen Bundes den Alten ablösen wird. Joseph holt, entfernt von dieser Szene, Wasser am Brunnen. Er scheint das heilige Geschehen im Gegensatz zu dem knienden Hirten im Hintergrund nicht zu bemerken. Dort in der Landschaft sieht man, miniaturhaft klein, die Verkündigung an die Hirten. In diesem Blatt hat »die Bühne fast mehr Bedeutung als die Akteure«, wie Panofsky es formulierte und das Geschehen ist dem Ringen um kompositorische Einheit im Sinne der Fluchtperspektive, der sich jedes Detail einfügt, untergeordnet.

Zur gleichen Zeit entstanden die zwölf Zeichnungen der berühmten *Grünen Passion* in der Albertina in Wien (Abb. 68), benannt nach dem olivgrün grundierten Papierträger. Erstmals wendet Dürer Höhungen in weißer Farbe an, wodurch dramatische Lichteffekte entstehen. Der Einsatz schwarzer Tusche steigert die Wirkung. Die Blätter nehmen bereits Dürers wenige Jahre später datierte *Kupferstichpassion* voraus (Abb. 84). Die Zeichnungen fungierten vermutlich als Risse für zwölf Tafeln in der Schloß- und Universitätskirche in Wittenberg, beauftragt von Kurfürst Friedrich dem Weisen.

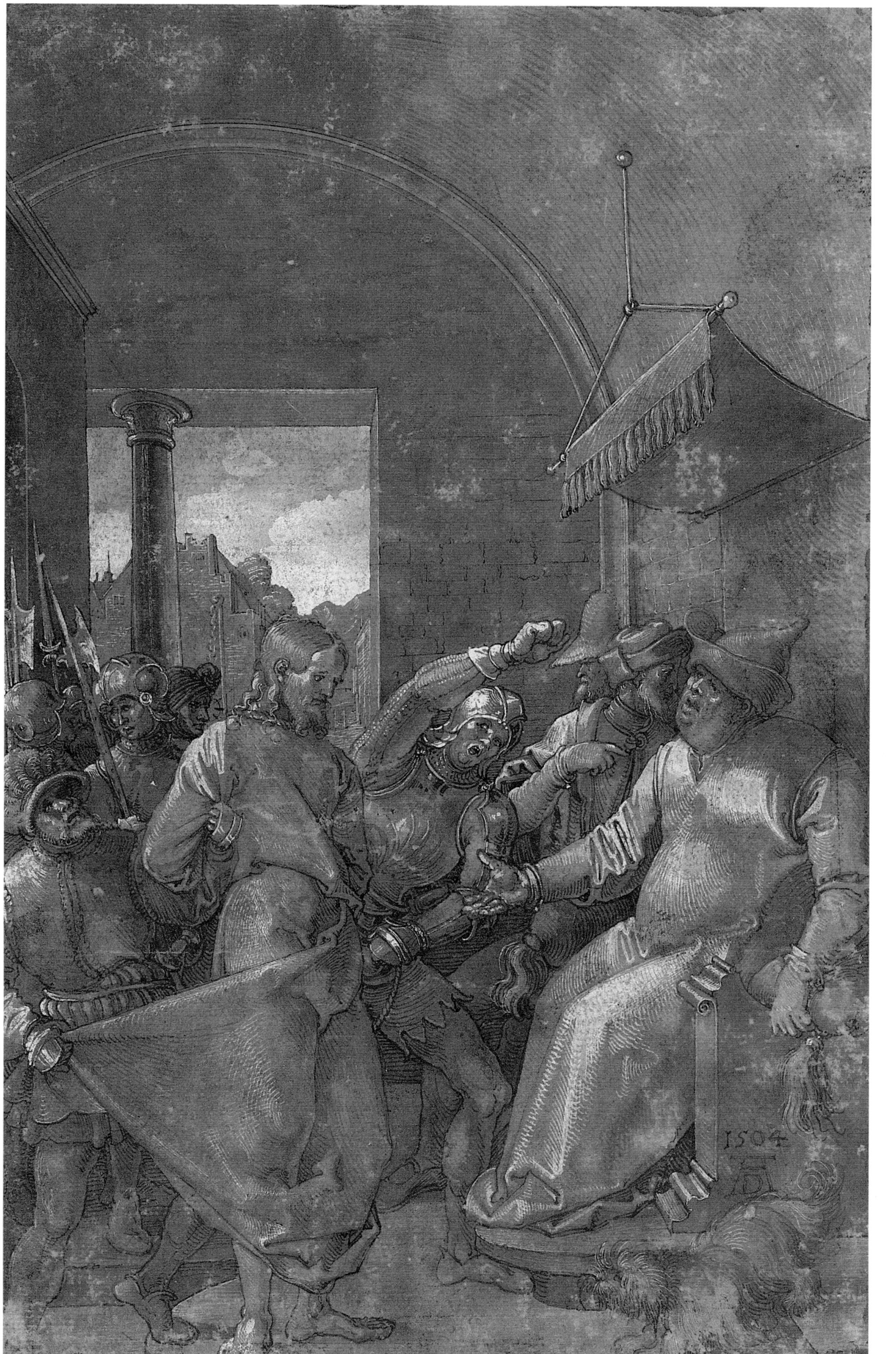
1504

Hauptwerke der Malerei. Die zweite Italienreise

69 *Brustbild einer jungen Venezianerin*, 1505
Öl auf Rüsternholz, 32,5 x 24,5 cm
Kunsthistorisches Museum, Wien

Das Bildnis einer jungen Frau in venezianischer Tracht ist nicht ganz vollendet, wie an der Schleife auf der rechten Schulter gut zu erkennen ist. Vor dem dunklen Hintergrund hebt sich in warmen Rottönen, die sich im Haar und Gewand der Dargestellten wiederholen, die Gestalt der Porträtierten ab, die bis heute nicht identifiziert ist. Mit zarten Weißhöhungen modellierte Dürer das Haar und das Gesicht und verlieh der Dargestellten dadurch lebendigen Ausdruck.

»daz ding, daz mir vor eilff ioren so woll hat gefallen, daz gefelt mit jcz nüt mer.« (Dürer an Pirckheimer in einem Brief vom 7. Februar 1506)

Im Gegensatz zur ersten Italienreise, die sich nur durch die oben zitierte Äußerung von 1506 belegen läßt, ist der zweite Aufenthalt Dürers in Italien in zehn Briefen an seinen Freund Willibald Pirckheimer, der die Reise auch finanziell ermöglichte, dokumentiert. Acht dieser Briefe wurden 1748 anläßlich einer Renovierung aus einer hohlen Wand der Familienkapelle im Haus von Pirckheimers Schwager Hans Imhoff (1488–1526) geborgen. Ihnen kommt als den ersten überlieferten persönlichen Privatbriefen eines Künstlers an seinen Freund in der deutschen Kunstgeschichte ein herausragender Stellenwert zu. Andere, nicht mehr erhaltene Briefe, die Dürer an Frau und Mutter schrieb, werden in dieser Korrespondenz erwähnt.

Gründe für Dürers erneuten Aufbruch nach Venedig vermutet man zum einen in der Flucht vor einer erneuten Pestepidemie in Nürnberg, zum anderen in urheberrechtlichen Angelegenheiten, denn Giorgio Vasari berichtet in seinen Künstlerviten, Dürer sei nach Venedig aufgebrochen, um gegen den Künstler Marcantonio Raimondi (1480–1530) einen Prozeß anzustrengen. Marcantonio habe Graphik von Dürer auf dem Markusplatz in Venedig feilgeboten gesehen und sich außerordentlich dafür begeistert. Daraufhin habe er Holzschnitte Dürers in Kupfer nachgestochen und mit seinem eigenen Monogramm versehen. Es war der erste Prozeß in der deutschen Kunstgeschichte, bei dem es um die Wahrung des »Copyrights« ging. Dürer erreichte, daß die Signoria, die Stadtverwaltung Venedigs, Marcantonio untersagte, sein Monogramm auf die Nachstiche zu setzen. Diese Fälschungen beweisen aber auch, welches Ansehen Dürer zu dieser Zeit bereits international genoß. In Italien wurden Dürers Werke bereits vor der Jahrhundertwende von Malern, Kupferstechern und Keramikern in großem Stile imitiert. Insbesondere wegen ihrer gelungenen Komposition und der fein ausgeführten, »natürlichen« Hintergrundlandschaften wurden Kupferstiche wie *Der verlorene Sohn* (Abb. 38) und die *Madonna mit der Meerkatze* oftmals als Vorlage verwendet.

Italienische Künstler akzeptierten Dürer vor allem als Graphiker, weniger als Maler. Man kritisierte, daß er zu wenig nach der Antike arbeitete. Ein knappes Jahr später aber berichtete Dürer stolz in einem Brief an Willibald Pirckheimer, er habe diejenigen, die ihn nicht als guten Maler betrachteten, durch sein großes Auftragswerk für die deutsche Handelsbruderschaft von San Bartolommeo, *Das Rosenkranzfest* (Abb. 70), zum Schweigen gebracht: »jch hab awch dy moler all gschilt, dy do sagten, jm stechen wer ich gut, aber jm molen west ich nit mit farben vm zw gen.«

Doch auch sein eigenes künstlerisches Urteil wandelte sich: Dinge, die ihn beim ersten Italienaufenthalt begeistert hatten, beeindruckten ihn nun nicht mehr. Ebenso änderten sich seine Meinungen über Kollegen. Der ehemals so verehrte Jacopo de Barbari hielt nun der Kritik nicht mehr stand. Anders hingegen lautete das Urteil über den greisen Giovanni Bellini, den er ebenfalls in seinen Briefen an Pirckheimer erwähnte. Der alte Meister und er erwiesen sich gegenseitig ihre Ehrerbietung und lobten den jeweils anderen öffentlich.

Alle in diesen Jahren entstandenen Gemälde offenbaren Dürers Bestreben, italienisches Farb- und Kompositionsempfinden mit den eigenen Bildvorstellungen zu verbinden und zu einem persönlichen Stil zu gelangen.

Das *Brustbild einer jungen Venezianerin* (Abb. 69) in der stadttypischen Tracht ist das erste Gemälde, das Dürer kurz nach seiner Ankunft in Venedig im Jahre 1505 malte. Vom dunklen Hintergrund hebt sich die Gestalt der jungen Frau ab. Auf dem rötlichen Haar trägt sie eine golddurchwirkte Haube. Glanzlichter umspielen sanft ihr Gesicht und Haar. Nicht auf die idealisierte Darstellung von Schönheit, sondern auf die Wiedergabe von Individualität ist hier Wert gelegt. Die vollen, unregelmäßigen Lippen, die große Nase und die hohe Stirn unterstreichen den Eindruck persönlicher Nähe. Die summarische Ausführung des Kleides deutet darauf hin, daß Dürer das Porträt nicht vollendete. Der Bildnistypus der nach rechts ausblickenden Dargestellten vor dunklem Hintergrund ist für Porträts dieser Zeit charakteristisch.

In Dürers Hauptwerk dieser Jahre, dem 1506 entstandenen, seit dem 19. Jahrhundert so benannten

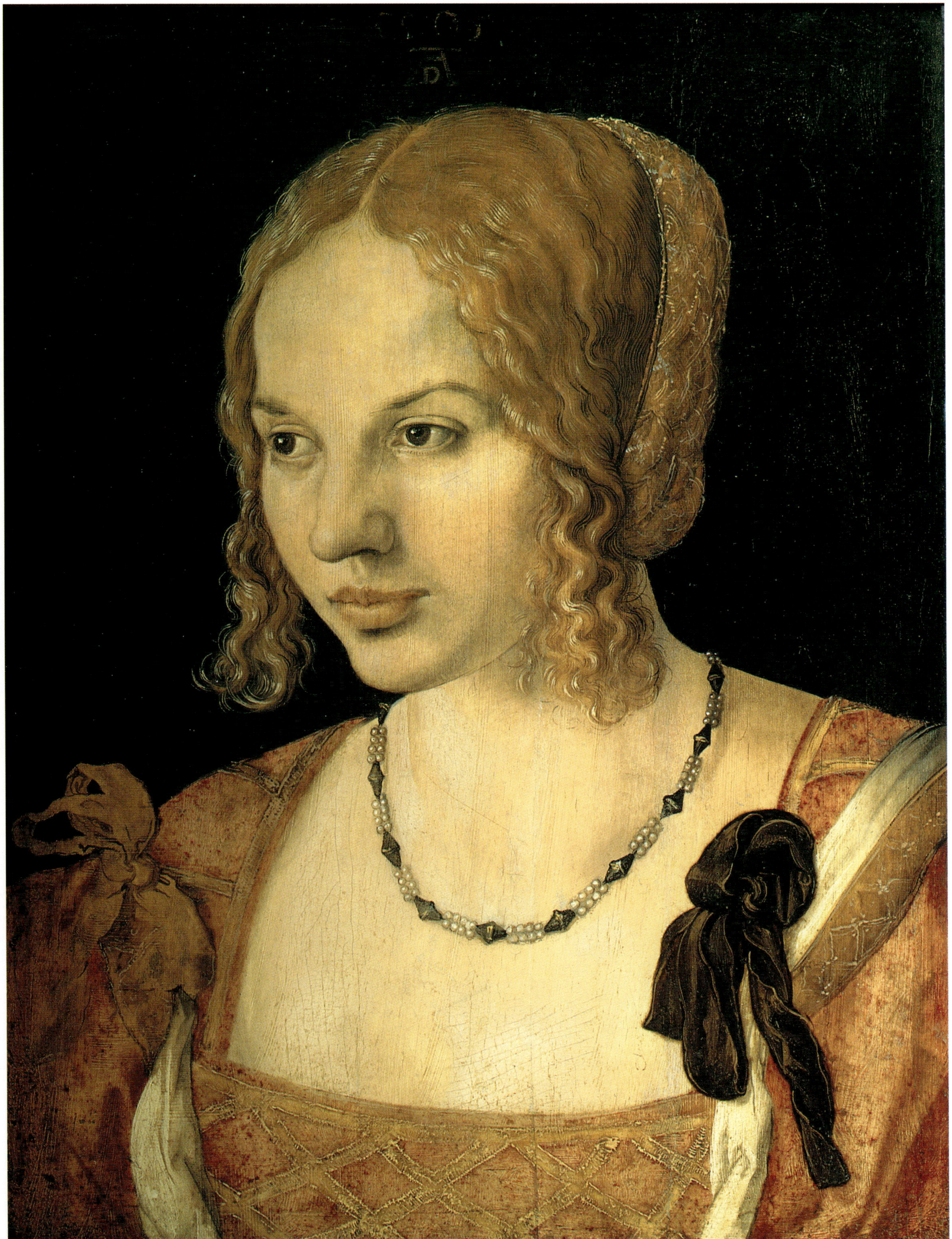

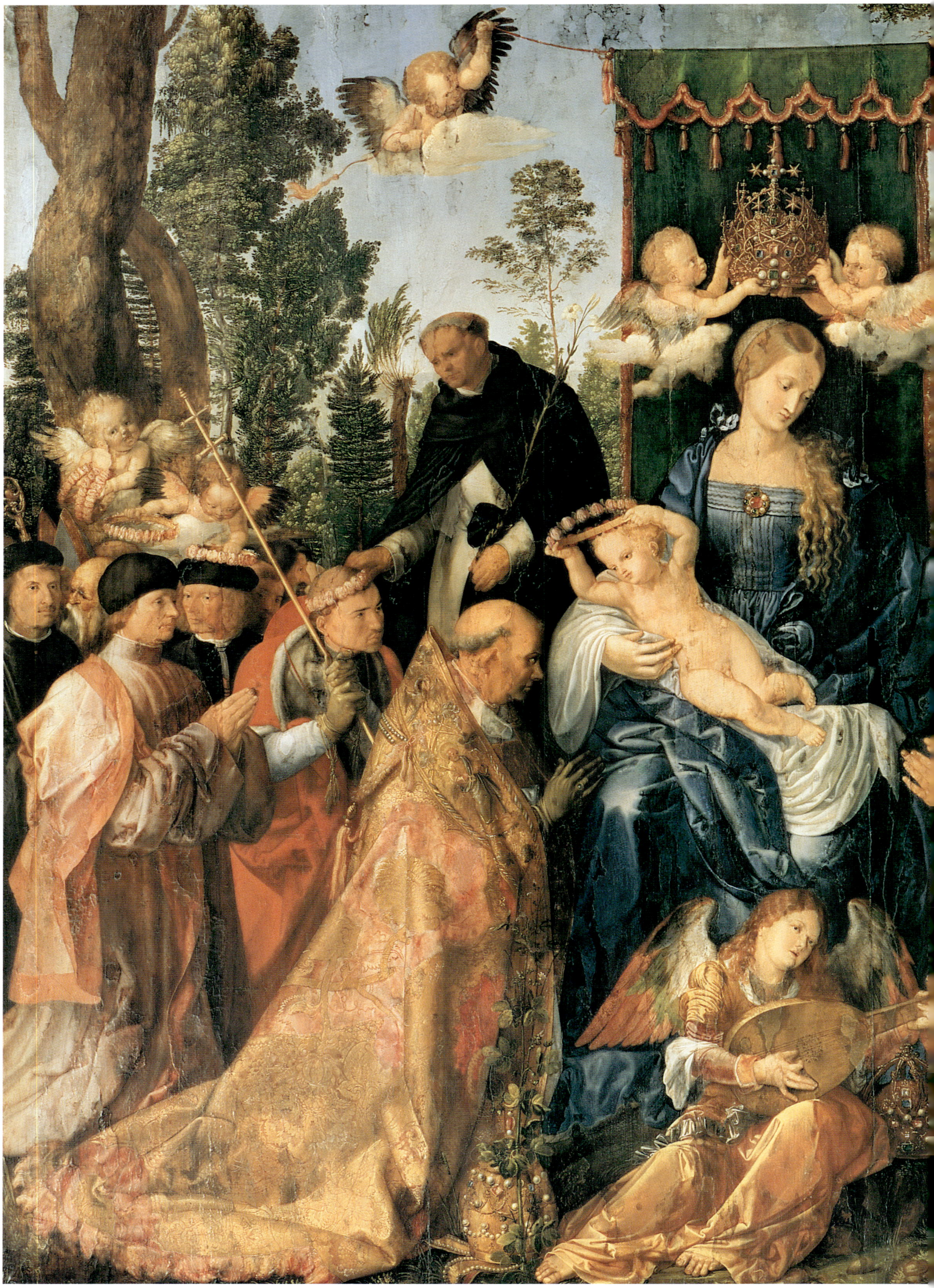

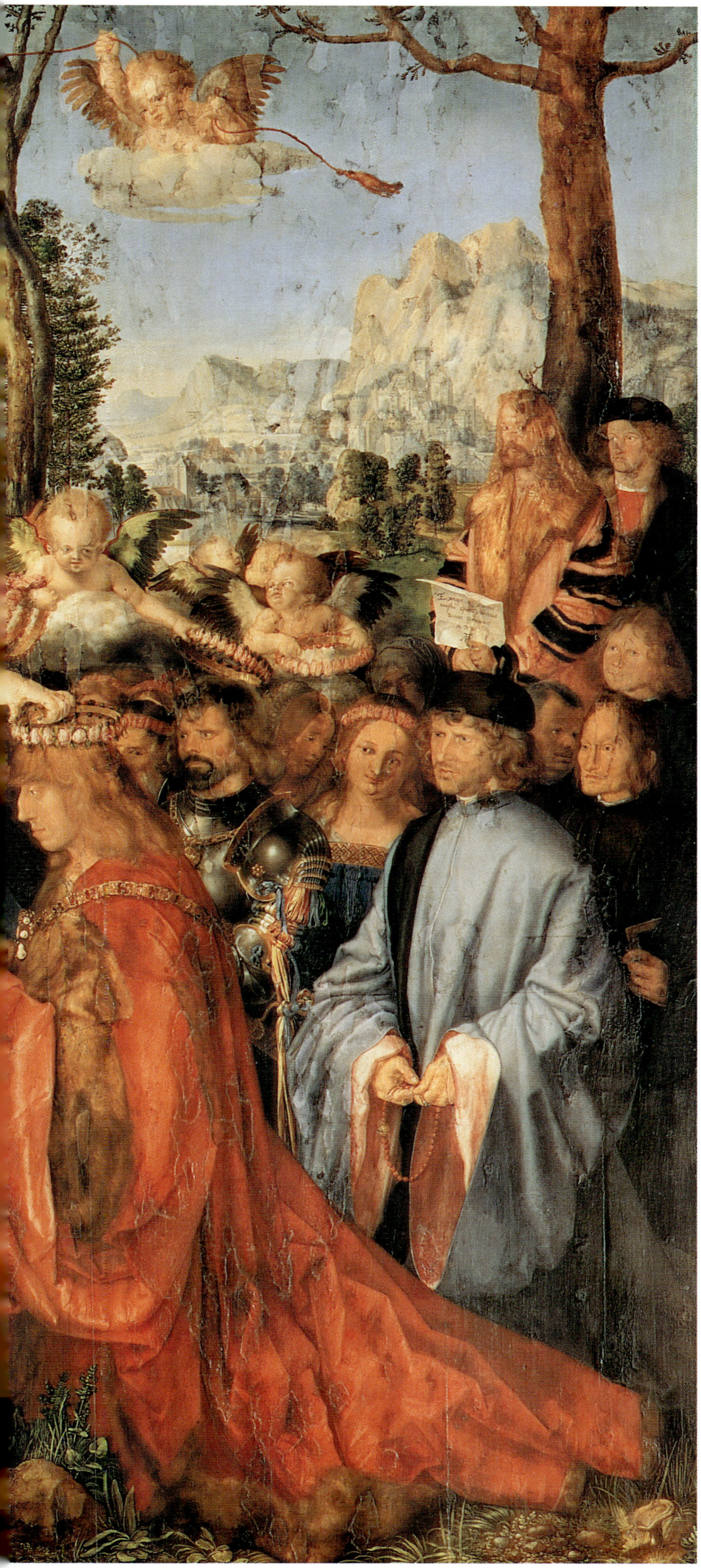

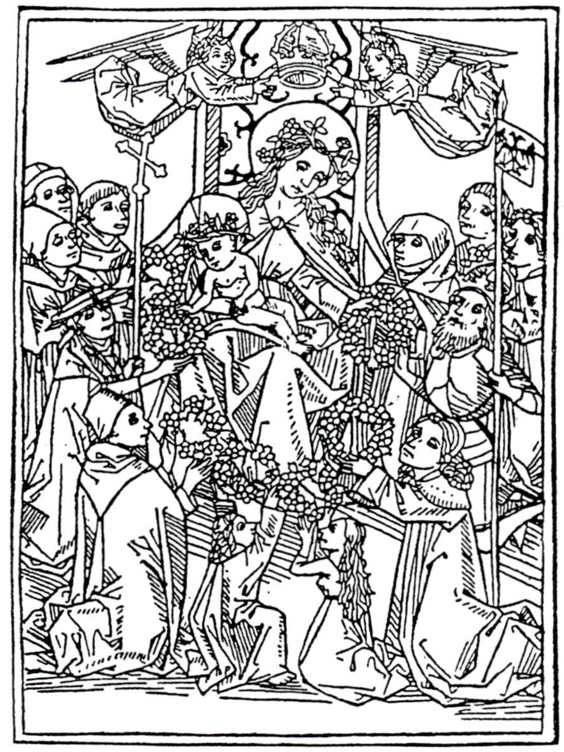

71 Jakob Sprenger
Rosenkranzfest, 1476
Holzschnitt, 16,2 x 11,9cm
Staatsbibliothek, Bamberg

1476 erschien Jakob Sprengers Schrift über die »Erneute Rosenkranz-Bruderschaft« mit einem Holzschnitt, der im weiteren Sinne als Vorläufer der Komposition Dürers (Abb. 70) gelten kann. Der Madonna auf ihrem Thron bringen hier jedoch die geistlichen und weltlichen Gläubigen Rosenkränze dar, anstatt sie zu empfangen.

70 (links) *Das Rosenkranzfest*, 1506
Öl auf Pappelholz, 162 x 194,5 cm
Nationalgalerie, Prag

Maria als Himmelskönigin auf ihrem Thron, das Jesuskind und der Hl. Dominikus rechts davon verteilen zusammen mit einer Puttenschar Rosenkränze an die geistlichen und weltlichen Stände. Die Geistlichkeit wird links vom Papst angeführt, während die Laienschaft rechts Kaiser Maximilian I., unmittelbar zu Füßen der Madonna, folgt. In der Schar der Gläubigen vereinte Dürer reale, durch Studien vorbereitete, mit fiktiven Bildnissen. Mit dem Rosenkranzfest schuf Dürer den ersten Eintafelaltar, der jedoch in seiner kompositorischen Gliederung wie ein Triptychon aufgebaut ist. Rechts im Hintergrund, vor einer weitläufigen Alpenlandschaft, blickt der Künstler dem Betrachter entgegen. Er ist als vornehmer Herr gekleidet und hält einen Bogen Papier mit der Signatur und einer lateinischen Inschrift in der Hand.

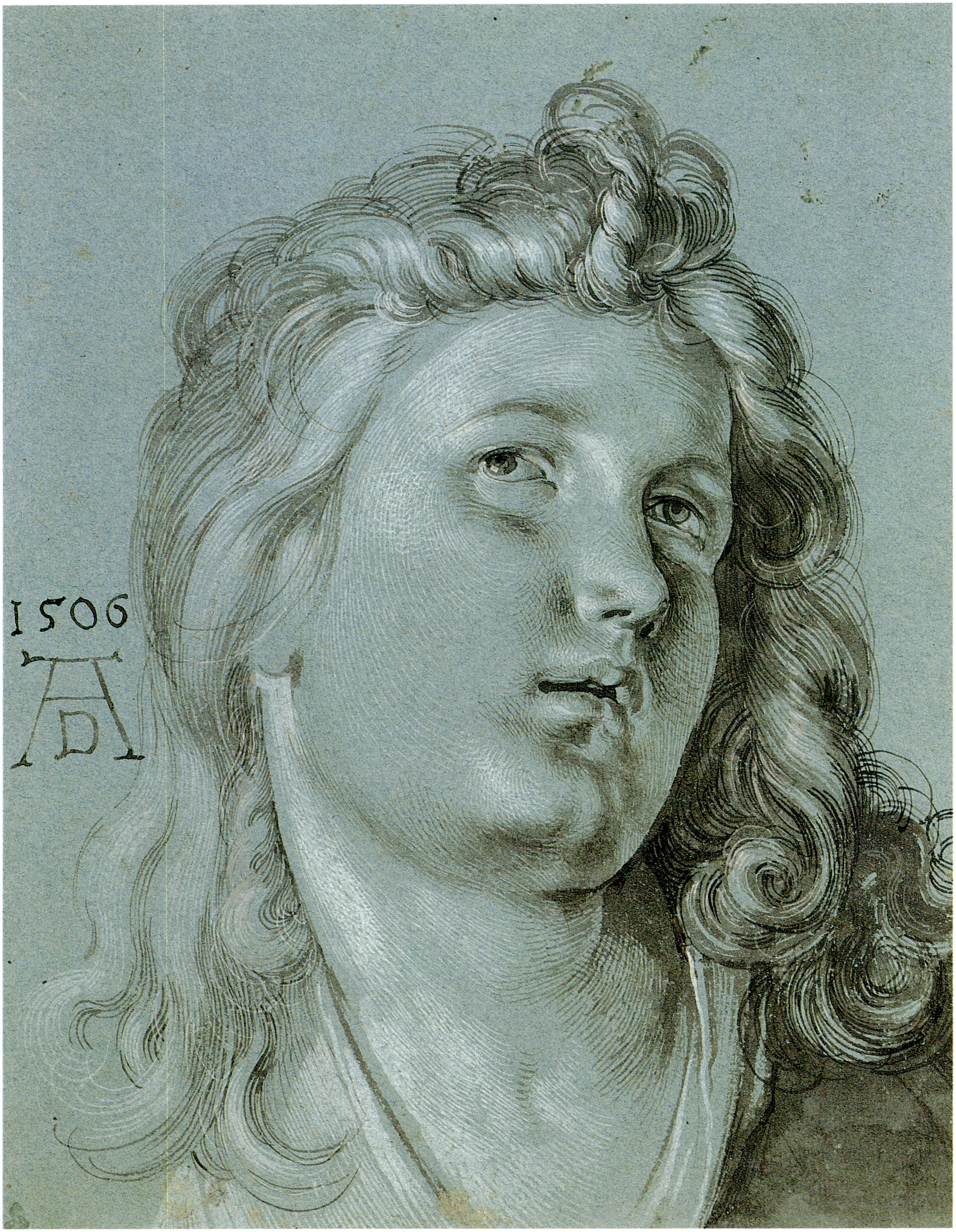
1506
AD

Rosenkranzfest (Abb. 70), zog Dürer in der Komposition und Farbigkeit die Summe seiner Erfahrungen mit der italienischen Kunst der Renaissance. Die große Gemeinde deutscher Kaufleute, die im »Fondaco dei Tedeschi«, dem Lagerhaus der Deutschen am Rialto lebten, beauftragten ihn mit dieser Tafel. In seinem Brief vom 6. Januar 1506 berichtete Dürer Willibald Pirckheimer, daß er von den »Tewczschen« beauftragt worden sei, für ihre Kirche San Bartolommeo ein Altarbild zu malen. Die Frage, wer genau die Stifter und Auftraggeber des Altargemäldes waren, ist nicht zweifelsfrei geklärt. Vermutlich beauftragten die Mitglieder der Gemeinde der deutschen Kaufleute den Künstler, die der 1504 in Venedig gegründeten deutschen Rosenkranzbruderschaft von San Bartolommeo angehörten, einer Kirche, in der auf deutsch gepredigt wurde.

Für die Fertigstellung der »Tewczsche thaffel«, wie Dürer das Bild stets nannte, wurde ein Honorar in Höhe von 110 rheinischen Gulden vereinbart. Der Termin stand fest: Die Tafel sollte » ein monett nach ostern awff dem altar stehen«.

Das Bild bereitete Dürer in einer großen Anzahl von Zeichenstudien, insgesamt 22 an der Zahl, genauestens vor (Abb. 72). Jede dieser Studien stellt ein für sich stehendes Kunstwerk von hohem Rang dar.

Dürers Altarbild ist ein brillantes Konglomerat deutsch-niederländischer und italienischer Stilmerkmale. Die Form des flügellosen Altarbildes geht auf venezianische Bildtypen und Formate zurück. Solchen folgt auch die Kompositionsweise – zu denken ist an den Typus der »Sacra Conversazione« – sowie die Einbindung der zentralen Figurengruppe in ein Dreieck.

Der Einfluß von Bellinis reicher und leuchtender Farbigkeit ist hier in der symmetrischen Komposition evident; als konkretes Vorbild ist das Votivbild des Dogen Agostino Barbarigo (gest. 1571) zu nennen. Die präzise stoffliche Erfassung erinnert an Werke von niederländischen Künstlern wie Jan van Eyck, die Figurenansammlung an die deutsche Tradition figurenreicher Altäre wie etwa die eines Stefan Lochner (1410–1451). Das dargestellte Thema läßt jedoch auch daran denken, daß bereits Dürers Lehrer Michael Wolgemut einen Altar für die Rosenkranzbruderschaft in der Nürnberger Dominikanerkirche St. Marien geschaffen hatte, den Dürer sicherlich kannte.

Das Thema steht in der deutschen Bildtradition der Rosenkranzbruderschaften: Maria, von Engeln bekrönt, der Jesusknabe und der Hl. Dominikus verteilen Rosenkränze an die von Papst und Kaiser geführte Menschheit. Die Huldigung galt hier zum einen der Marienverehrung und dem Rosenkranzgebet, zum anderen der weltlichen und geistlichen Obrigkeit der Deutschen.

Die symmetrische Komposition unterstützen rahmende Bäume am rechten und am linken Bildrand. Maria, zentral unter einem von Engeln gehaltenen Baldachin thronend und gekleidet in venezianische Tracht, bekrönt zu ihrer Linken Kaiser Maximilian als Anführer der weltlichen Stände. Das Jesuskind auf ihrem Arm ist im Begriff, dem Papst als Oberhaupt der geistlichen Stände einen Rosenkranz aufzusetzen. Das Geschehen begleitet ein Engel zu Füßen der Madonna musikalisch mit Lautenklängen. Die Krönung der beiden obersten Vertreter von Staat und Kirche findet ihre Entsprechung in der Marienkrönung. Unter den rechts und links des Throns versammelten Personen verteilen einherfliegende Putten Rosenkränze. In Vorgängerillustrationen, beispielsweise einem Holzschnitt zur Schrift über die Rosenkranzbruderschaft des Dominikaners Jakob Sprenger (tätig um 1468–um 1494/1498) (Abb. 71), waren es die Gläubigen, die der Madonna Rosenkränze darbrachten. Hinter dem Papst steht der in Ordenstracht gekleidete Hl. Dominikus mit einer weißen Lilie, dem Symbol für die Reinheit Mariens, in der Hand.

Die stoffliche Ausarbeitung von Details wie der für Maria bestimmten Krone, des Brokatpluviales des Papstes und anderer Gewänder und auch die Landschaftsdarstellung sind von solcher Erlesenheit, daß der Eindruck entsteht, Dürer habe es regelrecht darauf angelegt, seine Kritiker restlos zu überzeugen.

Die zahlreichen Porträts im Gefolge der Mittelgruppe dokumentieren die Absicht des Auftraggebers, ein künstlerisches Zeugnis der deutschen Christengemeinde in Italien schaffen zu lassen. Einige der Bildnisse, wahrscheinlich Mitglieder der deutschen Kolonie in Venedig, lassen sich mit Gewißheit identifizieren. Aber auch eine Anzahl frei erfundener Kopftypen mischt sich darunter. Die Darstellung des Papstes, deren Originalfassung durch eine Zeichenstudie überliefert ist, läßt sich allerdings nicht mit Bestimmtheit als Porträt Julius II. identifizieren. Papst und Kaiser sind traditionell im Sinne der Zwei-Gewalten-Lehre als Häupter der »Civitas Dei«, der Christlichen Gemeinschaft, dargestellt. Dabei nimmt die Krönung des Kaisers, dessen Porträtzüge Dürer zuvor nur von einer Zeichnung des Augsburger Meisters Hans Burgkmair (1473–1531) kannte, einen zentralen Stellenwert ein. Obwohl Maximilian I. zur Entstehungszeit des Bildes noch nicht Kaiser war, wird er hier bereits als solcher dargestellt. Wie Doris Kutschbach zuletzt überzeugend darlegte, kann dies als politische Intention gedeutet werden, als Appell der deutschen Kaufleute an die Stadt Venedig, der Kaiserkrönung nicht im Wege zu stehen. Denn Widerstand kam von den Franzosen und Venezianern, die sich gegen Maximilians Pläne, sich in Rom vom Papst zum deutschen Kaiser krönen zu lassen, wehrten, indem sie ihm die Durchreise durch ihre Länder untersagten. Hinter Papst und Kaiser schließen sich neben den verschiedenen Vertretern der geistlichen Stände, Kardinal und Bischof, Priester und Mönch, die der weltlichen Stände, Ritter, Kaufmann, Künstler und Handwerker, an.

Rechts im Bild vor einem Baum stellt sich der Künstler mit einem Schriftstück in der Hand selbst dar (Abb. 70). Er blickt den Betrachter direkt an. Gekleidet in eine vornehme Pelzschaube und hinterfangen von einer alpinen Landschaft gibt er sich selbstbewußt als »her« zu erkennen, als welcher er in Venedig gesehen und behandelt wurde. Das auffällig präsentierte Blatt in seinen Händen trägt die Inschrift »Exegit quinque/mestri spatio Albertus/Durer Germanus /.M. D.VI.«

72 *Kopf eines Engels*, Vorstudie zum *Rosenkranzfest*, 1506
Pinselzeichnung auf blauem venezianischem Papier,
27 x 20,8 cm
Graphische Sammlung Albertina, Wien

Mit insgesamt 22 Vorstudien, deren jede einzelne als autonomes Kunstwerk gelten kann, bereitete Dürer das *Rosenkranzfest* (Abb. 70) vor. Ein Meisterwerk der Zeichenkunst ist der Kopf des lautespielenden Engels zu Füßen der Madonna. Die Technik der weiß gehöhten Pinselzeichnung auf blauem Papier lernte Dürer in Venedig kennen. Aus dem Zusammenspiel weißer und dunkler Parallel- und Kreuzschraffen, die sanft den Rundungen des Gesichts folgen, ergibt sich die plastische Wirkung der Licht- und Schattenwerte.

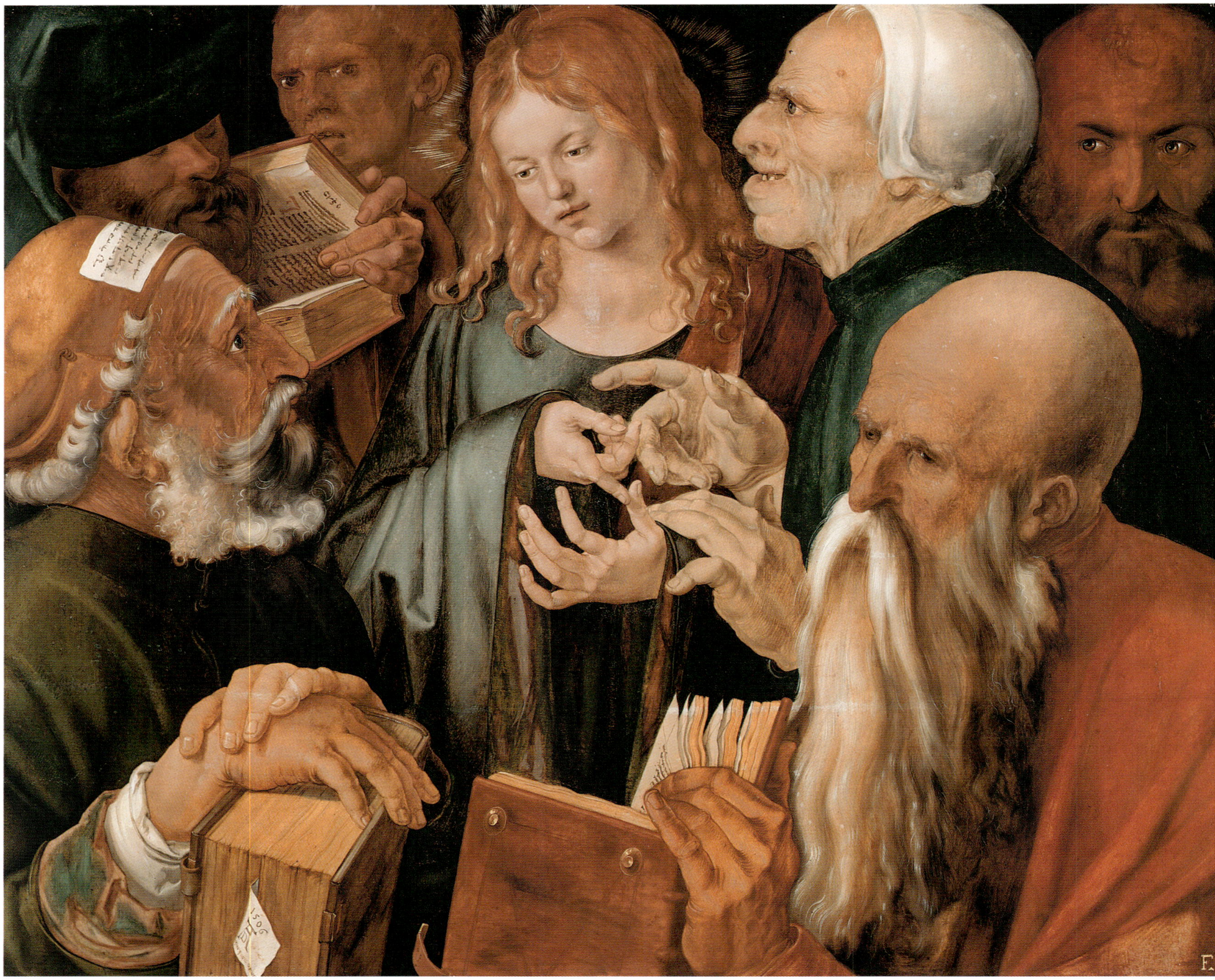

73 *Jesus unter den Schriftgelehrten*, 1506
Öl auf Holz, 65 x 80 cm
Sammlung Thyssen-Bornemisza, Castagnola

Zeitgleich zum *Rosenkranzfest* arbeitete Dürer an dem Gemälde *Jesus unter den Schriftgelehrten*. Das Thema ist dem Lukasevangelium entlehnt (Luk. 41–52). Jesus stand während des Passahfestes im Vorhof des Tempels den Schriftgelehrten Rede und Antwort. Die Schönheit des zwölfjährigen Jesus kontrastiert mit der Häßlichkeit der Schriftgelehrten, die ihn umringen. Die Darstellung konzentriert sich auf die Köpfe, Bücher und Gesten der Hände. Vermutlich kannte Dürer zu dieser Zeit bereits die Karikaturen Leonardo da Vincis, dessen »Traktat der Malerei« unter anderem von der Gegenüberstellung absoluter Schönheit und Häßlichkeit handelte.

(Albrecht Dürer, ein Deutscher, hat es in einem Zeitraum von fünf Monaten zustande gebracht. 1506).

Neben Dürer, abseits vom Geschehen, steht ein Mann, dessen Identifikation aufgrund fehlender Vorzeichnungen bis heute Schwierigkeiten bereitet. Es wurde vermutet, daß es sich um den Humanisten und kaiserlichen Berater Konrad Peutinger (1465–1547) handelt, da dieser auch zwischen dem Kaiser und Künstlern vermittelte. Viel von der ursprünglichen Wirkung der transparenten Farben und illusionistischen stofflichen Erfassung dürfte heute verloren sein, hat das Bild durch seine Überführung aus Venedig doch starken Schaden genommen und wurde an vielen Stellen übermalt.

Das Gemälde nahm auch für Dürer einen herausragenden Stellenwert ein, schaffte er es doch, die Meinungen seiner Gegner über seine Leistungen in der Malerei zu widerlegen. Selbst der Doge Leonardo Loredano (1431–1521) und Antonius von Surianus, der Patriarch von Venedig (gestorben 1508), kamen eigens, um das Bild zu besichtigen. Besonders der sorgfältige Farbauftrag und die Wahl und Harmonie der Farbwerte beeindruckten die Betrachter.

War das *Rosenkranzfest* ein Auftragswerk, so entwickelte Dürer in den folgenden Jahren seine Bildideen auch unabhängig von Auftraggebern in seinen Arbeiten fort. So berichtet er in einem Brief vom 23. September 1506 an Willibald Pirckheimer, daß zeitgleich »awch ein ander quar, des gleichen jch noch nie gemacht hab« fertig geworden sei.

Diese Textstelle stellt die Verbindung zu einem anderen zeitgleich entstandenen Hauptwerk her, dem

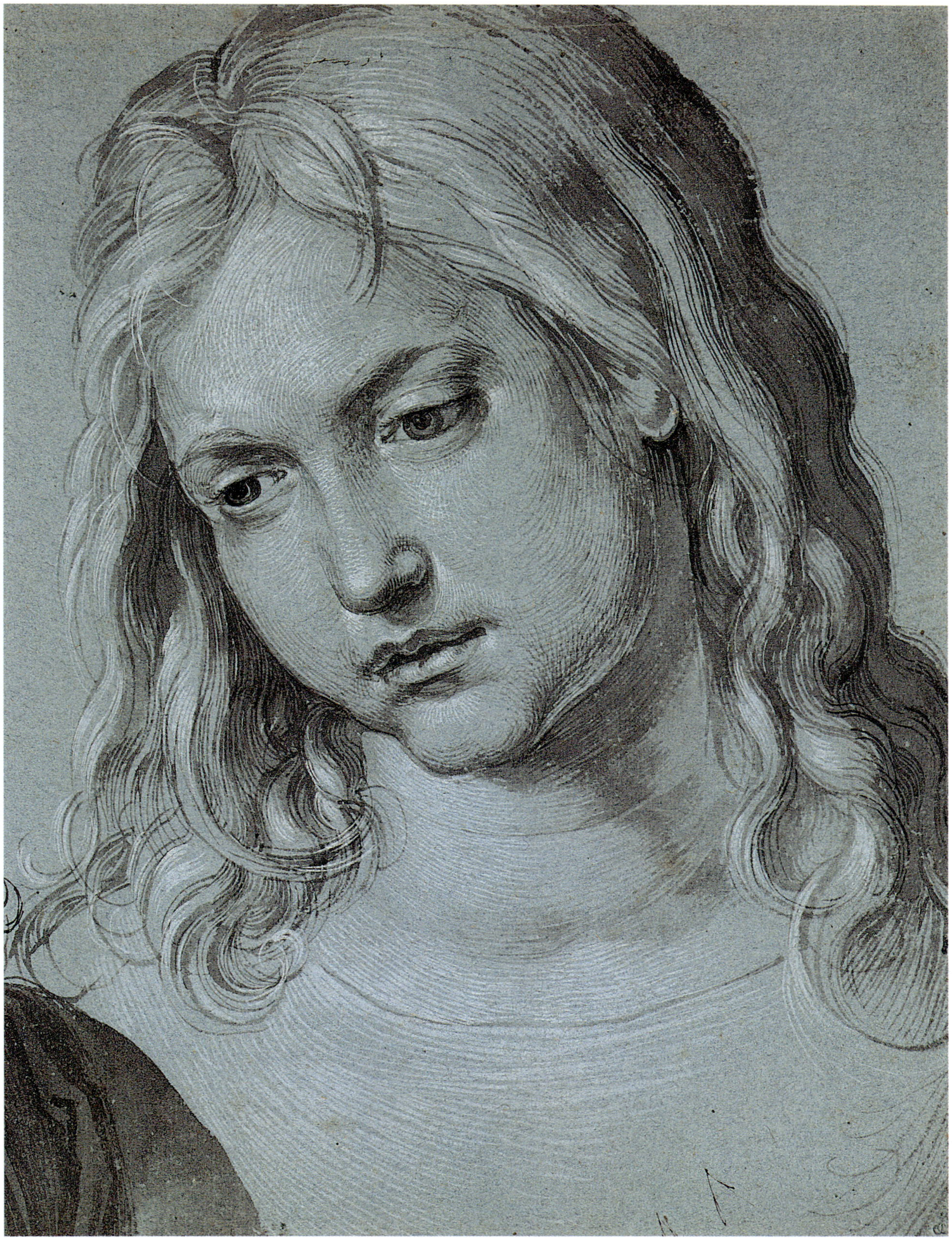

74 *Der Kopf des zwölfjährigen Jesus*, um 1506
Pinselzeichnung auf blauem, venezianischen Papier, 27,5 x 21,1 cm
Graphische Sammlung Albertina, Wien

Die Kopfstudie des zwölfjährigen Jesus war ursprünglich mit der Vorzeichnung des lautespielenden Engels im *Rosenkranzfest* (Abb. 72) auf einem später geteilten Blatt ausgeführt. Dies belegt die zeitgleiche Entstehung der beiden Bilder. Gegenüber der Vorzeichnung zum *Rosenkranzfest* hielt sich Dürer im Gemälde *Jesus unter den Schriftgelehrten* stärker an die Vorstudie, die nur in Details wie der Wiedergabe der Haare abweicht.

75 *Madonna mit dem Zeisig*, 1506
Öl auf Pappelholz, 91 x 76 cm
Gemäldegalerie, Staatliche Museen zu Berlin – Preußischer Kulturbesitz, Berlin

Zur selben Zeit wie das *Rosenkranzfest* (Abb. 70) entstand die *Madonna mit dem Zeisig*, die stark von italienischen Vorbildern, insbesondere den Madonnenbildern Giovanni Bellinis beeinflußt ist. Weit in den Vordergrund gerückt thront Maria mit dem Jesuskind, bekrönt von zwei Putten. Während Jesus einen Zeisig, Symbol der Erlösung durch Christus, auf dem Arm trägt, hält Maria ein Buch, Symbol des »sedes sapientiae«, das heißt der Muttergottes als Sitz ewiger Weisheit. Der kleine Johannes der Täufer, begleitet von einem Engel und ausgestattet mit seinen typischen Attributen, Fellmantel und Kreuzesstab, bringt Maria zwei Maiglöckchen – Mariensymbole – dar. Durch die leuchtende harmonische Farbigkeit und in den menschlichen Zügen der Gottesmutter strahlt das Bild emotionale Wärme und Unmittelbarkeit aus, was zu seiner Popularität beigetragen haben dürfte.

Gemälde *Jesus unter den Schriftgelehrten* (Abb. 73). Das Thema ist dem Lukasevangelium entlehnt (Luk. 41–52). Als Christus im Alter von zwölf Jahren seine Eltern zum Passahfest begleitet, trennt er sich von ihnen und nimmt im Vorhof des Tempels am Gesetzesunterricht teil. Durch seine Fragen und Antworten erregt er bald das Aufsehen der Schriftgelehrten. Dürer rückt vor einem dunklen Hintergrund die Figurengruppe, die das ganze Bildformat füllt, weit nach vorne, so daß sie für den Betrachter unmittelbar präsent ist. Im Zentrum steht der jugendliche Christus mit blondgelocktem Haar, der nachdenklich, mit einer rhetorischen Geste, die Gründe für seine Argumentation aufzählt. Jesus umdrängen in karikaturhafter Überzeichnung, ähnlich den häßlichen Schergen im Gefolge einer Kreuztragung, sechs alte Männer, die Bücher halten oder aufschlagen. Die Darstellung konzentriert sich ganz auf das Zusammenspiel der Charakterköpfe, der Gebärden und der in den Händen gehaltenen Bücher, die zur zarten Gestalt Christi kontrastieren.

In diesem Bild verarbeitete Dürer eine Vielzahl von Anregungen. Neu ist die Gebärdensprache der Hände, die den Disput zwischen Christus und dem direkt neben ihm stehenden bösen Schriftgelehrten verdeutlichen, eine Darstellung, die in italienischen Bildern mit debattierenden Gelehrten häufiger anzutreffen ist. Dieses Spiel der Hände könnte durch Giovanni Bellinis Gemälde *Klage um den toten Christus* inspiriert worden sein. Die Schriftgelehrten scheinen jedoch an Christus genauso vorbeizusehen und vorbeizureden wie sie auch untereinander keinen Blickkontakt aufnehmen. Jede der Figuren zeigt eine andere Kopfhaltung, wodurch sich ein rhythmisches Gesamtbild ergibt. Häßlichkeit wurde seit dem Mittelalter zudem mit Boshaftigkeit gleichgesetzt. Die überzeichnete Darstellung erinnert daran, daß Dürer zu dieser Zeit vielleicht schon die Karikaturen des berühmten italienischen Künstlers, Baumeisters und Naturforschers Leonardo da Vinci in Florenz kennengelernt hatte. Dessen Malereitraktat, »Trattato della Pittura«, enthält eine Regel, die die Gegenüberstellung absoluter Schönheit und extremer Häßlichkeit empfiehlt.

In der Wiedergabe rhetorischer Gestik und in der Figurenanordnung zeigt das Bild Einflüsse oberitalienischer Halbfigurenbilder eines Andrea Mantegna oder eines venezianischen Kompositionschemas, das Christus im Bildzentrum zeigt, umgeben von einer Halbfigurengruppe. Dürers Signatur erscheint auf einem Lesezeichen, das aus einem aufgeschlagenen Buch herausragt, mit dem Zusatz »opus quinque dierum«, ein Hinweis darauf, daß das Werk in der bemerkenswert kurzen Zeit von fünf Tagen entstand. Anzelewsky sieht in dem heute nicht mehr ursprünglich erhaltenen Schriftzug der Signatur »1506/A. D./F. ROMAE/opus quinque dierum« einen Beweis für Dürers Aufenthalt in Rom, für den es allerdings keine weiteren Quellen gibt.

Ein fein ausgearbeitetes und später in der Mitte geteiltes Zeichenblatt in Großfolio verband die beiden Vorstudien für die Köpfe des lautespielenden Engels im *Rosenkranzfest* und des zwölfjährigen Jesus (Abb. 74). Diese weiß gehöhten Pinselzeichnungen führte Dürer auf blauem venezianischen Papier mit weißen und schwarzen Wasserfarben aus, wodurch die Hell-Dunkel-Effekte besonders zur Wirkung kommen. Die Technik hatte er in Italien kennengelernt und führte sie zu einer Perfektion, die ihre Erfinder fast übertraf.

Die *Madonna mit dem Zeisig* (Abb. 75) malte Dürer zur selben Zeit wie *Das Rosenkranzfest* (Abb. 70) und *Christus unter den Schriftgelehrten* (Abb. 73). Sie erlangte wegen des hoheitsvollen Kompositionstypus und der leuchtenden Farbigkeit, die in Wechselbeziehung mit den menschlich- natürlichen und emotionalen Werten treten, große Popularität. Das Madonnenbild steht in der Nachfolge der monumentalen Darstellungen Giovanni Bellinis und ist stilistisch in unmittelbarem Zusammenhang mit dem *Rosenkranzfest* zu sehen. Maria, in venezianischer Tracht und von Putten bekränzt, thront vor einem roten Vorhang, der seitlich den Blick auf eine Alpenlandschaft freigibt.

Im Gegensatz zu frühen Madonnendarstellungen schongauerscher Prägung ist die Figurengruppe nah an den Bildvordergrund herangerückt. Der kleine Johannes der Täufer, assistiert von einem Engel mit dem Kreuzesstab als Symbol der Passion Christi, bringt Maria ein Maiglöckchen dar, Sinnbild ihrer Jungfräulichkeit. Jesus, in der Rechten einen Schnuller haltend, balanciert spielerisch den Zeisig, Symbol der sündigen und durch Christus erlösten Seelen, auf seinem Ellenbogen. Das Buch, auf das Maria sich stützt, ist Hinweis der Muttergottes als »sedes sapientiae«, als Sitz der ewigen Weisheit. Dazu paßt inhaltlich die Eichenlaubkrone über ihrem Haupt. Der auf dem Tisch liegende Zettel trägt neben dem Monogramm die Inschrift: »Albert(us) durer germanus/faciebat post virginis/partum 1506« (Der Deutsche Albrecht Dürer hat dies gemacht nach der Niederkunft der Jungfrau [Christi Geburt] 1506).

Das Rosenkranzfest, Christus unter den Schriftgelehrten und Die *Madonna mit dem Zeisig* weisen stilistisch und farblich ihre zeitgleiche Entstehung aus. Sie dokumentieren das Vermögen Dürers, italienische Vorbilder mit eigenen Bildvorstellungen zu verbinden.

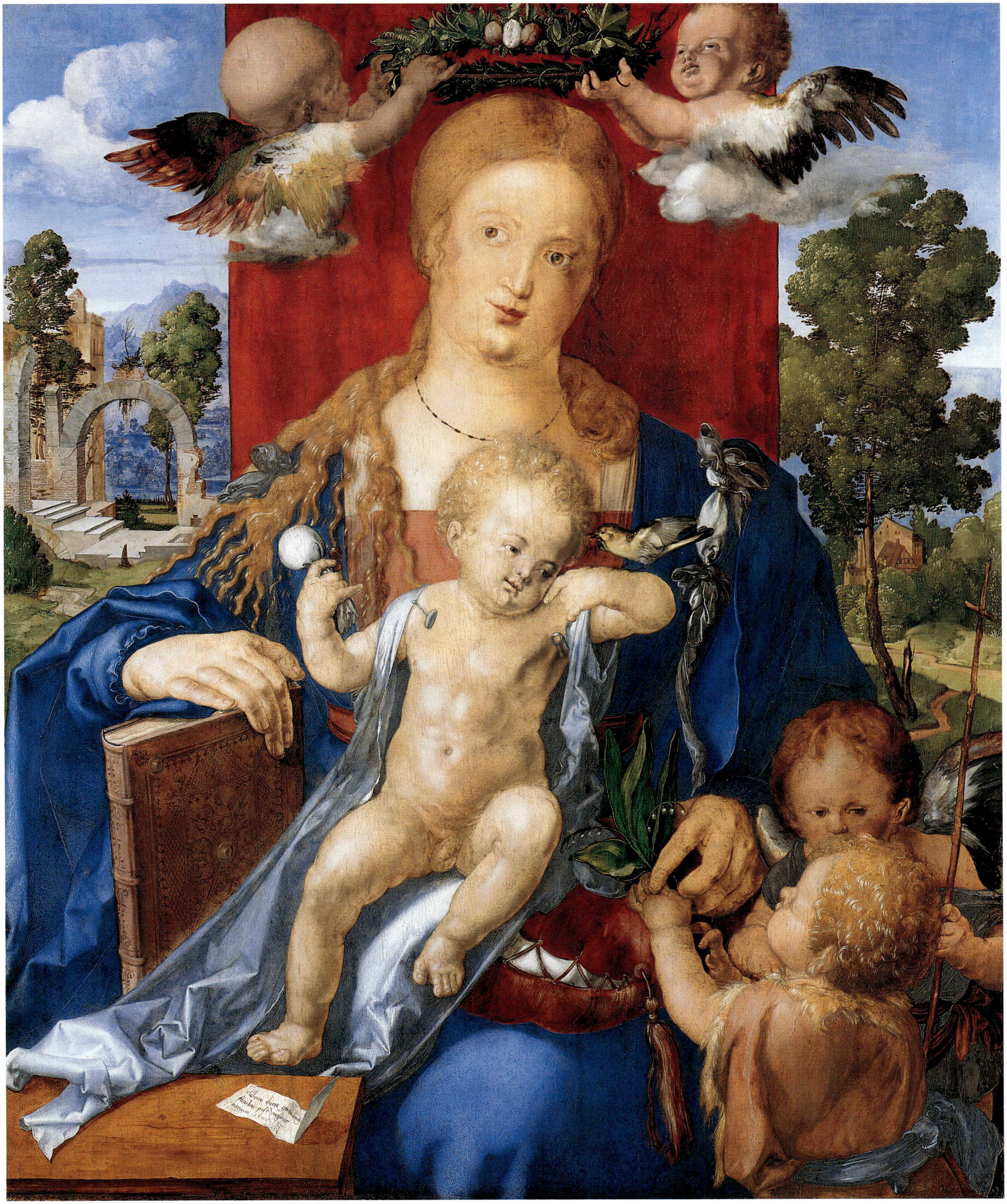

Der gefragte Meister in Nürnberg

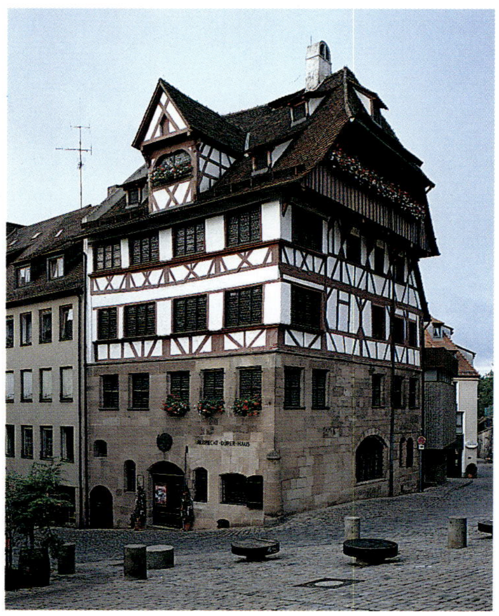

76 Dürers Haus in der ehemaligen Zisselgasse, Nürnberg
Photo vor dem zweiten Weltkrieg

Dürer erwarb 1509, nach der Rückkehr von seiner zweiten Italienreise, das Wohnhaus des Nürnberger Kaufmanns Bernhard Walther für 275 Goldgulden aus dessen Nachlaß. Noch im selben Jahr, wenige Monate, nachdem der Kaufvertrag am 14. Juni abgeschlossen worden war, löste Dürer die Hypothek von 75 Gulden ein. Um seinen astronomischen Studien besser nachgehen zu können, hatte Walther im Dachgeschoß des Hauses in der ehemaligen Zisselgasse beim Tiergärtner Tor eine offene Laube bauen lassen.

77 *Die Marter der zehntausend Christen*, 1508
Öl, von Holz auf Leinwand übertragen, 99 x 87 cm
Kunsthistorisches Museum, Wien

Dieses Bild war für die Heiltumskammer der Wittenberger Schloßkirche bestimmt und entstand vor dem Hintergrund der Reliquienverehrung des sächsischen Kurfürsten Friedrich des Weisen. In mehreren horizontalen Bildfeldern wird, parallel versetzt, geschildert, wie nach der »Legenda aurea« die christliche Soldatenkompanie des Bischofs Achatius, die durch ein Wunder zum christlichen Glauben bekehrt worden ist, am Berge Ararat hingerichtet wird. Die römischen Herrscher Hadrian und Antoninus beauftragten sieben orientalische Fürsten mit der Hinrichtung, die hier durch ihre mächtigen Turbane und ihre Gewandung hervorstechen.

Anfang des Jahres 1507 dürfte Dürer wieder nach Nürnberg zurückgekehrt sein. Finanziell war er nach seiner erfolgreichen Zeit in Venedig gut gestellt, konnte seine Schulden an Pirckheimer zurückzahlen und erwarb von den Erben des Astronomen Bernhard Walter (um 1430–1504) das heute als Dürerhaus bekannte Gebäude am Tiergärtner Tor (Abb. 76).

Das Fehlen theoretischer Abhandlungen über das Wesen der Malerei veranlaßte Dürer dazu, sich ab 1508 einem diesbezüglichen Lehrbuch der Malerei zuzuwenden, das zeitweilig den Titel »speis der Malerknaben« tragen sollte, dessen Planung jedoch nur in zerstreuten Notizen überliefert ist. Es war als Lehrbuch für seine Gesellen und Lehrjungen gedacht und behandelte neben Dürers eigenem Wissen um Geometrie, Perspektive und Farbe auch Ratschläge zur Hygiene, Moral und menschlichen Problemen.

Dem *Rosenkranzfest*, Dürers erstem malerischem Hauptwerk, folgten in den kommenden Jahren weitere Meisterwerke.

Kurz nach seiner Rückkehr aus Italien erhielt Dürer den Auftrag, für seinen Gönner Kurfürst Friedrich den Weisen die *Marter der zehntausend Christen* im Gemälde darzustellen (Abb. 77). Das Werk war für die Heiltumskammer der Wittenberger Schloßkirche bestimmt, die eine große Reliquiensammlung barg, darunter auch solche der 10.000 christlichen Märtyrer. Dürer behandelte das Thema zuvor bereits in einem Holzschnitt, der auf denselben Vorstudien basiert wie das Gemälde. In der Entwurfszeichnung plante Dürer das Bild noch als Breitformat. Durch die Wahl eines Hochformats, das vermutlich durch den Auftraggeber vorgegeben wurde, orientiert sich die Komposition und Figurenverteilung letztlich wieder am Holzschnitt. Wie im Gemälde des Stammelternpaares fügte Dürer seinem Namenszug noch den Zusatz »alemanus« hinzu: Albrecht Dürer, der Deutsche. Inmitten einer schroffen Felslandschaft sind zahlreiche grausame Szenen des Martyriums der 10.000 christlichen Krieger und ihres Anführers Achatius am Berge Ararat zu sehen. Die Handlung entwickelt sich horizontal in gestaffelten Bildstreifen. In der Farbigkeit herrschen neben kräftigem Blau im wesentlichen Braun-, Rot- und Grüntöne vor. Im Bildzentrum stellt sich der Künstler, der zum Betrachter hinausblickt, selbst dar (Abb. 77). Er ist mit dem Humanisten Konrad Celtis, den der Kurfürst gleichermaßen schätzte, ins Gespräch vertieft. Im Sinne einer platonischen Freundschaft nach Vorgabe des italienischen Humanisten Marsilio Ficinos (1433–1499) beschäftigen sie sich intensiv mit den Leiden der Märtyrer. Durch ihre dunkle Kleidung sind sie von dem übrigen, in leuchtenden Farben dargestellten Geschehen abgesetzt. Während in der Kleidung Dürers ein Trauergewand zu Ehren des Verstorbenen gesehen wurde, deutete man die Gewandung seines Begleiters als die des Professors für Poetik an der Wiener Universität. Die kleine Szene wird im Zusammenhang mit einer Empfehlung des Verstorbenen an die 10.000 Märtyrer gesehen. Die Tafel erfüllte zwei Funktionen. Sie diente einerseits als Andachtsbild, das auf den Reliquienbesitz des Kurfürsten verwies, andererseits als Gedenkbild für den verstorbenen Humanisten. Beziehungen zwischen dem Auftraggeber, dem Maler und dem Humanisten bestanden schon seit einigen Jahren, so daß dem Kurfürsten die Doppelbedeutung des Bildes bekannt gewesen sein muß. Friedrich der Weise und sein Neffe und Nachfolger Johann Friedrich von Sachsen (1503–1554) schätzten das Gemälde sehr. Letzterer soll es sogar während seiner Gefangenschaft in Brüssel angefordert haben.

Zeitgleich zur *Marter der zehntausend Christen* arbeitete Dürer an einem umfangreichen Altar: Der wohlhabende Frankfurter Tuchhändler Jacob Heller (um 1460–1522) war ein weiterer wichtiger Auftraggeber, der von Dürers herausragender Leistung des *Rosenkranzfestes* in Venedig gehört hatte. Er beauftragte ihn mit einem dreiteiligen Flügelaltar für die Dominikanerkirche in Frankfurt am Main, der dem Hl. Thomas von Aquin gewidmet werden sollte. Das schwierige Verhältnis zwischen Auftraggeber und Künstler dokumentieren neun erhaltene Briefen. Das Altarmittelbild sollte in einer neuen ikonographischen Bildform die Marienkrönung mit der Himmelfahrt Mariens verbinden, während die Seitenflügel Märtyrerszenen, Stifterbildnisse und stehende Heilige zeigten. Die Mitteltafel war 1509 vollendet. Zwei zusätzliche äußere Standflügel bemalte Mathis Grünewald (um 1460/1480–1528) in Grisaille mit stehenden Heiligen. Wie Kopien der

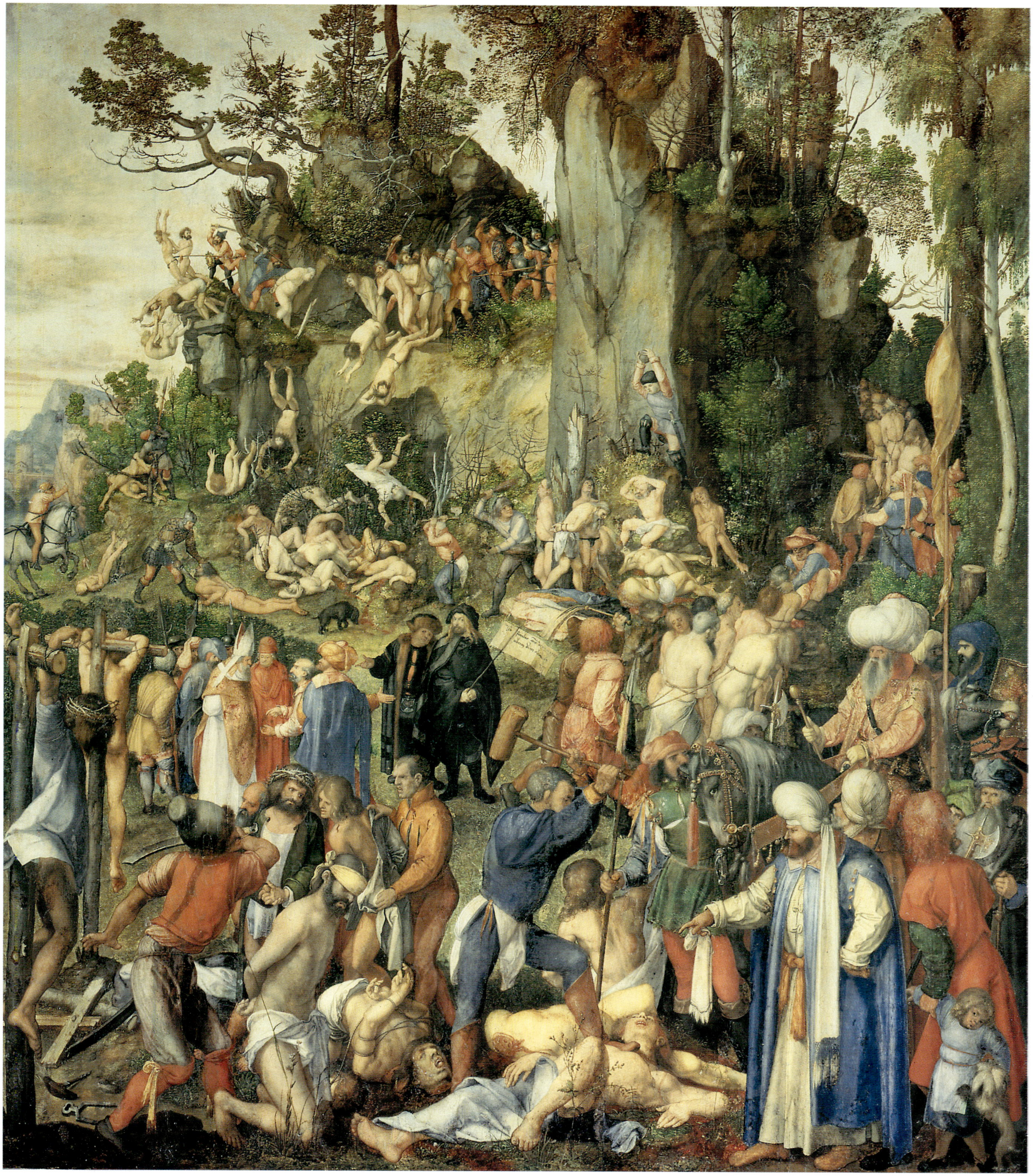

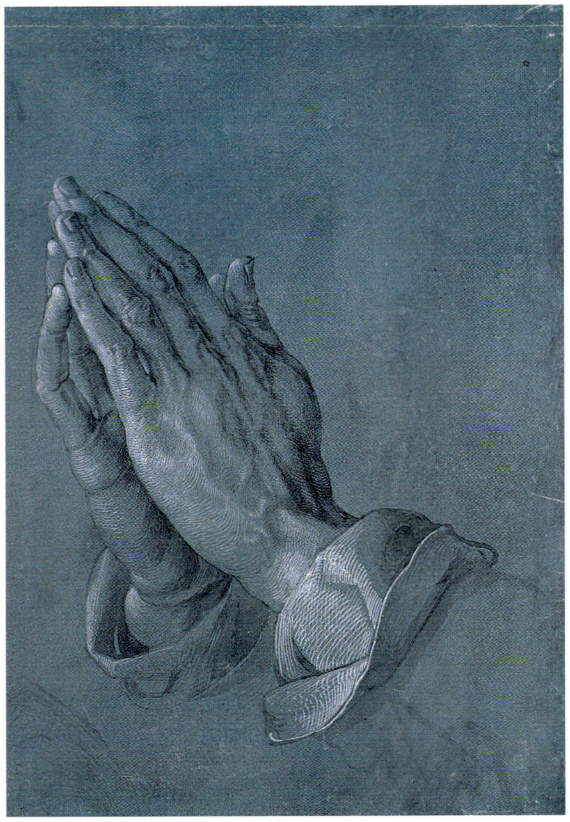

78 *Studie zu den Händen eines Apostels (Betende Hände)* (Vorstudie zum *Heller-Altar*), um 1508
Pinselzeichnung auf blau grundiertem Papier 29 x 19,7 cm
Graphische Sammlung Albertina, Wien

Für den zerstörten Altar des Frankfurter Kaufmanns und Ratsherren Jakob Heller haben sich mehrere Einzelstudien erhalten. Die sogenannten Betenden Hände dienten als Vorstudie für einen Apostel. Sie wurde, losgelöst von ihrer ursprünglichen Funktion, als autonomes Kunstwerk betrachtet und erlangte ungeheure Popularität. Insbesondere im 19. und 20. Jahrhundert zierten die *Betenden Hände* als Inbegriff und Symbol deutscher Frömmigkeit in zahlreichen Reproduktionen die Wände bürgerlicher Wohnstuben.

Mitteltafel und Flügelbilder aus der Werkstatt Dürers belegen, handelte es sich bei dem *Heller-Altar* neben dem *Paumgartner-Altar* ehemals um Dürers umfangreichstes Altarwerk. 1729 wurde die Mitteltafel, von der nur noch eine Kopie von 1614 einen schwachen Abglanz vermittelt, bei einem Brand in der Münchner Residenz zerstört. 18 Vorstudien, Pinselzeichnungen auf grün-, blau- oder graugrundiertem Papier, die Dürer für dieses von italienischen Vorbildern beeinflußte Werk anfertigte, blieben erhalten und vermitteln einen Eindruck dieses wohl prachtvollen Gemäldes (Abb. 78).

Vermutlich im Jahre 1508 erhielt Dürer vom Nürnberger Metallhändler Matthäus Landauer (gest. 1515) den Auftrag zu einem anderen Altargemälde, der *Anbetung der Hl. Dreifaltigkeit durch die Civitas Dei* (Abb. 79). Das Bild war für die Allerheiligenkapelle des von Landauer gestifteten Heims für alte, unverschuldet verarmte Handwerker bestimmt und wurde 1511 vollendet. Dürer entwarf Bild und Rahmen als künstlerische und ikonographische Einheit. Nach italienischem Vorbild wählte er eine Einzeltafel, die sich auch im relativ kleinen Format von großen Altarwerken unterscheidet. Auf Wunsch des Auftraggebers war die Ausführung besonders kostbar: Die goldenen Partien sind mit Pinselgold ausgeführt. Ein geschnitzter Rahmen mit Christus als Weltenrichter und den Betenden Maria und Johannes gibt im Sinne eines eschatologischen Präludiums den Blick auf eine himmlische Vision frei, die Versammlung aller Heiligen um die göttliche Trinität in Form eines Gnadenstuhls. Diese Vision verheißt, was nach dem Jüngsten Gericht in der Stadt Gottes auf den Einzelnen wartet. In der irdischen Zone, einer weitläufigen, nicht zweifelsfrei lokalisierten Flußlandschaft, zugleich einem Sinnbild der realen Welt, stellt sich Dürer mit künstlerischem Selbstbewußtsein selbst dar. Er hält eine Tafel in den Händen mit der Inschrift: »ALBERTUS DVRER. NORICUS. FACIEBAT. ANNO A. VIRGINIS. PARTV. 1511« (Albrecht Dürer aus Nürnberg hat dies gemacht im Jahr 1511 nach der Niederkunft der Jungfrau [Christi Geburt]).

Alle drei zu gleicher Zeit entstandenen Altarwerke zeugen, ausgehend von Dürers zweiter Italienreise, vom innovativem Umgang mit der Tradition und mit den italienischen Einflüssen. Während der *Heller-Altar* zwei verschiedene ikonographische Typen miteinander verschmolz, erhielt die *Marter der zehntausend Christen* in der Doppelfunktion als Andachts- und Gedenkbild eine außergewöhnliche Bestimmung. Der *Landauer-Altar* schließlich unterschied sich sowohl durch die Wahl des Eintafelbildes als auch in seinem Format und in der Komposition von traditionellen Altarformen.

Dürer hatte die Beschäftigung mit der idealen menschlichen Proportion auch während seiner zweiten Italienreise nie ganz aufgegeben, wie verschiedene Zeichnungen belegen, und so fließen diese Bemühungen nun in das 1507 entstandene Bilderpaar *Adam und Eva* ein (Abb. 80 und 81). Die beiden selbständigen und doch aufeinander bezogenen Darstellungen greifen auf vorbereitende Studien und auf einen Kupferstich von 1504 zurück. Das symbolische Beiwerk ist auf ein Minimum reduziert, während die Erfassung der Aktfigur und die Modellierung der Körper im Vordergrund steht. In der Form getrennter Tafeln schuf Dürer einen neuen Bildtypus für dieses Thema, der zahlreiche Nachahmer fand. Dürer orientierte sich bei seiner Darstellung des ersten Menschenpaares vermutlich an

79 *Anbetung der Hl. Dreifaltigkeit durch die Civitas Dei (Landauer Altar),* 1511
Öl auf Lindenholz, 135 x 123,4 cm
Kunsthistorisches Museum, Wien

Als himmlische Vision, die mit dem Bildrahmen eine ikonographische Einheit bildet, gestaltete Dürer den Eintafelaltar mit der *Anbetung der Hl. Dreifaltigkeit durch die Civitas Dei* für den reichen Kaufmann Matthäus Landauer. Die Hl. Dreifaltigkeit steht in Form eines Gnadenstuhls, der von Engeln herbeigetragen wird, im Mittelpunkt der himmlischen Heiligenversammlung. Die Schar der Märtyrerinnen links wird von Maria angeführt, die der alttestamentarischen Propheten und Könige rechts von Johannes dem Täufer. Geistliche und Laien, die den Oberhäuptern von Staat und Kirche nachfolgen, bilden die unterste horizontale Himmelszone. In Form eines Assistenzporträts stellte sich der Künstler selbst in der irdischen Zone dar. In der Gruppe der Kleriker links ist als einziger Laie der Auftraggeber porträtiert, den ein Kardinal in die himmlische Gemeinschaft aufnimmt. Dieses Detail bereitete Dürer durch eine Porträtstudie vor. Matthäus Landauer war durch den Handel mit Erzen zu Reichtum gelangt und hatte 1501 ein Altersheim für zwölf in Not geratene Handwerker gestiftet, dem die Allerheiligenkapelle angegliedert war. Außer dem Bildnis des Stifters ist ein zweites Porträt, das seines Schwiegersohns Wilhelm Haller, in die Darstellung aufgenommen.

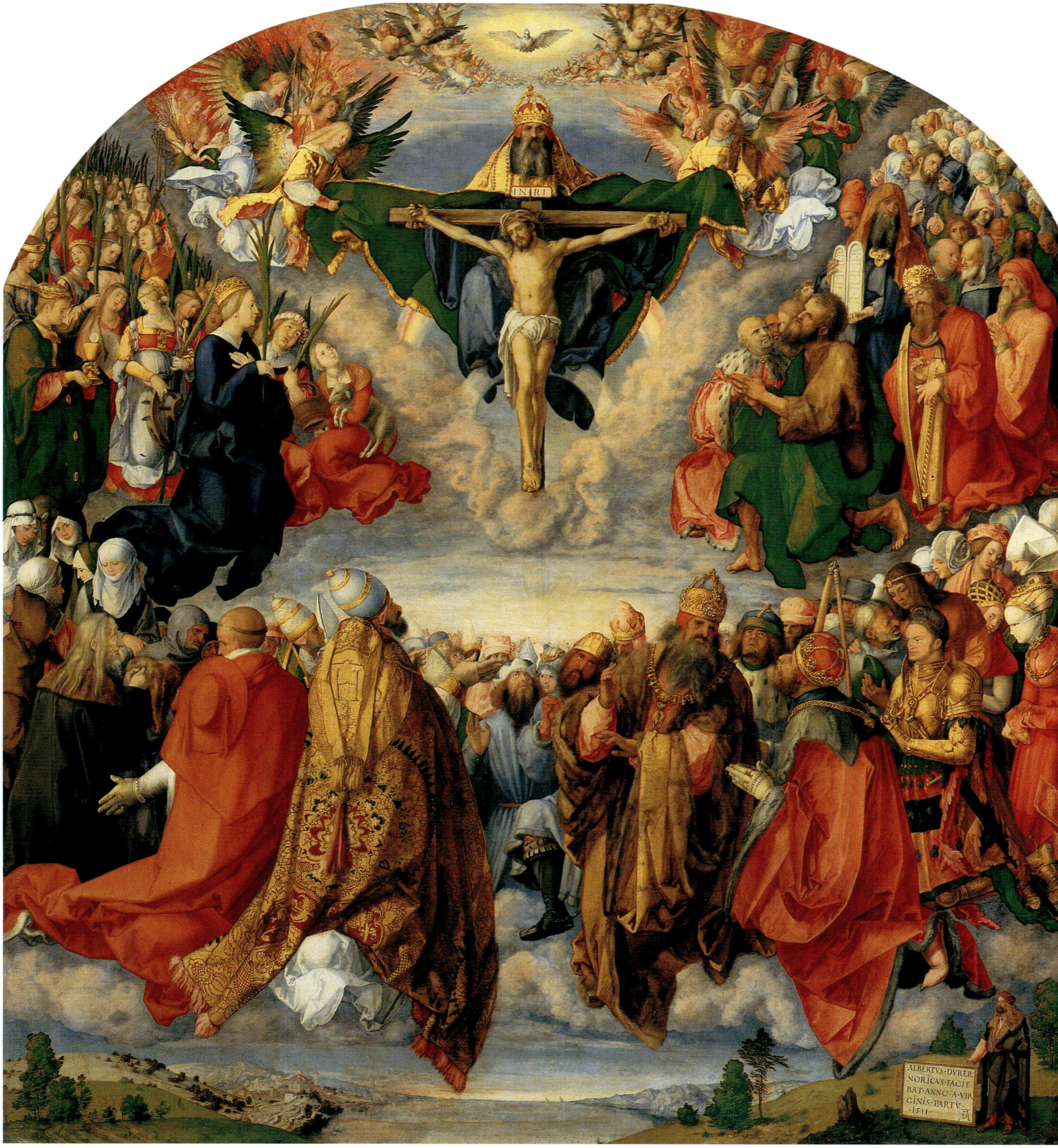
INRI
ALBERTVS·DVRER
NORICVS·FACIE
BAT·ANNO·A·VIR
GINIS·PARTV·
·1511·

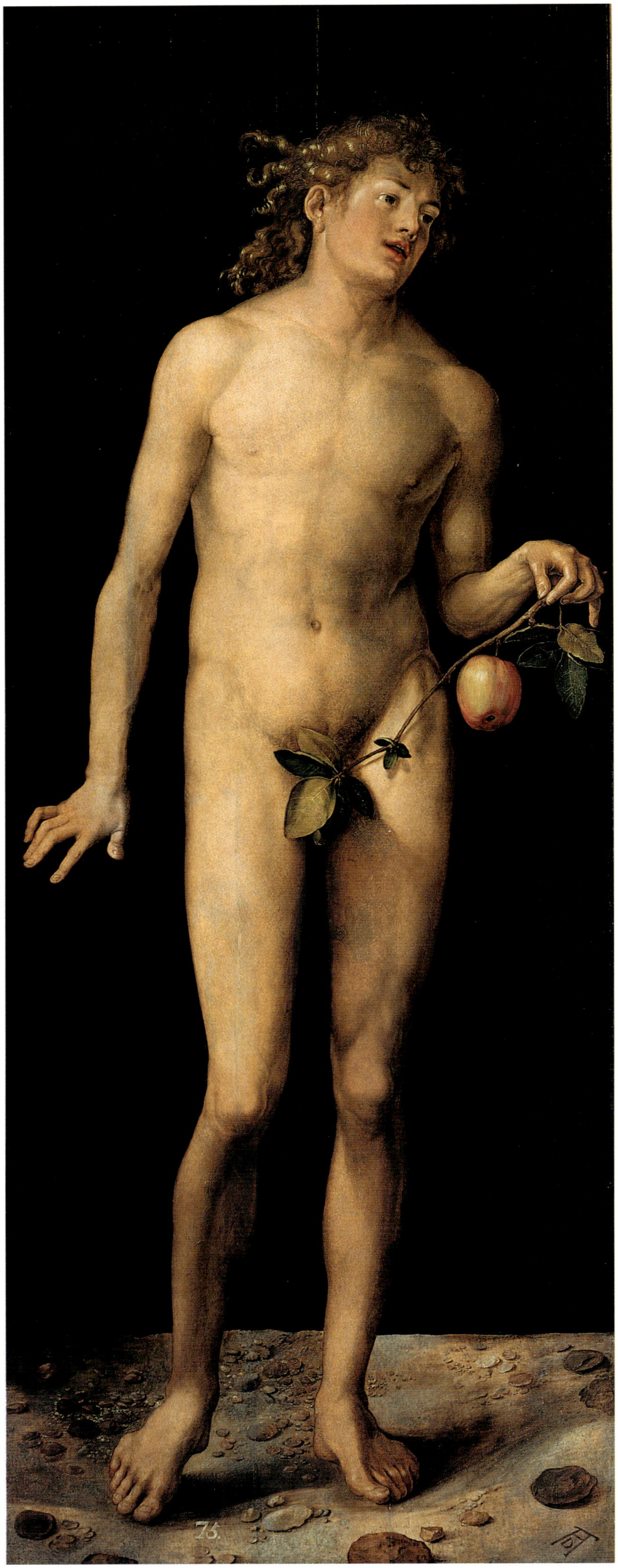

80 *Adam*, 1507
Öl auf Kiefernholz, 209 x 81 cm
Museo del Prado, Madrid

Nach seiner Kupferstichdarstellung aus dem Jahre 1504 setzte Dürer das Thema des ersten Menschenpaares drei Jahre später noch einmal in einem Gemälde um. Die beiden Bilder mit Adam und Eva (Abb. 81) sind als unabhängige Pendants gemalt, die in der Komposition und in der figürlichen Körperbewegung aufeinander bezugnehmen. Adam, der einen Zweig vom Baum der Erkenntnis vor sich hält, wendet sich schmachtend Eva auf der anderen Tafel zu. Wie Eva ist er in der Bewegung, in Schrittstellung und mit wehendem Haar, wiedergegeben.

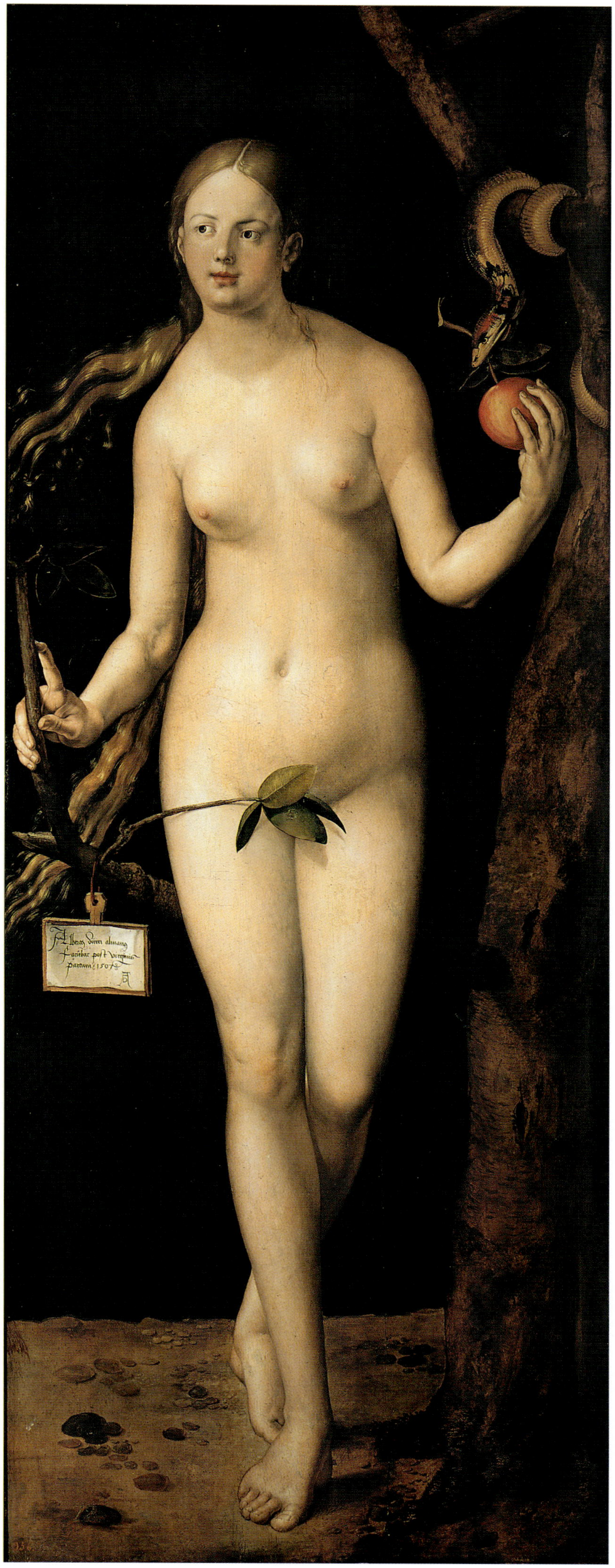

81 *Eva*, 1507
Öl auf Kiefernholz, 209 x 81 cm
Museo del Prado, Madrid

Wie die Darstellung Adams ist auch diejenige Evas im Zusammenhang mit den Studien der Idealproportion des menschlichen Körpers zu sehen, die Dürer seit seiner ersten Italienreise im Jahre 1496 beschäftigten. Im Gemälde sind die plastischen Werte gegenüber der Kupferstichdarstellung abgemildert, die Binnenmodellierung zarter. Eva blickt verführerisch zu Adam hinüber. Während sie links von der Schlange den Apfel entgegennimmt, hält sie rechts einen Ast des Baums der Erkenntnis, von dem ein »cartellino«, ein Inschriftentäfelchen mit der Signatur und der Aufschrift »Albertus Dürer alemanus faciebat post virginis partum 1507« (Der Deutsche Albrecht Dürer hat dies gemacht nach der Niederkunft der Jungfrau [Christi Geburt] 1507) herabhängt.

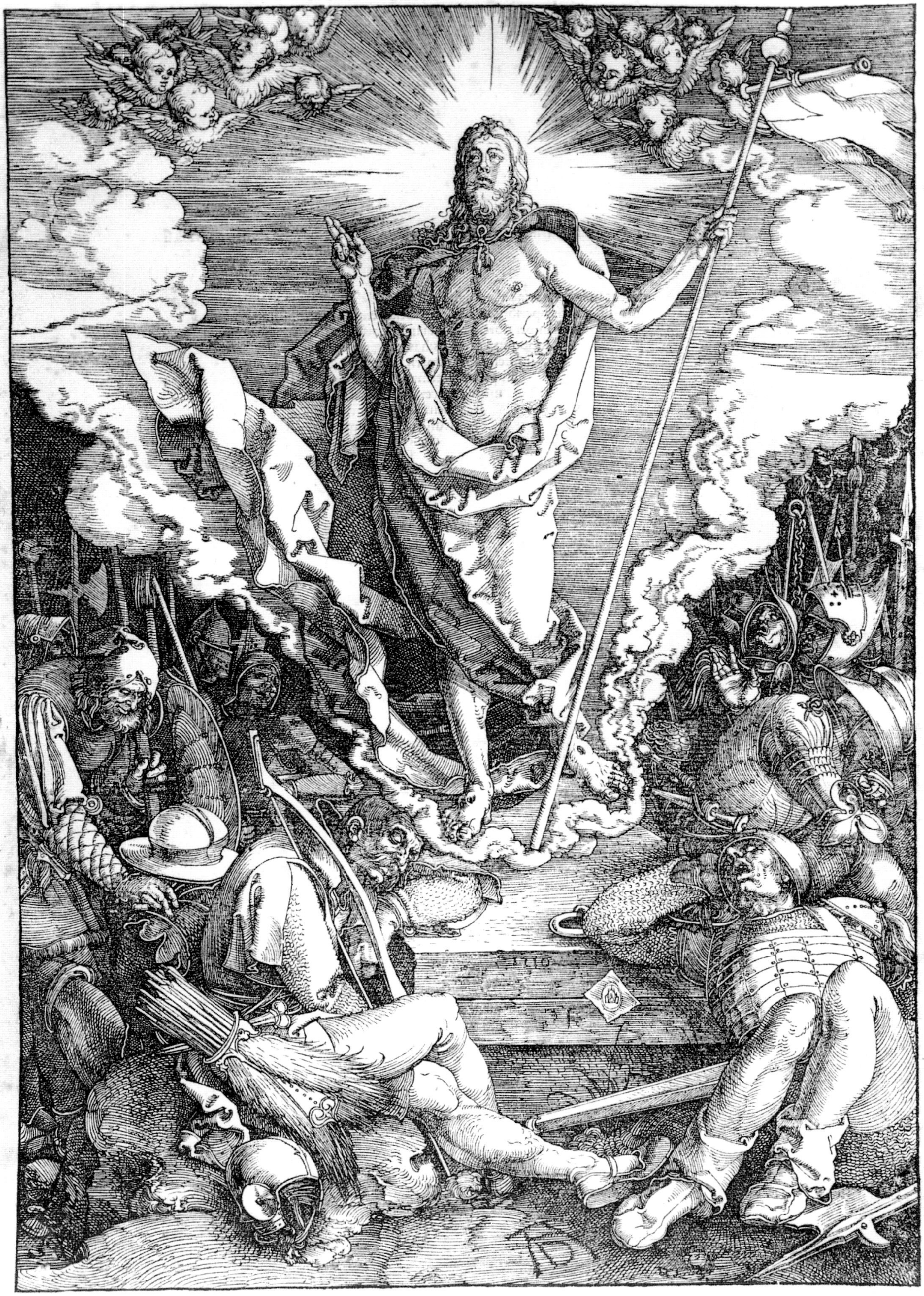

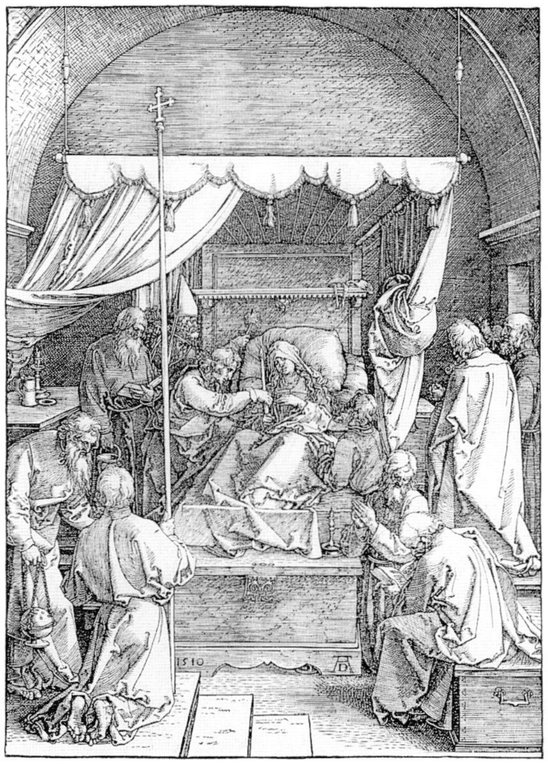

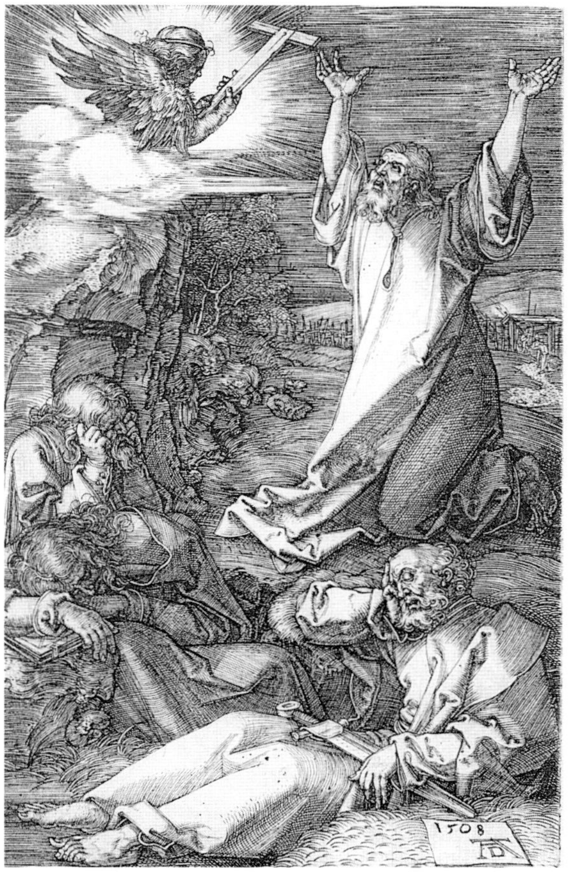

83 *Marienleben: Tod der Maria*, 1510
Holzschnitt, 29,3 x 20,6 cm
Kupferstichkabinett, Staatliche Kunsthalle, Karlsruhe

In einem tonnengewölbten Raum steht zentral das Baldachinbett, in dem die Muttergottes soeben verstorben ist. Die Jünger sind damit beschäftigt, die mittelalterlichen Sterberiten auszuführen. Petrus, als Bischof gekleidet, schwenkt das Aspergillum, den Weihwasserwedel, während Johannes der Muttergottes die Sterbekerze in die Hand drückt. Zwei der Jünger lesen Sterbegebete, andere sind ins Gebet vertieft, während im Vordergrund zwei Figuren ein Weihrauchfaß und ein Sterbekreuz halten, durch das der Verstorbene Ablaß erhalten konnte. Der Holzschnitt folgt der Tradition der mittelalterlichen »Ars moriendi«-Darstellungen, und hat im gleichnamigen Kupferstich Martin Schongauers ein Vorbild. Der Holzschnitt ist Bestandteil von 19 Blättern des *Marienlebens*, die 1511 als Buch herausgegeben wurden.

84 *Kupferstichpassion: Christus am Ölberg*, 1508
Kupferstich, 11,8 x 7,6 cm
Kupferstichkabinett, Staatliche Kunsthalle, Karlsruhe

Das erste Blatt der Kupferstichpassion ist die Szene *Christus am Ölberg*, eine von vier Nachtszenen des Zyklus. Die Kompositionslinien führen zur Gestalt Christi hin, der vor der Erscheinung des Engels in einem Aufschrei die Arme hochreißt. Aufgewühlte Emotion steht der Ruhe und der schlafenden Unschuld der drei Jünger gegenüber. Diese Gegensätze werden durch den gezielten Einsatz der Lichtdramaturgie und der Hell-Dunkel-Effekte aufs höchste gesteigert.

einem Wandbild Masolinos am Eingang der Brancacci-Kapelle der Kirche Santa Maria del Carmine in Florenz, mit dem die Bilder Motive wie den an den rechten Bildrand gerückten Baum der Erkenntnis gemein haben. In der Gestalt des *Adam* verarbeitete Dürer die Kenntnisse venezianischer Plastik. Die beiden Tafeln gelangten nach ihrer Fertigstellung in den Besitz des Bischofs Johann V. von Breslau.

Im Jahre 1511 wandte sich Dürer auch wieder verstärkt der Druckgraphik zu. Wechselwirkungen zwischen Malerei und Graphik dieser Zeit sowie Dürers Erfahrungen seiner zweiten Italienreise zeigen sich in großformatigen Holzschnitten wie *Die Hl. Dreifaltigkeit* und Blättern zum *Marienleben* (Abb. 83). Signifikant ist die Hinwendung zu Holzschnittfolgen wie der *Kleinen Passion* und der *Großen Passion* (Abb. 82), dem *Marienleben*, die Dürer 1511 in Buchform mit Versen des Benediktiners Benedictus Chelidonius herausgab, und einer Neuauflage der *Apokalypse*. Insgesamt entstanden nahezu 90 zum Teil sehr großformatige Holzschnitte, die eine starke Wirkung ausgeübt haben müssen und dem Künstler künftig eine gewisse finanzielle Unabhängigkeit sicherten. Dürers Holzschnitte lagen zu dieser Zeit bereits überall als Vorbildmaterial in den Werkstätten aus. So ist es gewiß kein Zufall, daß auch Albrecht Altdorfer (um 1480–1558) in dieser Zeit anfing, seine Zeichnungen in Holz zu schneiden. Die Druckgraphik Dürers nach der zweiten Italienreise zeichnet sich durch einen neuartigen Einsatz der »Clair-Obscur-Technik« aus, wie sie bereits in Zeichnungen wie den Blättern der *Grünen Passion* (Abb. 68) angelegt war. In der *Kleinen Passion* und der *Kupferstichpassion* gelangte Dürer durch diesen für die Druckgraphik neuartigen Einsatz von Hell-Dunkel-Effekten zu einer ungeahnten dramatischen Wirkung.

Die *Kupferstichpassion* (Abb. 84) war für eine andere Zielgruppe konzipiert als die volkstümlichere *Kleine Passion*. Sie entstand 30 Jahre nach der *Kupferstichpassion* Martin Schongauers in den Jahren 1507–1513. Im Gegensatz zur gleichzeitig datierten *Kleinen Passion* war die Folge nicht als Erbauungsbuch für breitere Bevölkerungskreise gedacht, sondern als Liebhaberobjekt für den gebildeten Sammler. Die Stiche erfreuten sich großer Beliebtheit und wurden im 16. Jahrhundert sogar als Miniaturen behandelt, mit Farben illuminiert, mit Silber und Blattgold gehöht und auf Pergamentblätter gelegt, deren Ränder nach spätmittelalterlicher Tradition ornamentiert waren. Berühmte Zeitgenossen wie Erasmus von Rotterdam (1469–1536) besaßen ein Exemplar. Anders als die Holzschnitte der *Großen Passion* (Abb. 82), des *Marienlebens* (Abb. 83) und der *Apokalypse* (Abb. 42–45) erschienen die Stiche, die auch in der Modellierung und Textur wesentlich feiner ausgearbeitet waren, ohne Text. Der Bildausschnitt ist meist eng gewählt; die gedrängten Figurengruppen, weit in den Vordergrund gerückt, agieren oftmals in Innenräumen oder um eine Bühne. Darstellungen wie *Christus am Ölberg* (Abb. 84) gehören zu den ersten vier nächtlichen Szenen, die durch eine spezielle Lichtdramaturgie vor dunklem Hintergrund den theatralischen, bedrückend emotionalen Charakter unterstreichen.

82 (gegenüberliegende Seite)
Große Passion: Auferstehung Christi, 1510
Holzschnitt, 39,1 x 27,7 cm
Kupferstichkabinett, Kunstsammlungen der Veste Coburg, Coburg

Der Holzschnitt ist der späteste von zwölf Blättern der *Großen Passion*, benannt nach dem Format der Folge. 1511 gab Dürer den Zyklus samt einem Titelblatt und einer Dichtung des benediktinischen Theologen und Freund Willibald Pirckheimers Benedictus Chelidonius (gest. 1521) als Buch heraus. Die Darstellungen zeichnen sich durch starke Emotionalität, Naturalismus und eine menschlich nahe Schilderung aus, die sich dadurch von spätgotischen Passionsdarstellungen entfernt. In der Gestalt des Auferstandenen verarbeitete Dürer wieder antike Vorbilder und seine Kenntnisse, die er durch Studien zu menschlichen Idealproportion gewonnen hatte.

Die druckgraphischen Arbeiten für Kaiser Maximilian I.

85 (gegenüberliegende Seite, links)
Kaiser Karl der Große, um 1512
Öl auf Holz, 190 x 89 cm
Germanisches Nationalmuseum, Nürnberg

Das Idealbildnis Kaiser Karls des Großen war zusammen mit dem Porträt Kaiser Sigismunds von Polen (Abb. 86) für die Heiltumskammer im Schopperschen Haus am Markt bestimmt. Dort wurden die Krönungsinsignien und Reliquien aufbewahrt, die einmal im Jahr bei sogenannten Heiltumsweisungen gezeigt wurden. Die Physiognomie Karls des Großen im prächtigen originalen Krönungsornat erinnert an Darstellungen Gottvaters. Krone, Schwert und Reichsapfel bereitete Dürer in Zeichnungen vor. Oberhalb prangen das deutsche Reichswappen und das französische Lilienwappen.

86 (gegenüberliegende Seite, rechts)
Kaiser Sigismund, um 1512
Öl auf Holz, 189 x 90 cm
Germanisches Nationalmuseum, Nürnberg

Ursprünglich als klappbares Diptychon hatte Dürer die beiden Kaiserbildnisse Karls des Großen (Abb. 85) und Sigismund geplant. Die beiden Porträts sollten sich, vermutlich nach Vorgabe des Nürnberger Stadtrats, dem Auftraggeber, an den Gemälden orientieren, die zuvor die Heiltumskammer des Schopperschen Hauses am Markt schmückten, in der alljährlich für kurze Zeit die Reichskleinodien aufbewahrt wurden. Kaiser Sigismund ist Karl dem Großen zugewandt. Das gegenüber anderen Porträtdarstellungen hölzern wirkende Bildnis orientierte sich vermutlich an einer Miniaturkopie im Porträtbuch des Hieronimus Beck von Leopoldsdorf im Kunsthistorischen Museum, Wien. Oberhalb erscheinen die Wappen des Deutschen Reichs, Böhmens, Alt-Ungarns, Neu-Ungarns und Luxemburgs.

»Wenn ein Mensch stirbt, so volge Ime nichts nach dann sein werckh. Wer Ime in seinem leben kein gedächtnis macht, der hat nach seinem todt kein gedächtnus und desselben Menschen wirdt mit dem glockendon vergessen.« (Maximilian I.)

Die Jahre zwischen 1512 und 1517 waren geprägt von Aufträgen Kaiser Maximilians I. (1459–1519) und Dürers druckgraphischer Tätigkeit.

Den Anstoß zu mehreren kaiserlichen Aufträgen gaben die Porträts der deutschen Kaiser, Karls des Großen und Sigismunds (Abb.85, 86), deren Darstellungen im Grenzbereich zwischen religiöser und profaner Ikonographie liegen. Der Nürnberger Stadtrat hatte Dürer den Auftrag zu diesen überlebensgroßen Idealporträts erteilt, die für die Heiltumskammer im Schopperschen Haus am Markt bestimmt waren und vermutlich als Türen des Wandschrankes dienten, in dem die »Regalien« aufbewahrt wurden. Karl der Große (724–814) war der erste Kaiser des Heiligen Römischen Reichs. Er war bereits im Jahre 1165 heiliggesprochen worden. Kaiser Sigismund (1361–1437) hingegen hatte die Reichsinsignien vor den Hussiten von der Burg Karlstein in Böhmen über Ungarn nach Nürnberg gebracht und spielte daher eine wichtige Rolle in der Geschichte der Stadt. Während das Bildnis Karls des Großen der Phantasie entlehnt ist, in seiner Darstellung jedoch einem im 15. Jahrhundert geläufigen Typus folgt, lag dem Porträt Sigismunds eine Vorlage zugrunde. Die Bildnisse wirken im Vergleich mit anderen Porträts Dürers hölzern. Doch repräsentieren sie mit den abgebildeten Reichskleinodien und dem kaiserlichen Schmuck, Gegenständen aus der Heiltumskammer, in der sie angebracht waren, ein ideales, wenn auch künstliches Bild herrschaftlicher Pracht. Aufgrund der Fremdartigkeit der beiden Tafeln im Werk Dürers wurde vermutet, daß sie sie sich an die beiden älteren Tafeln der Heiltumskammer anlehnen. So könnten zum Beispiel die Hände Kaiser Sigismunds, die blockhafte Geschlossenheit der Gestalt sowie die gebeugte Haltung auf die Tafel eines Nürnberger Meisters aus der Zeit um 1430 zurückgehen. Mit Einkehr der Reformation in Nürnberg im Jahre 1526 verloren die Tafeln ihre Bedeutung als Heiligtümer und wurden infolge eines Ratserlasses vom 6. Oktober von der Heiltumskammer in das Rathaus überführt.

In einem Brief des Nürnberger Stadtschreibers Lazarus Spengler (1479–1534) vom 30. November 1513 ist von der Bewunderung Maximilians I. insbesondere für das Porträt Karls des Großen zu lesen, der mit seinem Bart an Darstellungen Gottvaters erinnere, und davon, daß der Kaiser beabsichtigte, verschiedene Werke bei Dürer in Auftrag zu geben. Der Kaiser hatte die Möglichkeiten der Druckgraphik als propagandistisches Mittel erkannt. Er strebte in den nachfolgenden Jahren an, sich mit Druck- und Kunstwerken unvergängliche Denkmale zu setzen. Geplant waren unter anderem 33 Bücher, von denen sieben tatsächlich ausgeführt wurden. Den literarischen Ruhm, den der Kaiser dadurch erringen wollte, sollten die Ausschmückungen des von ihm beauftragten Künstlerstabs beflügeln. Außer Dürer, der federführend an der Holzschnittfolge für den *Triumph des Kaisers* mitwirkte, waren zahlreiche Künstler, unter anderem auch die beiden Dürerschüler Hans Schäufelin (um 1480/1485–1538/1540) und Hans Burgkmair sowie Albrecht Altdorfer und Maximilians I. Hofmaler Jörg Kölderer (gest. 1540) an den Projekten beteiligt. Die Zahlungsmoral des Kaisers ließ jedoch zu wünschen übrig. In einem Brief vom Juli 1515 an den kaiserlichen Gesandten in Nürnberg, Christoph Kress (1484–1535), klagt Dürer, daß er dem Kaiser drei Jahre lang unentgeltlich zu Diensten gewesen sei und er »Pit dorawff k[aiserliche] M[ajestä]t dorum mit den hündert gulden zu belonen«. Kaiser Maximilian bewilligte in einem Antwortschreiben vom 6. September eine jährliche Rente, die jedoch vom Stadtrat selten ausgezahlt wurde. Neben seiner Mitarbeit an der *Ehrenpforte* (Abb. 87) und am *Triumphzug* lieferte Dürer dem Kaiser in diesen Jahren auch zwei gemalte Bildnisse, Entwürfe für einen silbernen Harnisch und 56 Randzeichnungen für ein Gebetbuch, die als Vorzeichnungen für den Holzschnitt dienten. Die überlebensgroße Bronzestatue Albrecht von Habsburgs (um 1298–1358) für Maximilians sepulkralen Skulpturenzyklus in Innsbruck, die von dem Landshuter Bildhauer Hans Leinberger (um 1480/1485–nach 1530) ausgeführt wurde, geht ebenfalls auf eine Entwurfszeichung Dürers zurück.

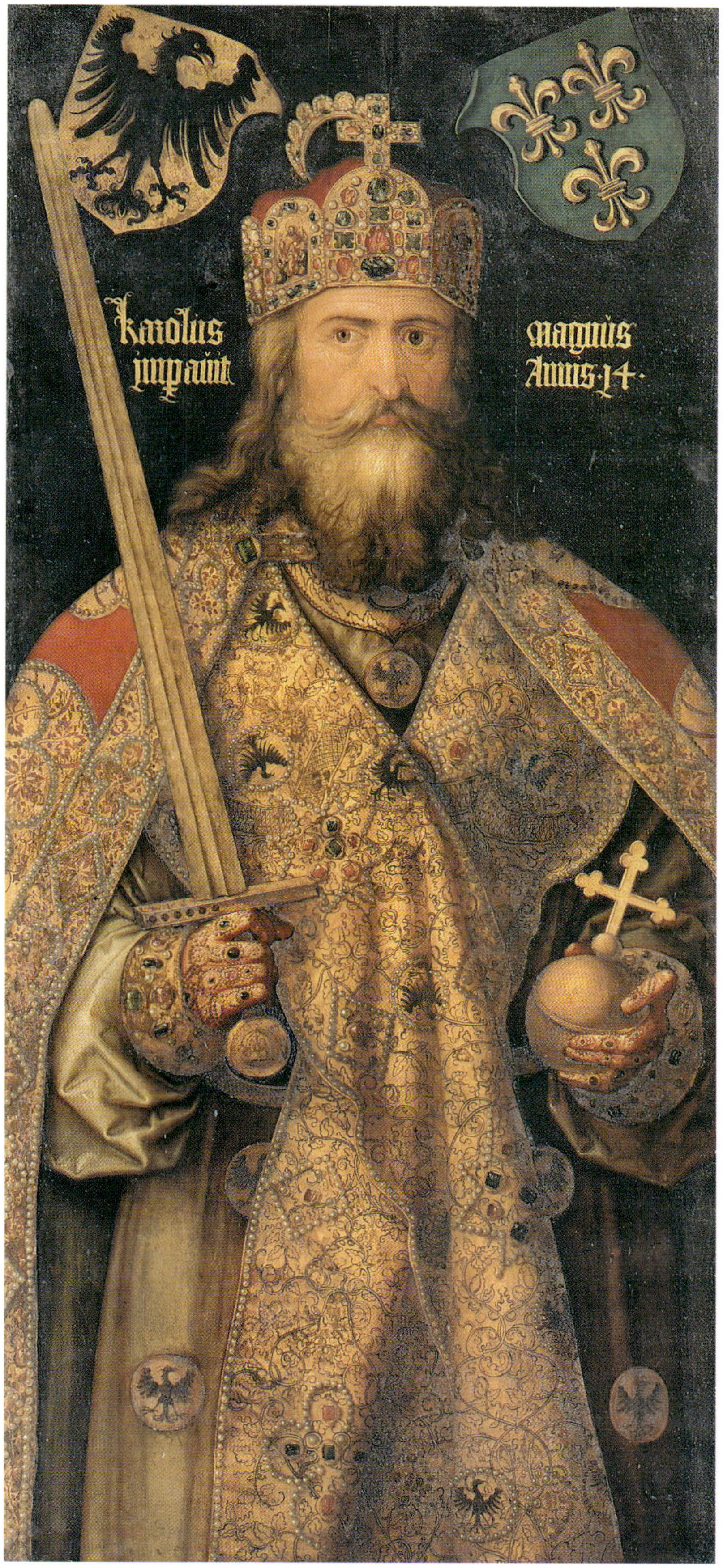

karolus
magnus
Annis·14·

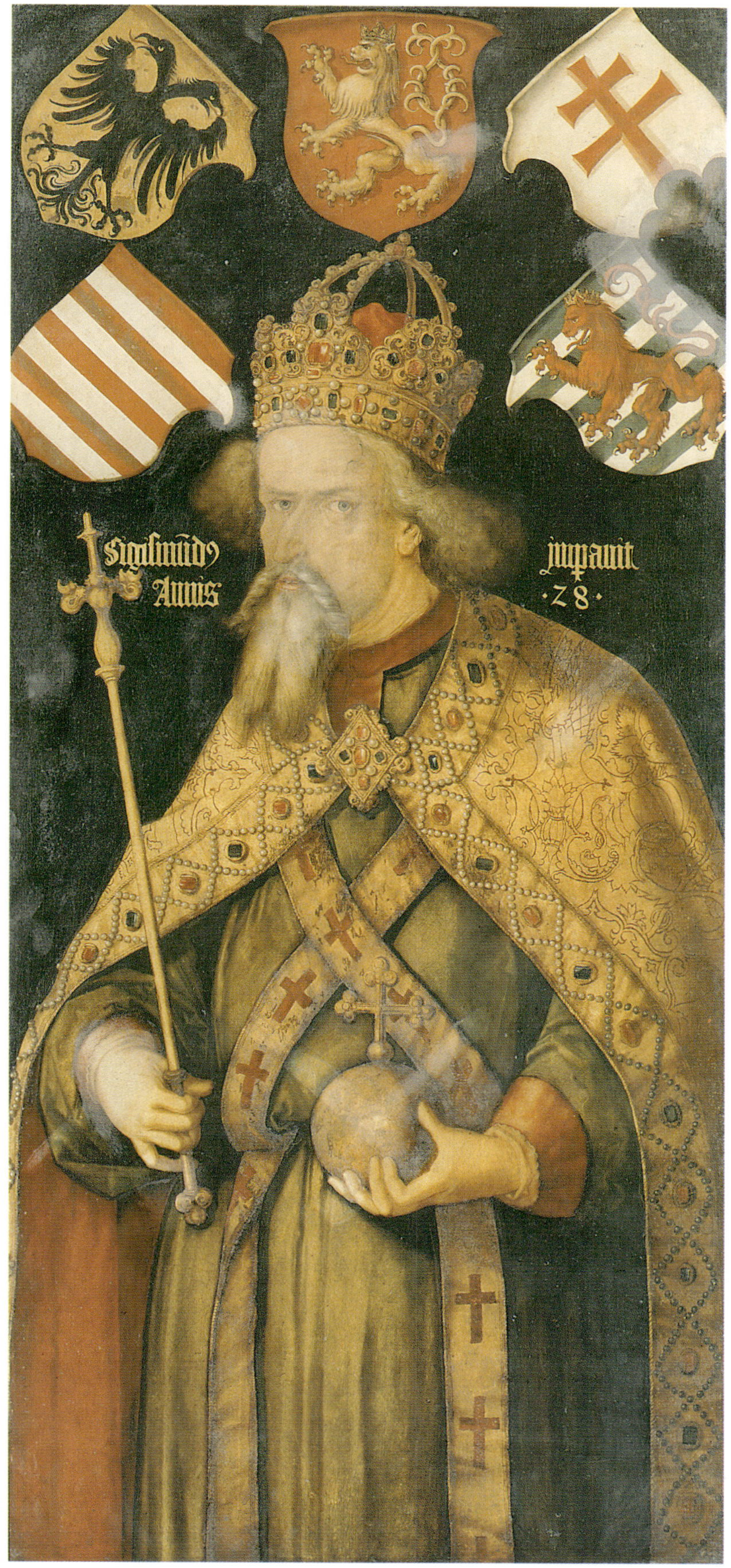

Annis
·28·

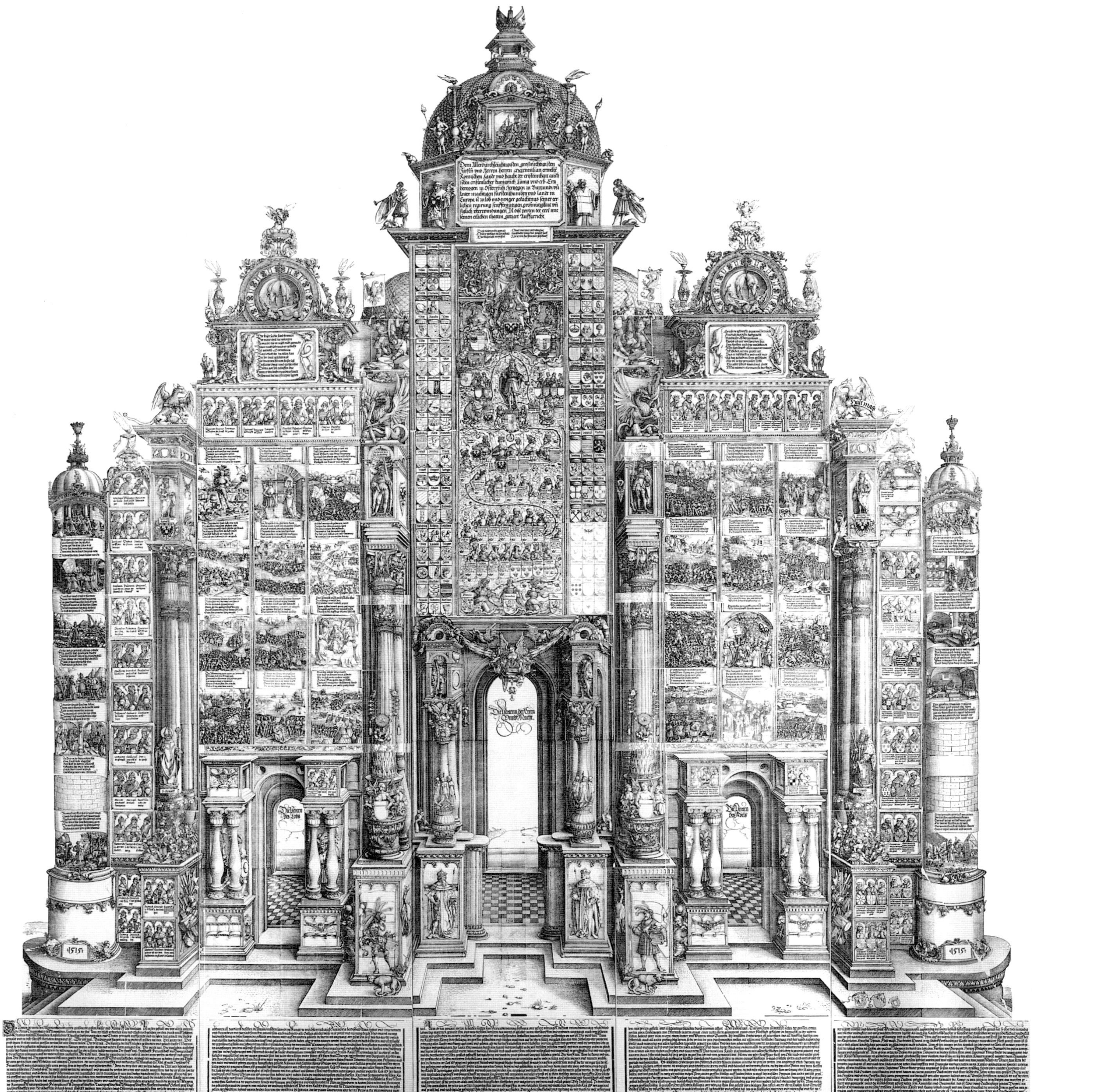
1515
1515

Bei der Planung seiner triumphalen und apotheotischen Druckwerke ließ sich der Kaiser von einem Stab an Hofliteraten und -historikern beraten. Die Gesamtkonzeption der sogenannten *Ehrenpforte* (Abb. 87), eines wichtigen Bestandteils der ruhmreichen Druckwerke, entstand in enger Zusammenarbeit mit dem Hofliteraten und Astronomen Johannes Stabius (gest. 1522). Dieses gedruckte Triumphtor diente formal der Verherrlichung des Lebens und der Taten des Kaisers wie seiner Ahnen und geht als Typus auf antike Triumphbögen und auf die narrative szenische Schilderung umlaufender Reliefs wie der Trajanssäule in Rom zurück. Es verbindet antike Gedanken mit zeitgenössischen Formen und erinnert in Aufbau und Architektur an prächtige Renaissancepaläste. An dem monumentalen, 1515 vollendeten Werk wirkten außer Dürer Wolf Traut (1480–1520), Hans Springinklee (um 1495–1540?), Peter Flötner (1490/1495–1546) und Jörg Kölderer mit. Dürer oblag der Entwurf und die Gesamtleitung des Projektes. Er bereicherte die von Jörg Kölderer vorgegebene Architektur um den figürlichen Schmuck. Die 190 Holzschnitte der *Ehrenpforte*, gefertigt vom Formschneider Hieronymus Andreae und anschließend zusammengeklebt, ergaben eine Gesamtfläche von nahezu zehn Quadratmetern. Unter einer solchen monumentalen Darstellung konnten Ehrenzeremonien abgehalten werden. Eine hohe Auflage von 700 Exemplaren sollte gewährleisten, daß über dieses Riesenholzschnittwerk der Ruhm des Kaisers bis weit hinaus ins Reich gelangte.

Der Triumphzug, eine Folge von 130 kommentierten Holzschnitten, die auf das Vorbild antiker, römisch-imperialer Triumphzüge zurückgingen, ergänzte die *Ehrenpforte*. Beide zusammen bildeten den *Triumph*, mit dem sich der Kaiser ein Denkmal setzen wollte. Als Maximilian 1519 starb, waren viele der Holzschnitte und der begleitenden Inschriften und Spruchbänder noch nicht vollendet. Erst 1526 gab Erzherzog Ferdinand (1503–1564), ein Enkel Maximilians I., das Werk posthum heraus.

Für den *Triumphzug* entwarf Dürer die acht Blätter des *Großen Triumphwagen* (Abb. 88–91), der den glorreichen Abschluß des Zugs bilden sollte. Dem Holzschnittwerk ging ein farbiger Entwurf voraus, den der Kaiser 1518 wahrscheinlich noch selbst gesehen hatte. 1522 veröffentlichte Dürer den *Großen Triumphwagen*, der in den kommenden Jahrzehnten in insgesamt sieben deutschen und lateinischen Auflagen erschien. Den kaiserlichen Prunkwagen zieht ein Zwölfspänner, den zu beiden Seiten glorienkranzschwenkende, inschriftlich benannte Tugendpersonifikationen begleiten. Der »Erfahrung« (Experientia) und der »Tüchtigkeit« (Solertia) folgen »Kühnheit« (Avdatia), »Großmut« (Magnanimitas), »Tatkraft« (Acrimonia) und »männliche Stärke« (Virilitas). Hinter diesen schreiten »Schnelligkeit« (Velocitas) und »Festigkeit« (Firmitvdo) einher, denen »Heiterkeit« (Alacritas) und »Zweckmäßigkeit« folgen (Oportunitas). Das erste Gespann wird mit »Voraussicht« (Providentia) und »Bescheidenheit« (Moderatio) geführt. Der Kaiser thront in Krönungsornat auf dem Wagen, während die vier Kardinaltugenden »Mäßigkeit« (Temperantia), »Gerechtigkeit« (Justicia), »Tapferkeit« (Fortitudo) und »Klugheit« (Prvdentia) im Reigen sowie der »Sieg« (Victoria) Glorienkränze über ihm halten. Die »Vernunft« (Ratio) lenkt mit »Adel« (Nobilitas) und »Herrschermacht« (Potentia) den Wagen, der mit seinem Schmuck, etwa die den Rädern inskribierten Reichsadlern Sinnbild des Heiligen Römischen Reichs ist. Die Wagenräder bewegen sich als Symbole der Reichshistorie zugleich mit »Erhabenheit« (Magnificentia), »Würde« (Dignitas), »Ruhm« (Gloria) und »Ehre« (Honor) voran. Über dem Baldachin steht geschrieben: »Was die Sonne am Himmel, ist der Kaiser auf Erden« (Quod in caelis sol hoc in terra caesar est); und darunter auf einer Tafel: »Das Herz des Herrschers ist in Gottes Hand« (Regis est in Manu Dei). »Größe« (Gravitas), »Standhaftigkeit« (Perseverantia), »Vertrauen« (Fidentia) und »Sicherheit« (Secvritas) sind stete Weggefährtinnen.

Die Jahre 1513 bis 1514 sind als Höhepunkt in Dürers druckgraphischem Schaffen zu bezeichnen. In diesen Jahren entstanden drei Kupferstiche *Ritter, Tod und Teufel, Melencolia I* und der *Hl. Hieronymus im Gehäus* (Abb. 94, 95, 96). Sie zeichnen sich durch gleiches Format aus und werden aufgrund ihrer technischen Vollendung als die Meisterstiche im graphischen Schaffen Dürers bezeichnet. Es wird vermutet, daß die Stiche *Hl. Hieronymus im Gehäus* und *Melencolia I* als antithetische Pendants entstanden, da Dürer sie auf seiner niederländischen Reise paarweise vergab. Den inhaltlichen Zusammenhang der drei Blätter sah man trotz fehlender Hinweise Dürers in der thematischen Trias der moralischen, theologischen und intellektuellen Tugenden nach der scholastischen Lehre. So versinnbildlichen *Ritter, Tod und Teufel* die christlich-moralische Standhaftigkeit, der *Hl. Hieronymus im Gehäus* die religiöse Kontemplation und *Melencolia I* die intellektuelle Durchdringung der göttlichen Ordnung.

Ritter, Tod und Teufel erschien als erster Stich im Jahre 1513 (Abb. 94). In aufrechter Haltung, die Hellebarde geschultert, reitet in einem Hohlweg ein geharnischter Ritter einher, unerschrocken vor dem Tod mit dem Stundenglas, der auf einem abgezehrten Klepper reitet und dem bockshörnigen Teufel, der ihm folgt. Der treue Hund, Sinnbild der Glaubenstreue, folgt seinem Herrn. Die Eidechse ist Sinnbild für den Gotteseifer. Die Burg im Hintergrund könnte als Sinnbild der Glaubensfeste Ziel des Ritts sein. Der »Reuter«, wie Dürer den Stich in seinem Tagebuch der niederländischen Reise anläßlich seiner Vergabe nannte, erfuhr widersprüchliche Deutungen, vom Raubritter bis hin zum ehrbaren christlichen Ritter. Letzteres liegt aufgrund der literarischen Bezüge nahe, insbesondere zur Schrift »Enchiridion militis christiani« des Humanisten Erasmus von Rotterdam aus dem Jahr 1502. Erasmus vertritt darin die Überzeugung, jeder Christ habe als Soldat im Dienste Gottes seinen schweren Weg zu gehen. Gleichzeitig ist der Kupferstich vermutlich in der Reihe der großen Anzahl von Ritterdarstellungen zu sehen, die zwischen 1508 und 1510 entstanden und mit Kaiser Maximilian I., der auch als »letzter christlicher Ritter« bezeichnet wurde, verbunden waren. Die

87 *Die Ehrenpforte*, 1515
Holzschnitt, 341 x 292 cm
Germanisches Nationalmuseum, Nürnberg

Kaiser Maximilian I. beauftragte Dürer 1512 mit den Holzschnitten zur *Ehrenpforte* zu seinem Gedächtnis. In der Darstellung verbanden sich die Vorbilder römischer Triumphbögen mit denen gotischer Wappenwände. Trotz der Größe von nahezu zehn Metern sollte die Ehrenpforte nicht als ganzes, sondern einzeln in ihren vielteiligen Holzschnitten betrachtet werden. Während Albrecht Altdorfer die Szenen aus dem Leben des Kaisers auf den Ecktürmen entwarf, war Dürer für die architektonische Aufteilung und die Entwürfe der Einzelfiguren zuständig. Im Zentrum ist zwischen den Wappenbordüren die Genealogie, der edle Stammbaum zu sehen, ausgehend vom oben thronenden Kaiser, dargelegt und entworfen von Hans Springinklee.

88–91 (nachfolgende Seiten)
Der große Triumphwagen, 1522
Holzschnitt, jeweils doppelt montiert: 1/2: 47,7 x 62,4 cm; 3/4.: 41,3 x 53,5 cm; 5/6: 41,2 x 56,5 cm; 7/8: 41,3 x 62,6 cm
Kupferstichkabinett, Staatliche Kunsthalle, Karlsruhe

Der große Triumphwagen, von Dürer entworfen, war Bestandteil und zugleich Abschluß des *Triumphzuges*, der der Verherrlichung der Ruhmestaten Kaiser Maximilians I. diente. Der prächtige Triumphwagen des Kaisers wird von einem Zwölfspänner gezogen, den Tugendpersonifikationen begleiten. Auch der Wagen, den die »Vernunft« lenkt, ist von zahlreichen Allegorien begleitet, die durch Schriftzüge benannt sind und dem Kaiser zu Ruhm und Ehre gereichen. *Der große Triumphwagen* erschien bis ins Jahr 1600 in sieben lateinischen und deutschen Ausgaben.

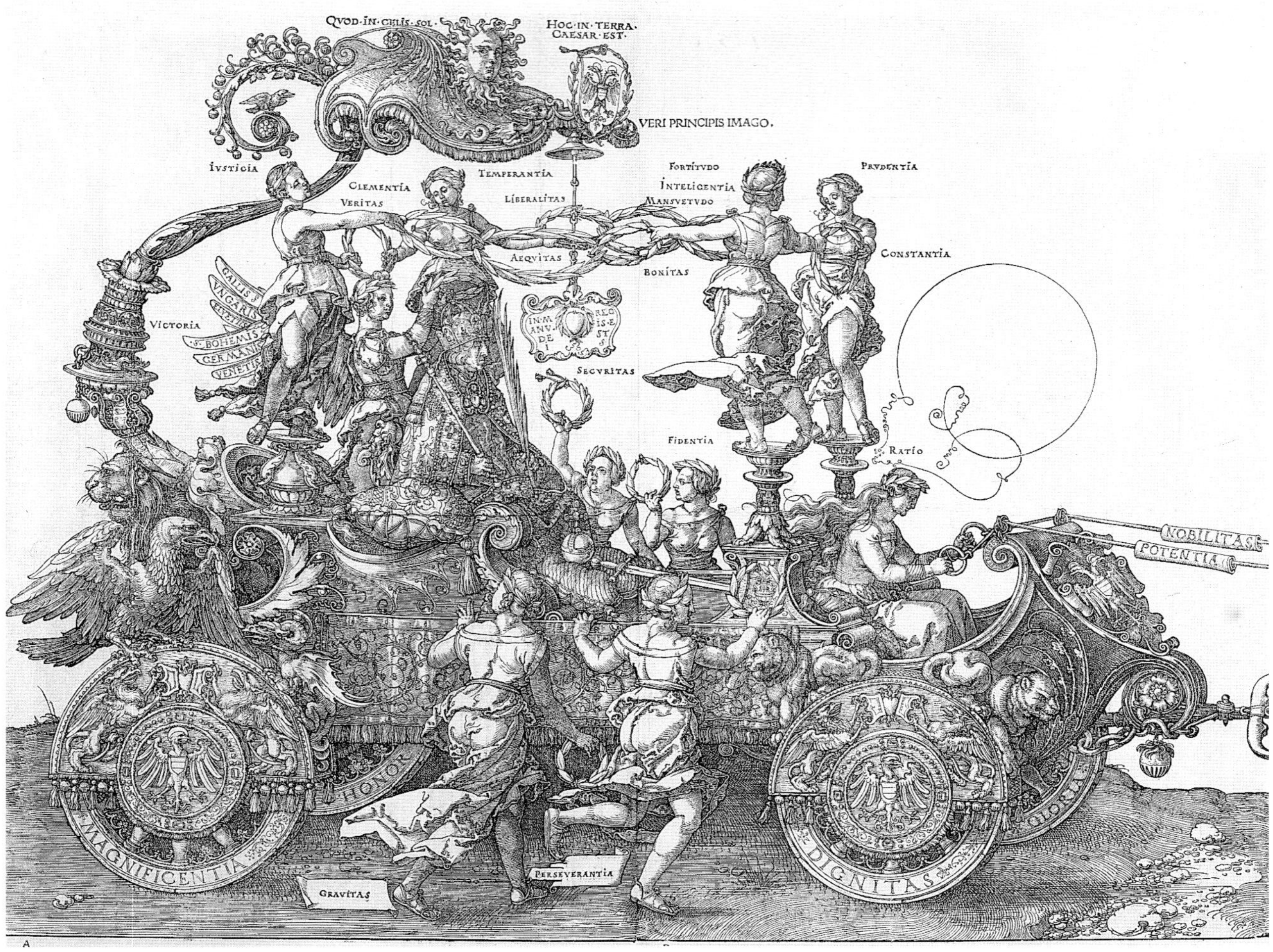
QVOD·IN·CELIS·SOL·
HOC·IN·TERRA·CAESAR·EST·
VERI PRINCIPIS IMAGO.
IVSTICIA
CLEMENTIA
VERITAS
TEMPERANTIA
LIBERALITAS
FORTITVDO
INTELIGENTIA
MANSVETVDO
PRVDENTIA
CONSTANTIA
AEQVITAS
BONITAS
VICTORIA
SECVRITAS
FIDENTIA
RATIO
NOBILITAS
POTENTIA
HONOR
MAGNIFICENTIA
DIGNITAS
GLORIA
GRAVITAS
PERSEVERANTIA

1/2

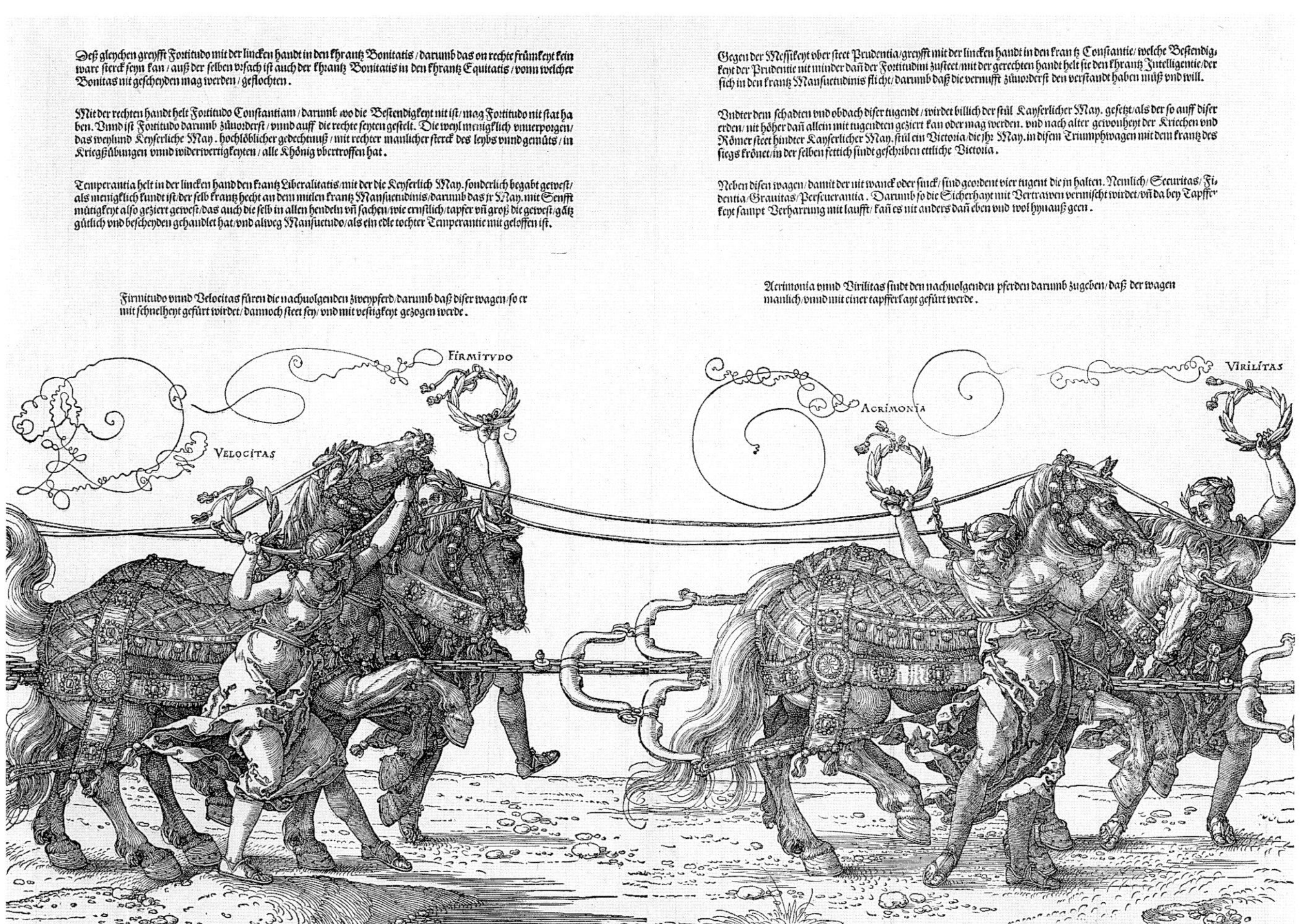
Deß gleychen greyfft Fortitudo mit der lincken handt in den khrantz Bonitatis/ darumb das on rechte frümkeyt kein ware sterck seyn kan/ auß der selben vrsach ist auch der khrantz Bonitatis in den khrantz Equitatis/ vonn welcher Bonitas nit gescheyden mag werden/ geflochten.
Mit der rechten handt helt Fortitudo Constantiam/ darumb wo die Bestendigkeyt nit ist/ mag Fortitudo nit stat haben. Vnnd ist Fortitudo darumb züuorderst/ vnnd auff die rechte seyten gestelt. Die weyl menigklich vnuerporgen/ das weylund Keyserliche May. hochlöblicher gedechtnuß/ mit rechter manlicher sterck des leybs vnnd gemüts/ in Kriegßübungen vnnd widerwertigkeyten/ alle Khönig vbertroffen hat.
Temperantia helt in der lincken hand den krantz Liberalitatis/ mit der die Keyserlich May. sonderlich begabt gewest/ als menigklich kundt ist/ der selb krantz hecht an dem mitlen krantz Mansuetudinis/ darumb das jr May. mit Senfftmütigkeyt also geziert gewest/ das auch die selb in allen hendeln vñ sachen/ wie ernstlich/ tapfer vñ groß die gewest/ gãtz gütlich vnd bescheyden gehandlet hat/ vnd alweg Mansuetudo/ als ein edle tochter Temperantie mit geloffen ist.
Gegen der Messikeyt vber steet Prudentia/ greyfft mit der lincken handt in den krantz Constantie/ welche Bestendigkeyt der Prudentie nit minder dañ der Fortitudini zusteet/ mit der gerechten handt helt sie den khrantz Intelligentie/ der sich in den krantz Mansuetudinis flicht/ darumb daß die vernufft züuorderst den verstandt haben müß vnd will.
Vndter dem schadten vnd obdach diser tugendt/ wirdet billich der stül Kayserlicher May. gesetzt/ als der so auff diser erden/ nit höher dañ allein mit tugendten geziert kan oder mag werden. vnd nach alter gewonheyt der Kriechen vnd Römer steet hindter Kayserlicher May. stül ein Victoria/ die jhr May. in disem Triumphwagen mit dem krantz des siegs krönet/ in der selben fettich sindt geschriben ettliche Victoria.
Neben disen wagen/ damit der nit wanck oder sinck/ sind geordent vier tugent die jn halten. Nemlich/ Securitas/ Fidentia/ Grauitas/ Perseuerantia. Darumb so die Sicherhayt mit Vertrawen vermischt wirdet/ vñ da bey Tapfferkeyt sampt Verharrung mit laufft/ kañ es nit anders dañ eben vnd wol hynauß geen.
Firmitudo vnnd Velocitas füren die nachuolgenden zweypferd/ darumb daß diser wagen/ so er mit schnelheyt gefürt wirdet/ dannoch steet sey/ vnd mit vestigkeyt gezogen werde.
Acrimonia vnnd Virilitas sindt den nachuolgenden pferden darumb zugeben/ daß der wagen manlich/ vnnd mit einer tapfferkayt gefürt werde.
FIRMITVDO
VELOCITAS
ACRIMONIA
VIRILITAS

5/6

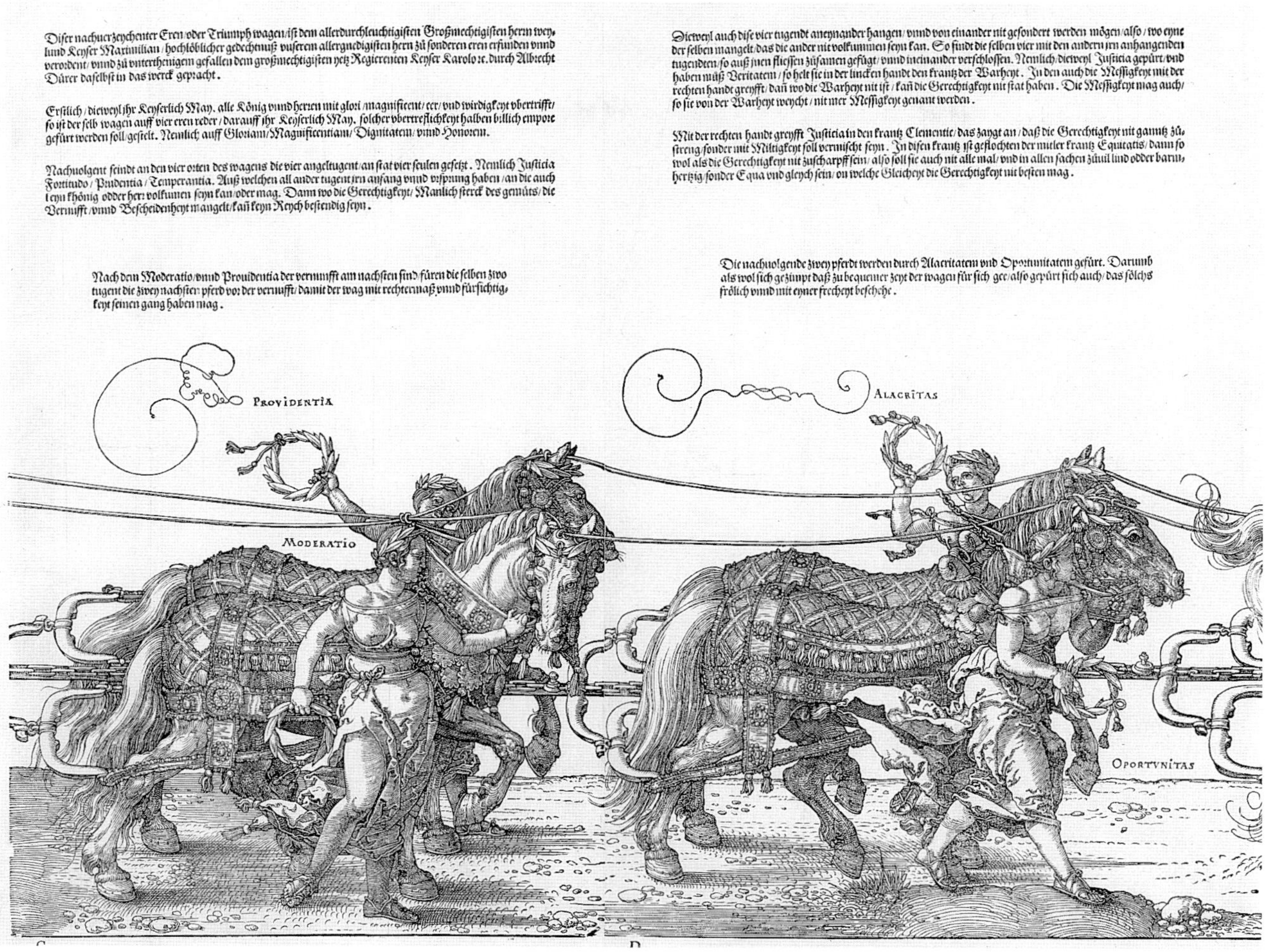
PROVIDENTIA
ALACRITAS
MODERATIO
OPORTVNITAS

3/4

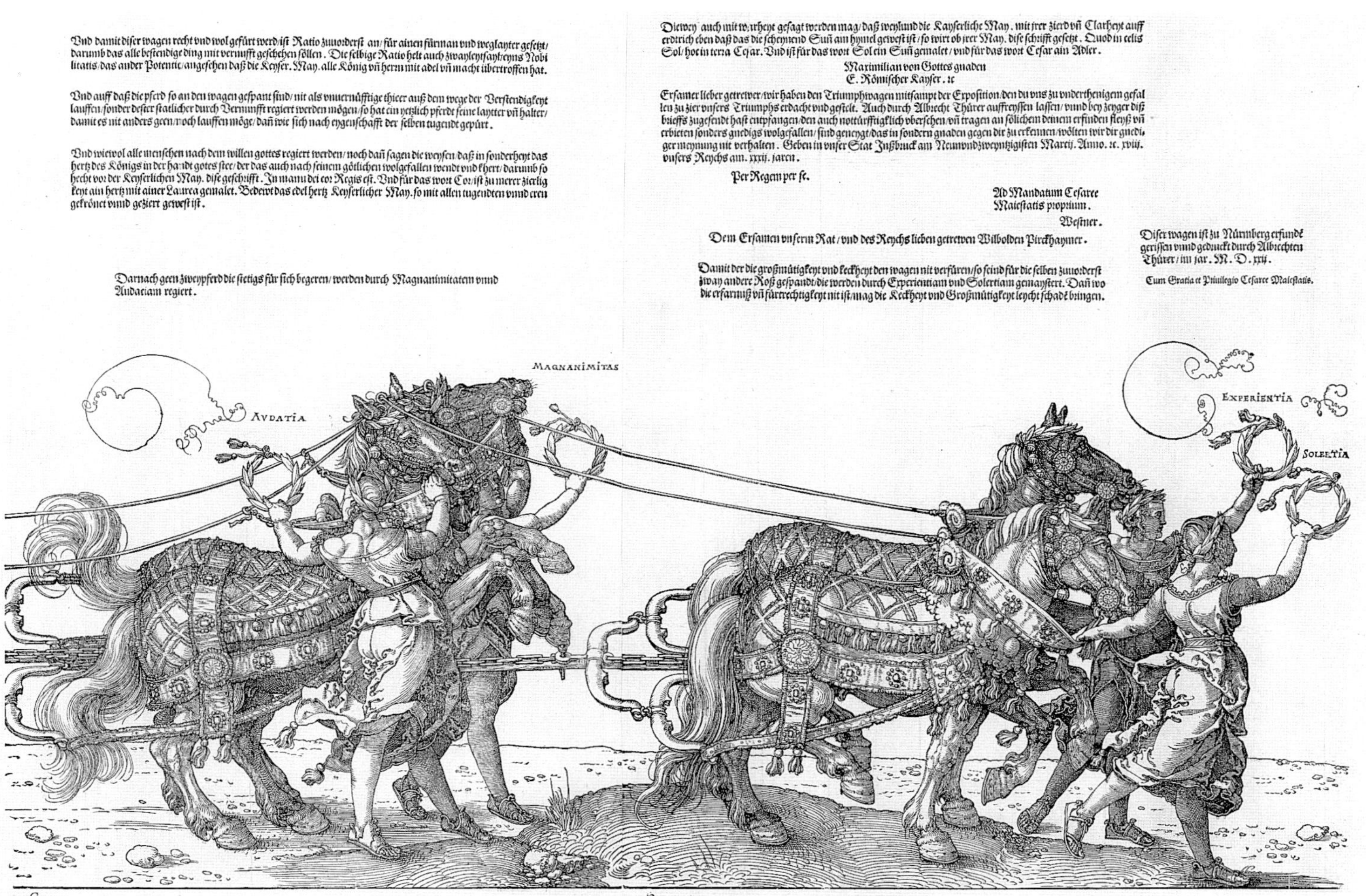
MAGNANIMITAS
AVDATIA
EXPERIENTIA
SOLERTIA

7/8

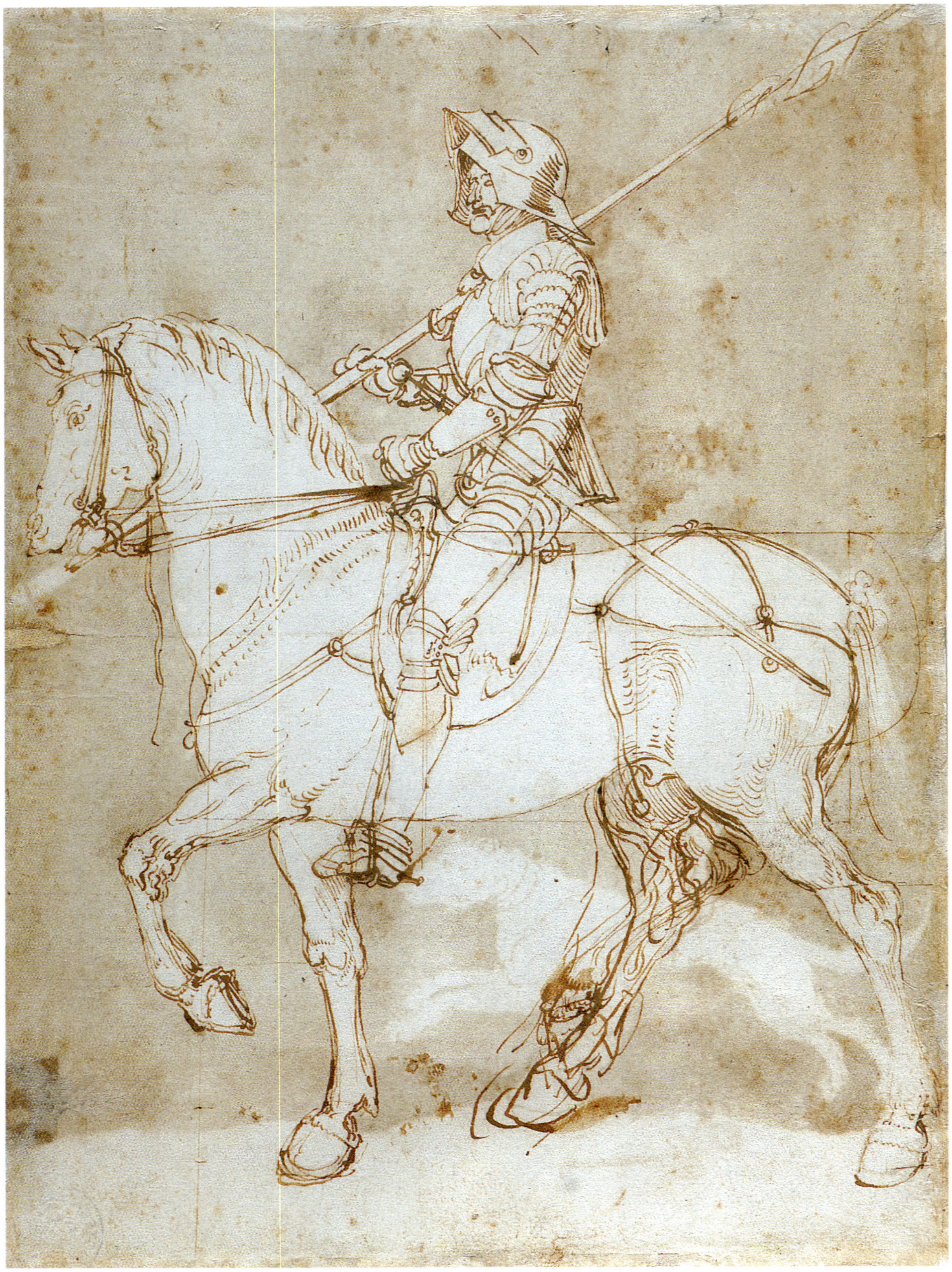

92 *Ritter zu Pferde*, um 1512
Zeichnung, 23,9 x 17,3 cm
Biblioteca-Pinacoteca Ambrosiana, Mailand

Eine beidseitig bearbeitete Vorzeichnung zum Meisterstich *Ritter, Tod und Teufel* (Abb. 94) konzentriert sich auf die Gruppe von Pferd und Reiter. Am eingezeichneten Proportionsschema ist abzulesen, daß Dürer den Kupferstich im Sinne der Studien zur Idealproportion des Pferdes genau vorbereitete. Während er den Reiter unverändert in den Kupferstich übernahm, wandelte er Details des Pferd mehrmals um, korrigierte beispielsweise den rechten Hinterlauf sowohl auf der Vorzeichnung als auch auf der Platte.

93 *Hl. Eustachius*, um 1500–1502
Kupferstich, 37,5 x 27,3 cm
Kupferstichkabinett, Staatliche Kunsthalle, Karlsruhe

Der Kupferstich ist Dürers größtes Einzelblatt. Die Legende des Hl. Eustachius ist durch die »Legenda aurea« überliefert und in Dürers Darstellung frei umgesetzt. Der römische Offizier Placidus wurde durch die Vision eines Hirsches, der mit der Stimme Christi spricht und ein Kruzifix im Geweih trägt, zum Christentum bekehrt und hieß fortan Eustachius. Die Szene spielt sich hier inmitten einer Waldlandschaft an einem Weiher ab. Die statuengleiche Pferdedarstellung und die in fünf verschiedenen Körperhaltungen gezeigten Windhunde lassen Dürers Interesse an der Wiedergabe der Proportion stärker erscheinen als an einer detailgenauen Schilderung der christlichen Legende.

Benennung »letzter christlicher Ritter« verwies auf Maximilians Turniersiege und seiner Verehrung für den Hl. Georg. Hans Burgkmair (1475–1531) hatte den Kaiser bereits im Jahre 1508 in einem »Clair-Obscur-Holzschnitt« als Ritter im Harnisch festgehalten.

Dürers Reiter verweist in seiner denkmalhaften Haltung und in der Schrittstellung des Pferdes auf Reiterstandbilder wie Andrea Verrochios (1436–1488) *Colleoni-Denkmal* in Venedig oder Donatellos *Gattamelata* in Padua, die er gewiß kannte. Der Pferdedarstellung gingen seit 1500 zahlreiche Studien zur idealen Proportion des Pferdes und die berühmten Kupferstiche *Das kleine Pferd* (Abb. 61)und *Das große Pferd* (Abb. 62) voraus. Leonardos Traktat über die Anatomie des Pferdes, das später bei der Plünderung Mailands durch die Franzosen verlorenging, war Dürer vielleicht bekannt. Leonardos Sforza-Monument und das von ihm entwickelte Proportionsschema hatte Dürer – vermutlich auf Anregung Willibald Pirckheimers, der Leonardo am Mailänder Hof des Herzogs Ludovico

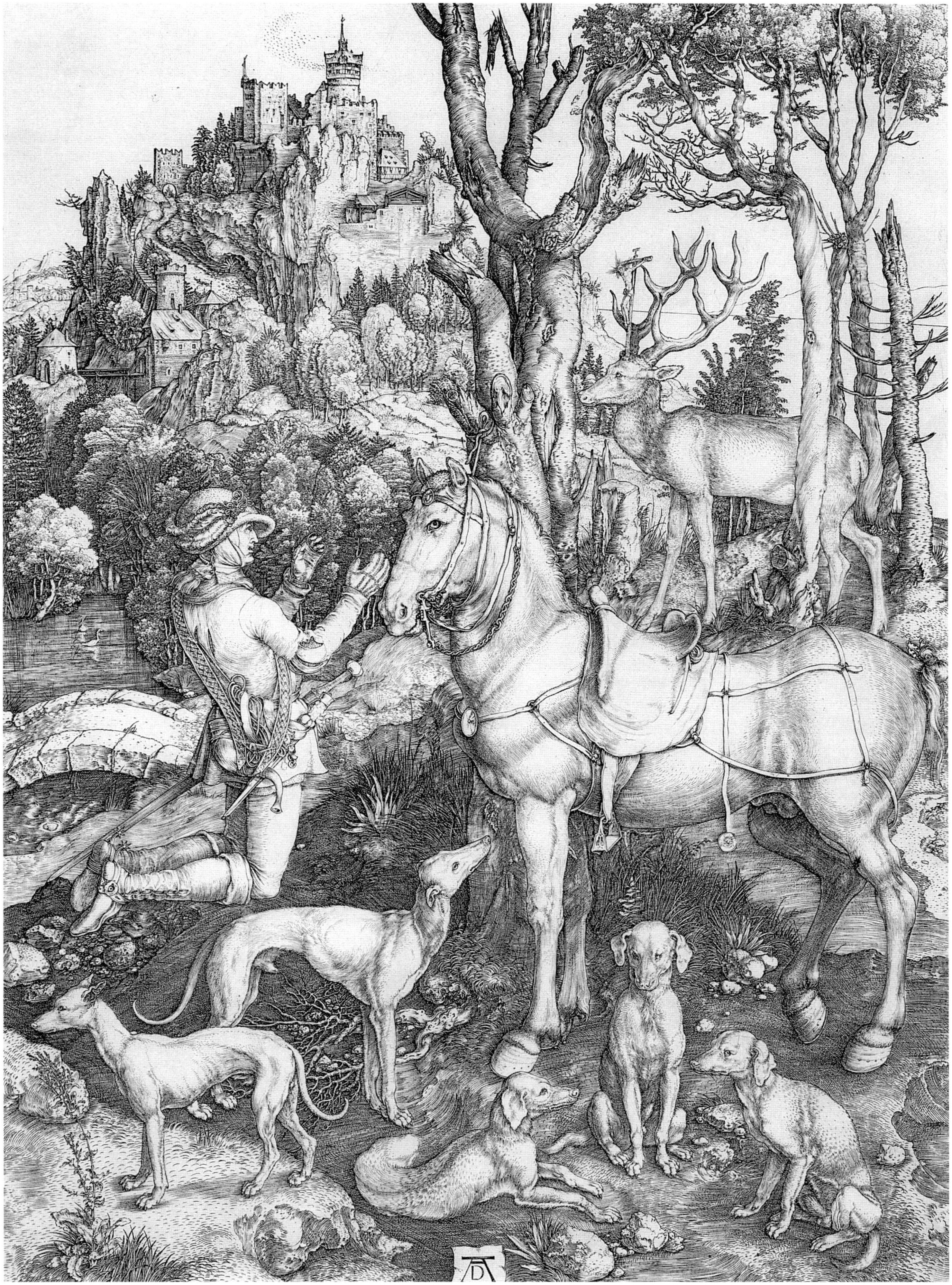

94 *Ritter, Tod und Teufel*, 1513
Kupferstich, 24,5 x 18,8 cm
Kupferstichkabinett, Staatliche Kunsthalle, Karlsruhe

Dieser Kupferstich ist der erste in der Gruppe der drei Meisterstiche. Unbeirrt vom Tod, der sich mit einem Stundenglas vor ihn stellt, noch vom Teufel hinter ihm, reitet ein geharnischter Ritter in einem Hohlweg voran, begleitet von seinem treuen Hund. Er steht für den festen Weg des Gläubigen durch alle Unbill des Lebens zu Gott, wofür auch die Burg im Hintergrund Sinnbild ist. Der Hund symbolisiert Glaubenstreue, die Eidechse Glaubenseifer. Pferd und Reiter gehen wie andere Vorstudien Dürers auf den bei Leonardo da Vinci vorgeprägten Proportionskanon zurück.

Sforza (1452– 1508) persönlich kennengelernt hatte – in jedem Fall studiert und es seinen Pferdedarstellungen zugrundegelegt (Abb. 92). Der großformatige Kupferstich des *Hl. Eustachius* ist in diesem Zusammenhang eines von vielen Beispielen dafür, wie ein religiöses Thema dem Interesse an der Proportion untergeordnet werden kann (Abb. 93).

Der zweite und berühmteste Kupferstich, die *Melencolia I* (Abb. 96), im Todesjahr der Mutter Dürers entstanden, bot aufgrund seiner widersprüchlichen Darstellung und inhaltlichen Vielschichtigkeit Anlaß zu unzähligen Interpretationsversuchen. Eine geflügelte Frauengestalt hockt düster sinnend auf einer flachen Steinstufe. Im traditionellen Gestus der Melancholie stützt sie den bekränzten Kopf auf ihre Linke. In ihrer Rechten hält sie einen Zirkel. An ihrem Gürtel trägt sie einen Schlüsselbund und einen Geldbeutel. Die Melancholie sitzt vor einem Bauwerk, an dem Glocke, Sanduhr, Maßwaage und magisches Quadrat angebracht sind. Die drei letztgenannten Objekte entsprechen den Grundlagen der Wissenschaft: Maß, Zahl und Gewicht. Die Summe der senkrechten und waagerechten Streifen sowie der Diagonalen ergibt die Zahl 34. Um die Frauengestalt der Melancholie sind verschiedene Gegenstände wie Leiter, Rhomboeder, Werkzeuge des Metall-, Holz- und Bauhandwerks, Schreibzeug und eine Kugel angeordnet. Die Personifikation begleiten ein auf einem Mühlrad sitzender, zeichnender Putto sowie ein schlafender Windhund. Die Hintergrundlandschaft links zeigt einen Kometen und einen Regenbogen am nächtlichen Himmel. Eine kreischende Fledermaus trägt ein Schriftband mit der Bezeichnung des Kupferstichs: »MELENCOLIA I«. Die Komposition ist wohldurchdacht: Die hintere Gebäudekante markiert die Mittellinie des Bildes, während der Komet und die Reißschiene diagonal auf die Gestalt der Melancholie verweisen. Die Stofflichkeit der unterschiedlichen Materialien ist fein differenziert. Die naheliegendste der kontroversen Deutungen des Blattes verbindet den Kupferstich mit den anderen Meisterstichen zu einer Tugendtrias. Die Darstellung versinnbildlicht den intellektuellen Weg des Menschen zum Heil.

Panofsky hingegen verwies als erster darauf, daß die Figur nach der scholastischen Lehre eines der vier Temperamente verkörpert, die Melancholie, die durch den Saft der schwarzen Galle hervorgerufen wird, der als schädlich für den menschlichen Geist gilt. So wurde die Figur sowohl negativ als auch positiv gedeutet. Ihre Mehrdeutigkeit führte zu der Erkenntnis, daß Dürer hier mehrere Bildtypen in einem zusammenführte, einerseits die traditionelle Personifikation der »Acedia«, der Trägheit und andererseits den »Typus Geometriae«, der auf die Darstellungen der sieben freien Künste zurückgeht und für den die umliegenden Gerätschaften und Gegenstände stehen. Der Neuplatoniker Marsilio Ficino und der antike Philosoph Aristoteles hatten betont, daß alle herausragenden Menschen an Melancholie litten. Die neuplatonische Philosophie, welche die Melancholie nach Platos Theorie mit »göttlichem Wahnsinn« verbindet, war Dürer möglicherweise über seinen humanistischen Freund Willibald Pirckheimer bekannt. Regenbogen und Komet stehen für den Planeten Saturn, dem Adepten der Melancholie. Auch die Fledermaus als Nachttier und der Hund werden der saturnischen Melancholie zugeordnet. Dessen negativen Einfluß gleichen als Heilmittel das Zahlenquadrat und der Kranz von Wasserpflanzen auf dem Haupt des Genius aus. Nach dem Scholastiker, Theologen, Philosophen und Arzt Agrippa von Nettesheim (1486–1535) bedeutet die Zahl I die Begrenztheit der menschlichen Erkenntnisfähigkeit, der »imaginatio«, gegenüber der göttlichen Ordnung. Jüngere Forschungen Peter-Klaus Schusters implizieren, daß der Stich die Summe von Dürers humanistischem Denken darstellt, dem Verweis auf Mäßigkeit, Würde und Frömmigkeit des Menschen sowie seine Stellung zu Gott.

Als antithetisches Gegenstück zur *Melencolia I* wurde der Kupferstich *Hl. Hieronymus im Gehäus* gesehen (Abb. 95). Der gelehrte Kirchenvater Hieronymus (347–419) war den zeitgenössischen Humanisten ein Vorbild. Willibald Pirckheimer und Erasmus von Rotterdam sahen in ihm das Idealbild des christlichen Gelehrten. Seine Übersetzung der Vulgata aus dem Griechischen und Hebräischen ins Lateinische wurde vielerorts in Gelehrtenkreisen diskutiert.

In einer altdeutschen Studierstube mit Butzenscheiben, durch die das Licht – Sinnbild der göttlichen Erkenntnis – hereinfällt, ist der Hl. Hieronymus an seinem Schreibpult in die geistige Arbeit vertieft. Er ist umgeben von Gegenständen, die attributiv auf seine Legende und sein Werk verweisen. Die Flucht- und Kompositionslinien des Raumes münden rechts von der Gestalt des Heiligen, den zusätzlich ein Strahlennimbus als »erleuchtet« kennzeichnet, im Raum. Der Löwe im Vordergrund, das Kruzifix auf dem Schreibtisch und der an der Wand hängende Kardinalshut sind als unmittelbare Attribute des Kirchenvaters Symbolen der Vergänglichkeit wie dem Totenschädel und der Sanduhr gegenübergestellt. Der Flaschenkürbis an der Decke verweist auf den in Humanistenkreisen bekannten Übersetzungsstreit, nach dem Hieronymus das Wort des Propheten Jonas »Kürbislaube« mit »Efeulaube« übersetzt hatte. Von einer Schwelle aus ist die gesamte Raumtiefe der Studierstube erfaßt und zeugt von der meisterhaften Handhabung der an italienischen Vorbildern geschulten zentralperspektivischen Kenntnisse Dürers. Wegen der ausgefeilten Raumkomposition, der differenzierten stofflichen Charakterisierung und der atmosphärischen Wiedergabe von Licht und Schatten, die keine Stelle des Blattes ungebrochen weiß stehen läßt, ist dieser letzte der drei Meisterstiche als der vollendetste anzusehen.

Dürer hat den Heiligen insgesamt siebenmal auf sehr unterschiedliche Weise in seiner Druckgraphik und in Gemälden wiedergegeben.

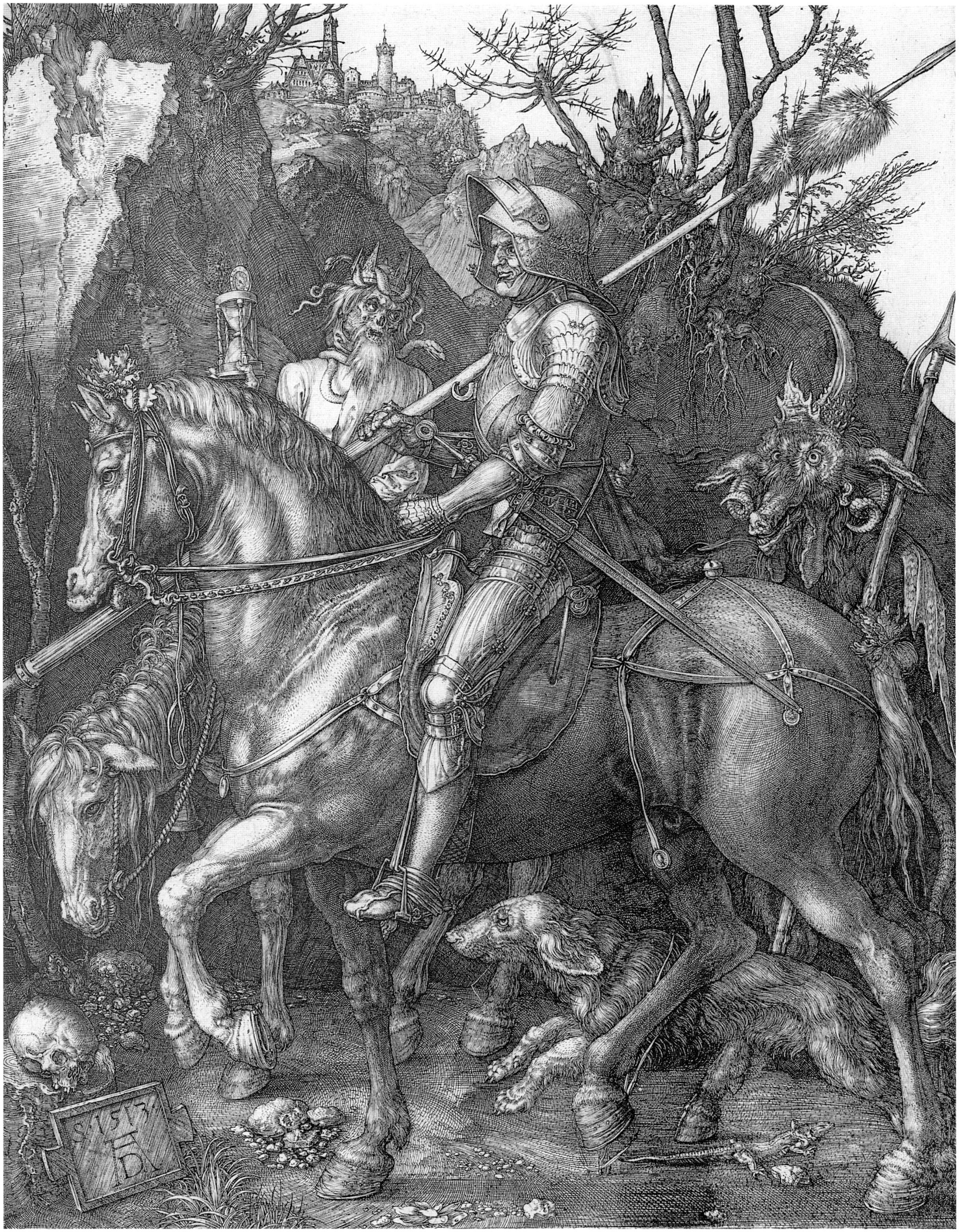
S.1513

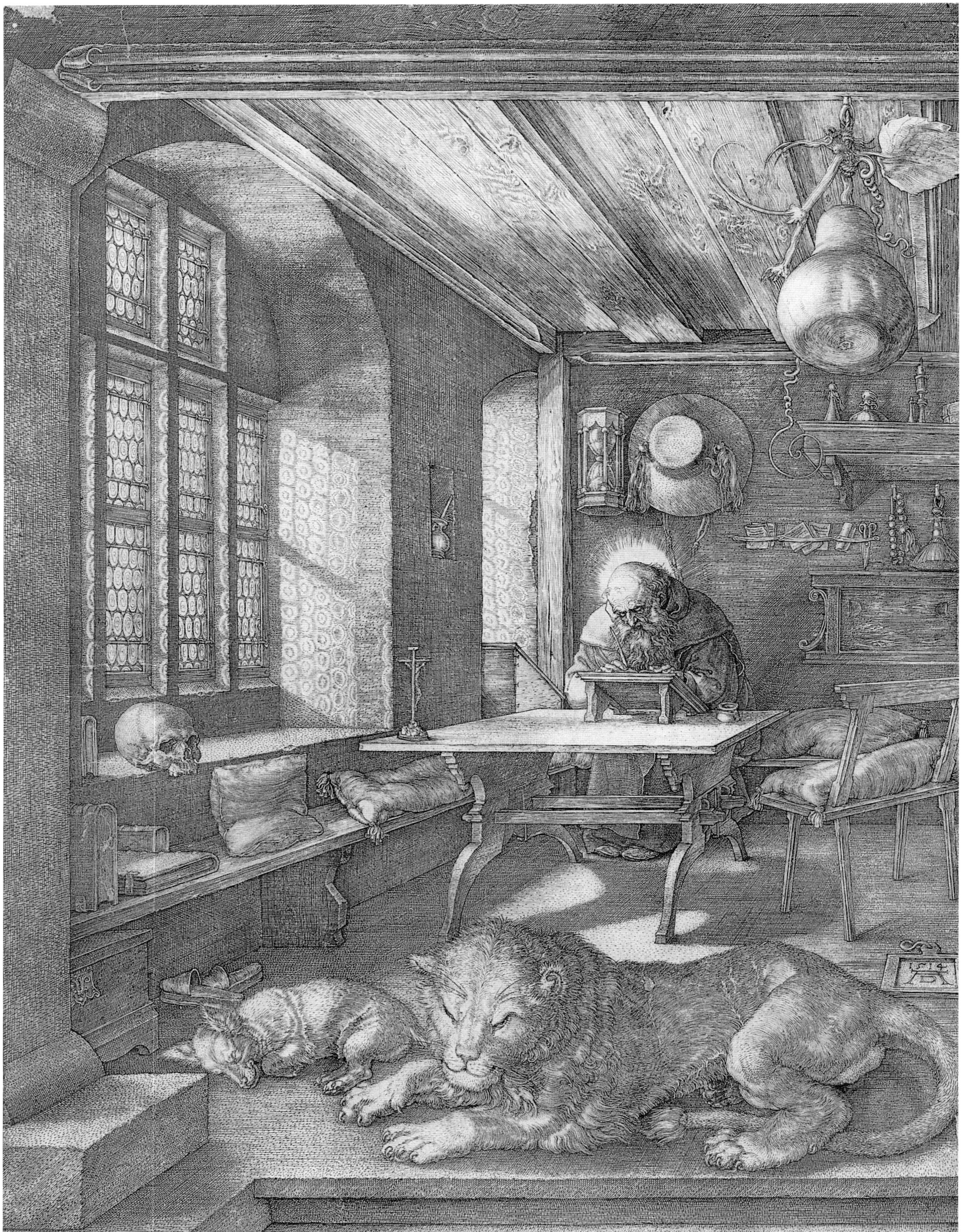

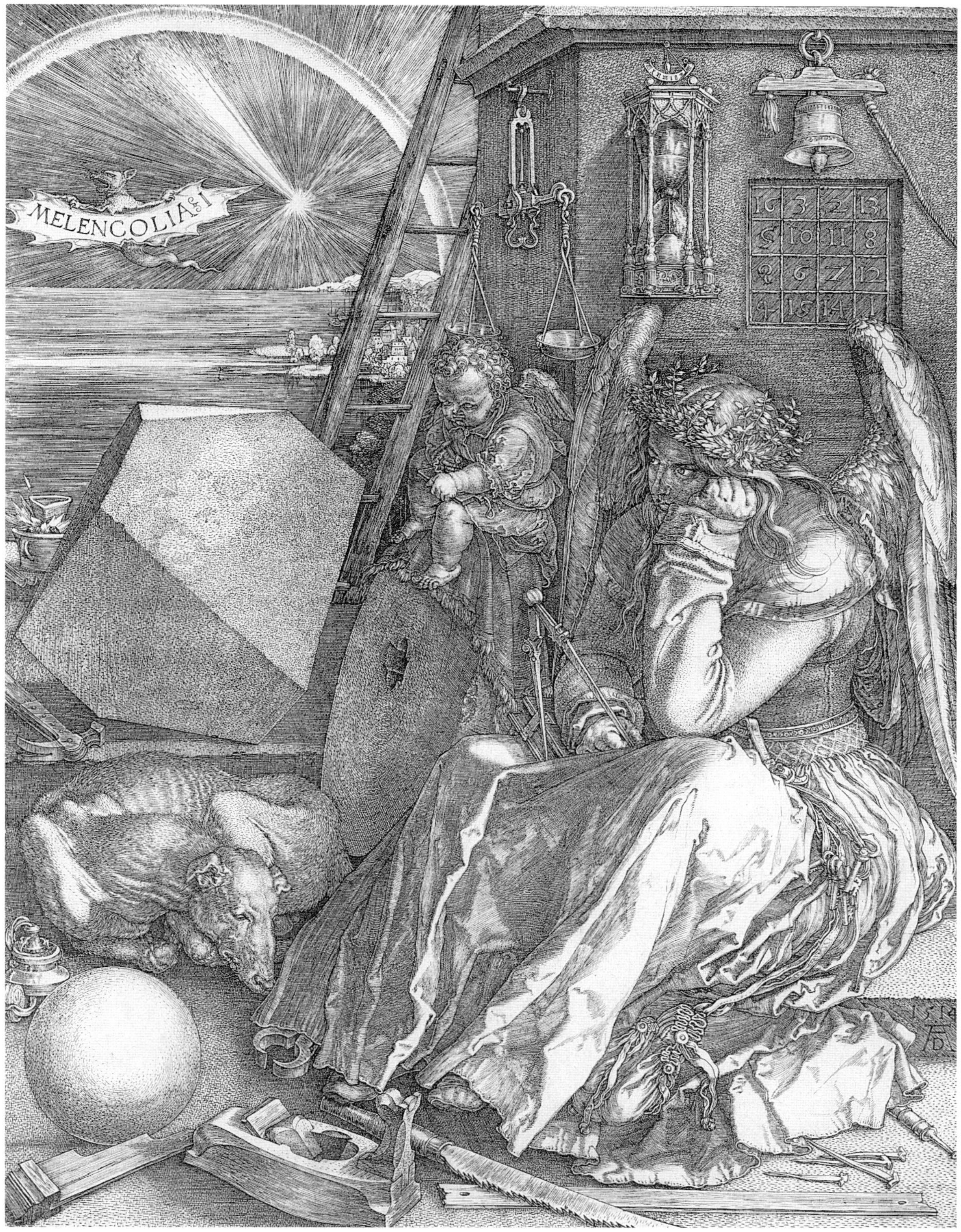

95 *Hl. Hieronymus im Gehäus*, 1514
Kupferstich, 25,9 x 20,1 cm
Kupferstichkabinett, Staatliche Kunsthalle, Karlsruhe

Im letzten der drei Meisterstiche legte Dürer besonders viel Wert auf die stoffliche Differenzierung der Gegenstände und die zentralperspektivische Raumdarstellung, deren Fluchtlinien rechts von der Gestalt des Heiligen im Raum münden. Hieronymus als Vorbild der Humanisten erscheint als Übersetzer der Heiligen Schrift. Der Kardinalshut an der Wand und der Löwe im Vordergrund verweisen als Attribute auf seine Legende. Der Meisterstich war vermutlich als beispielhafte Darstellung der »Vita contemplativa«, des geistigen Lebens, Gegenstück zum Kupferstich *Ritter, Tod und Teufel* (Abb. 94) als Beispiel der »Vita activa«, des aktiven Lebens.

96 *Melencolia I*, 1514
Kupferstich, 31,8 x 26 cm
Kupferstichkabinett, Staatliche Kunsthalle, Karlsruhe

Die Melancholie sitzt als geflügelter Genius mit Zirkel und Buch inmitten verschiedenen Geräts und Figuren. Das Werkzeug entstammt dem Bereich des Messen und Bauens, der Architektur, während Polyeder und Kugel für die Geometrie, der Wissenschaft von Maß und Zahl und Grundlage aller Künste stehen. Hund und Fledermaus sind dem melancholischen Temperament zugeordnet. Der Melancholie wurden sowohl negative als auch positive Geisteskräfte zugeordnet, repräsentiert durch die Fledermaus und dem schreibenden Putto. Die »I« in der Inschrift verweist darauf, wem die Melancholie hier zuzuordnen ist: Künstler verkörperten nach zeitgenössischer Auffassung die niedrigste Stufe des melancholischen Temperamentes.

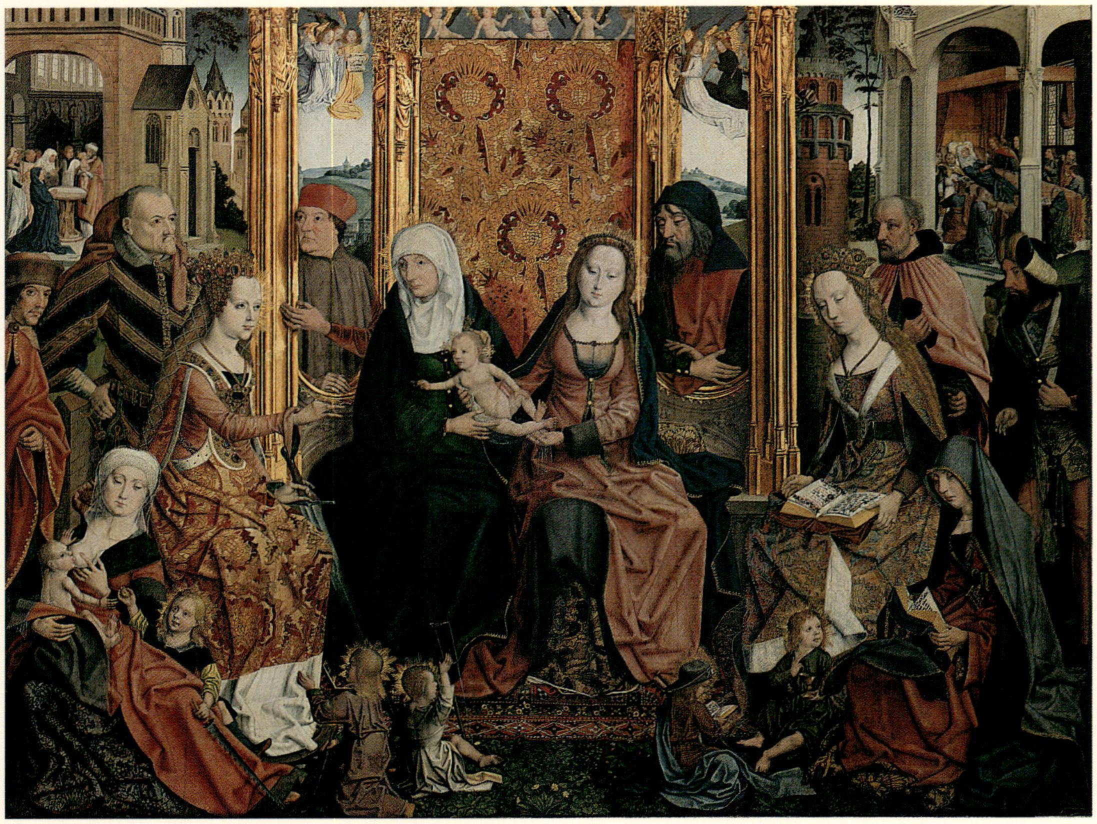

97 Meister der Heiligen Sippe
Sippenaltar, um 1500–1504
Öl auf Eichenholz, Mitteltafel 141 x 186 cm,
Flügel je 141 x 85 cm
Wallraf-Richartz-Museum, Köln

Ein Beispiel dafür, daß zur Dürerzeit an anderen Orten noch nach guter alter Handwerkstradition gearbeitet wurde, bietet der Altar des Meisters der Heiligen Sippe, der in die Jahre zwischen 1500 und 1504 datiert wird. In der Figurenauffassung und Komposition ist er ganz den niederländischen Vorbildern eines Rogier van der Weyden oder Hans Memling (um 1433–1494) verpflichtet (Abb. 98). Zur gleichen Zeit hatte sich Dürer in Nürnberg bereits längst aus dieser Tradition gelöst.

98 Hans Memling
Thronende Madonna mit Kind, umringt von vier Heiligen (Die mystische Vermählung der Hl. Katharina), um1479
Mitteltafel des Triptychons mit Johannes dem Täufer und Johannes dem Evangelisten
Öl auf Holz, 173.6 x 173.7 cm (ohne Rahmen); 193.5 x 194.7 cm (mit Rahmen)
Memling Museum, Sint Jans Hospital, Brügge

Im Vergleich mit dem Mittelbild des Altars des Meisters der Hl. Sippe (Abb. 97) zeigen sich in der symmetrischen Komposition, der figürlichen Anordnung innerhalb der prächtigen Thronarchitektur, sowie in der prachtvollen stofflichen Ausgestaltung der Gewänder und des Schmucks Parallelen, die exemplarisch den Vorbildcharakter verdeutlichen, den niederländische Meisterwerke im ganzen 15. Jahrhundert für deutsche Werkstätten hatten.

In Deutschland wurden die Malerei und die Bildhauerei jahrhundertelang als Handwerk angesehen, das sich, zunftgebunden, nach Werkstätten und regionalen Stilströmungen differenzierte. Künstler traten nicht namentlich mit ihrer Signatur in Erscheinung, und Meister sind von Gesellen oftmals nur qualitativ innerhalb eines Altarwerks zu unterscheiden.

Die Stilkopie nach großen Vorbildern war für die Arbeitsweise in den Werkstätten maßgeblich. Waren zu Beginn des 15. Jahrhunderts noch Einflüsse des von Frankreich geprägten internationalen Stils für Maler- und Bildhauerwerkstätten vorbildhaft, studierte man in den kommenden Jahrzehnten vor allem Werke niederländischer Meister. Gemälde von Jan van Eyck, Rogier van der Weyden oder Hugo van der Goes wirkten stilbildend (Abb. 97). Der Brügger Meister Hans Memling zum Beispiel war gebürtiger Deutscher, beherrschte als mutmaßlicher Rogier Schüler dessen Stil jedoch so perfekt, daß seine Werke in Deutschland vorbildhaft wirkten (Abb. 97, 98). Der einzelne Geselle ordnete als Mitglied der Gemeinschaft, die den Zunftregeln folgte, seine künstlerischen Eigenheiten dem Stil der Werkstatt unter.

Noch im Jahre 1506 schrieb Albrecht Dürer aus Venedig an Willibald Pirckheimer, um den Unterschied der Stellung des Künstlers in der deutschen und in der italienischen Gesellschaft zu verdeutlichen: »hie bin ich ein her, doheim ein Schmarotzer«.

Mit den neuen Geistesströmungen, die von Italien ausgingen, veränderte sich allmählich auch in Deutschland das künstlerische Selbstverständnis. Insbesondere durch die Kenntnisse der italienischen Renaissancekunst, die enge Wechselbeziehung zwischen dem Geistesleben, den Wissenschaften und der Bildenden Kunst wandelte sich die Auffassung und das Selbstverständnis des Künstlers.

Die Entwicklung der Druckgraphik und das Zusammenwachsen der europäischen Kunst ermöglichte es den Künstlern, nicht mehr rein auftragsbezogen tätig zu sein und im Austausch mit Humanisten und Wissenschaftlern neue Bildideen zu verwirklichen.

Die veränderte Bedeutung des Künstlers in der italienischen Gesellschaft spiegelt sich seit Mitte des 15. Jahrhunderts in ersten schriftlichen Zeugnissen zeitgenössischer Künstler über ihre Kollegen wider. Diese Äußerungen mündeten im 16. Jahrhundert in die umfassenden Biographien Vasaris »Lebensbeschreibungen der berühmtesten Maler, Bildhauer und Baumeister«, die noch lange maßgeblich blieben und auch heute noch als Quellentext befragt werden. In Deutschland gab der Künstler und Biograph Joachim von Sandrart erst im 17. Jahrhundert Lebensbeschreibungen von Künstlern nach dem Vorbild Vasaris heraus.

Erstmals sind es auch italienische Renaissancekünstler, die über ihre Arbeit und ihr Denken berichten und den Willen zu erkennen geben, sich durch Studium und Gelehrsamkeit über den Handwerkerstand zu erheben. 1437 rät der Maler Cennino Cennini (tätig 1398) zeitgenössischen Künstlern in seinem Buch über die Kunst: »Euer Leben sollt Ihr stets so führen, als ob Ihr Theologie, Philosophie oder andere Wissenschaften studieret ...«. Dies ist die erste Ermahnung eines Künstlers an seine Kollegen, es dem maß- und würdevollen Verhalten der Gelehrten gleichzutun.

Wenige Zeit später stellte Lorenzo Ghiberti (1378–1455) sein Kunsttraktat zusammen, das auch die erste überlieferte Autobiographie eines Künstlers enthält. Kritische Selbstbetrachtung, intellektueller Anspruch und Das-Sich-Selbst-Bewußt-Werden der eigenen schöpferischen Kräfte finden hier bereits ihren ersten Ausdruck und weisen auf einen neuen Künstlertypus voraus.

Der italienische Architekturtheoretiker, Architekt und Künstler Leone Battista Alberti, der die Malerei als die höchste aller Künste ansah, hielt beispielsweise in seinem 1436 erschienenen Traktat »Über die Malerei« fest, daß ein Künstler Komposition, Geometrie, Optik und Perspektive gleichermaßen beherrschen und die Bewegungen der Körper kennen sollte. Die Vertrautheit mit »Dichtern, Rednern und anderen ähnlichen gelehrten und verständigen Personen« sei Voraussetzung für seine Bildfindungen. Insgesamt genügte der Status eines Handwerksmeisters den Ansprüchen der gebildeten Gesellschaft an einen Künstler nun nicht mehr. Ein neues Bildungsideal und das Ziel von Auftraggebern und Künstlern, Malerei, Architektur und Bildhauerei in den Reigen der sieben freien Künste aufzunehmen, waren Ausdruck dafür.

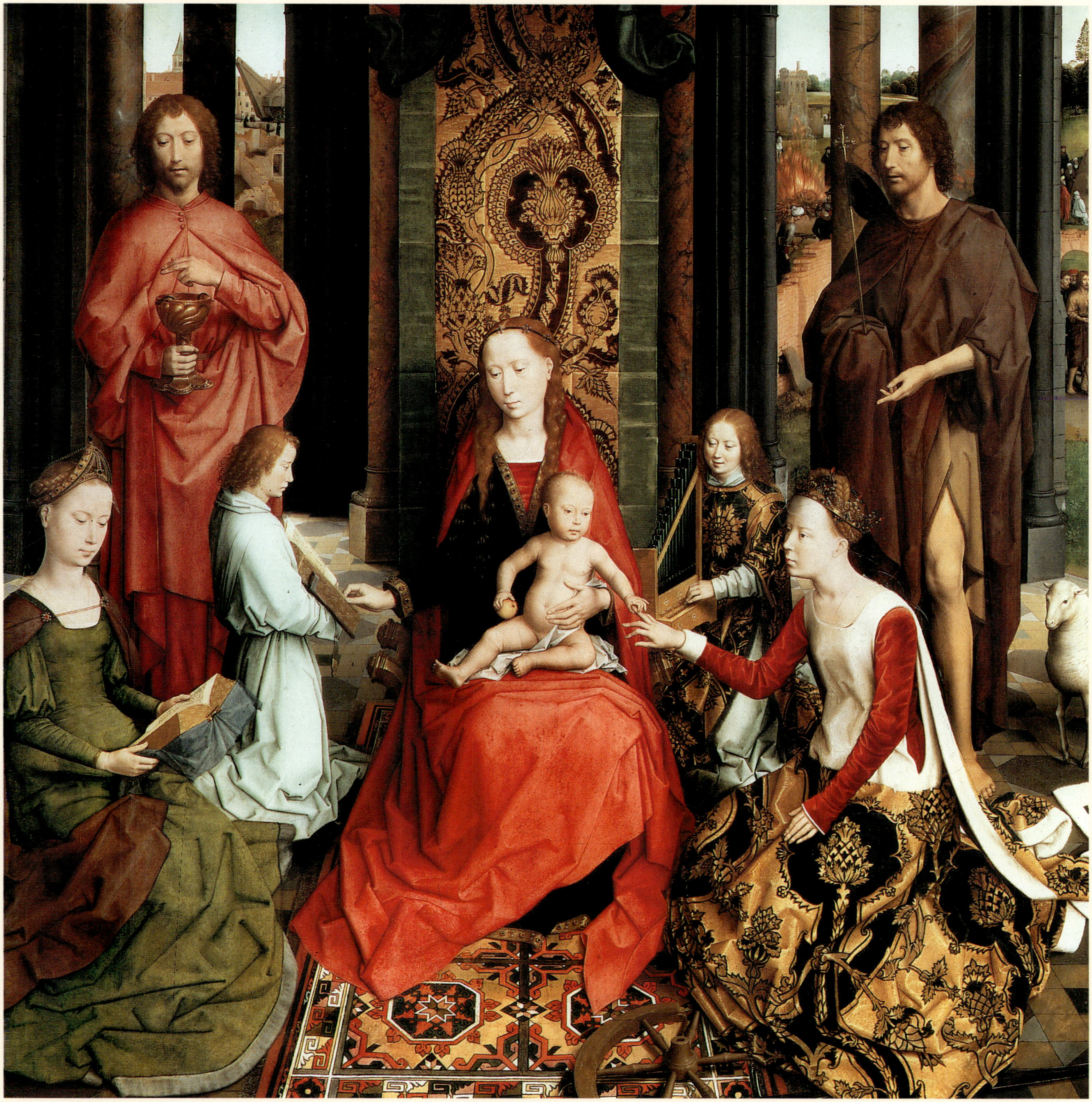

Der Mensch im Mittelpunkt. Neue Formen der Porträtdarstellung

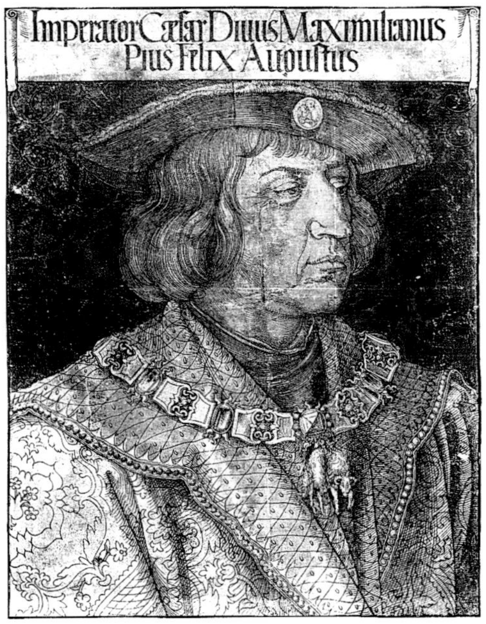

99 *Bildnis Kaiser Maximilians I.,* 1519
Kolorierter Holzschnitt, 42,6 x 32,1 cm
Staatsbibliothek, Bamberg

Nach einer Zeichnung, die Dürer 1518 während des Augsburger Reichstags anfertigte, entstand posthum dieses Holzschnittporträt Kaiser Maximilians I. Der Kaiser ist in ein kostbares Brokatgewand gekleidet und trägt die Kette des Ritterordens zum Goldenen Vlies um den Hals. Der Zusatz »divus« in der Inschrift deutet darauf hin, daß der Holzschnitt kurz nach dem Tod des Kaisers im Jahre 1519 herausgegeben wurde. Die Drucke wurden durch Goldaufdruck und Kolorierung veredelt und erhielten damit die Wirkung eines Gemäldes.

100 *Bildnis Kaiser Maximilians I.,* 1519
Öl auf Holz, 74 x 61,5 cm
Kunsthistorisches Museum, Wien

Von erlesener Malerei und stofflicher Feinheit ist das Kaiserbildnis Maximilians I. in Wien, das auf eine Vorzeichnung von 1518 zurückgeht. Der Kaiser trägt über der dunkelroten Seidenschaube einen prächtigen Pelz. Er hält als Zeichen der Reichsherrschaft den Granatapfel in der rechten Hand. Links oberhalb des Dargestellten erscheint das Reichswappen mit dem Habsburger Bindenschild als Herzschild, umgeben von der Kollane des Ordens vom Goldenen Vlies unter der Krone. Die Inschrift oberhalb nennt Titel und Lebensdaten des Kaisers.

»Awch behelt daz gemell dy gestalt der menschen nach jrem sterben.« (Dürer, in: »speis der malerknaben«)

Die Jahre 1507 bis 1514 hatten nahezu ausschließlich im Zeichen druckgraphischer Meisterwerke religiöser und profaner Thematik gestanden, die Dürer inhaltlich und formal zu einem Höhepunkt führte. Bereits zur Zeit seines zweiten Italienaufenthaltes erlangte Dürer durch seine Porträtdarstellungen im *Rosenkranzfest* (Abb. 70) große Bekanntheit als Bildnismaler. Doch hatte er seinen Bildnisstil zehn Jahre nach der Italienreise nochmals gewandelt und gelangte nun auch in der Druckgraphik, die Porträtdarstellungen vor Dürer nicht gekannt hatte, zu neuen Bildnistypen.

In den Jahren 1518 und 1519 entstanden zahlreiche gemalte und druckgraphische Auftragsporträts. Die meisten offiziellen Bildnisse dieser Zeit gehen auf seine Teilnahme am Augsburger Reichstag 1518 zurück. Dürer war 1509 in den Großen Rat der Stadt Nürnberg gewählt worden. Zusammen mit dem Nürnberger Stadtrat Kaspar Nützel (1471–1529) und dem Stadtschreiber Lazarus Spengler reiste er als Vertreter der Stadt Nürnberg an. In seinem Gemach in der Bischofspfalz ließ sich auch Kaiser Maximilian I. von Dürer zeichnen. Diese Porträtskizze diente als Grundlage für zwei gemalte Bildnisse und einen großformatigen Holzschnitt (Abb. 99, 100), die sich zwar in der Technik, jedoch nicht wesentlich in der Darstellungsart unterscheiden. Der Holzschnitt wurde mehrfach koloriert beziehungsweise mit Gold gehöht und war, auf diese Weise verfeinert, für Mitglieder der höheren Gesellschaftsschichten bestimmt. Die prunkvolle Kleidung in Brokatschaube und die Kette des burgundischen Ritterordens vom Goldenen Vließ, dem Maximilian I. seit seiner Heirat mit Maria von Burgund (1457–1482) als Großmeister angehörte, weisen den Kaiser als reichen Gelehrten aus. Die inschriftliche Bezeichnung »divus«, der Göttliche, deutet darauf hin, daß der Holzschnitt unmittelbar nach dem Tod des Kaisers im Jahre 1519 entstand, da dieser Titel den römischen Caesaren, in deren Nachfolge sich Maximilian sah, erst posthum verliehen wurde.

Ausgehend vom Holzschnitt, der Maximilian zeigt und die Porträtdarstellung mit einer sinnfälligen Inschrift verbindet, gelangte Dürer zu neuen Bildnistypen in der Druckgraphik. Aufbauend auf den druckgraphischen Porträts, die anläßlich des Augsburger Reichstags entstanden und die durch Zeichnungen sorgfältig vorbereitet worden waren, schuf Dürer in den kommenden Jahren zahlreiche Bildnisse geistlicher und weltlicher Fürsten sowie zeitgenössischer Humanisten. Der Druckgraphik gingen zumeist unmittelbar Kohle- oder Silberstiftzeichnungen voraus. Die Darstellungsform, die eine Inschrifttafel nach antikem Vorbild miteinschließt, ist von spätrömischen Grabepitaphien angeregt. Der Dargestellte wird im Büstenausschnitt über einer Schrifttafel wiedergegeben und erscheint dadurch bereits zu Lebzeiten denkmalshaft entrückt. Die Bildunterschriften verbinden antikes mit christlichem Gedankengut und beziehen sich sinnfällig auf die dargestellte Person, wie das Kupferstichporträt *Willibald Pirckheimers* belegt (Abb. 102).

Die durch Dürer geprägte Form des gestochenen Bildnisses behielten seine Schüler bei.

Aus dem Jahr 1519 datiert das Bildnis des Kardinals Albrecht von Brandenburg (1490–1545). Dem nach dem Format benannten Kupferstich *Kleiner Kardinal* (Abb. 101) ging eine Zeichnung voraus, die Dürer während seines Aufenthaltes beim Augsburger Reichstag schuf. Der Kardinal hatte damals gerade seinen Kardinalshut empfangen. Er zählte zu den mächtigsten kirchlichen Repräsentanten des römisch-katholischen Reichs. Mit seiner Wahl zum Erzbischof von Mainz ergab sich 1514 die Möglichkeit für die römische Kurie, im Reich den Ablaß zu verkünden. Als Albrecht von Brandenburg sich 1517 um die Kardinalswürde bewarb, mußte er eine Palliensteuer von 50.000 fl. an die römische Kurie ableisten und nahm dazu einen Kredit beim Bankhaus Fugger auf. Die entstandenen Schulden durften nach Genehmigung der päpstlichen Kurie zur Hälfte durch die Einkünfte aus der Predigt des Peter-Ablasses beglichen werden. Die Genehmigung und Förderung des Ablaßhandels und die damit verbundenen Praktiken einzelner Prediger führten schließlich zu Martin Luthers Thesenanschlag, so daß man sagen könnte, der Kardinal habe indirekt die Reformation mitverursacht. Abgesehen von seiner religionsgeschichtlichen Bedeutung zählte Albrecht von

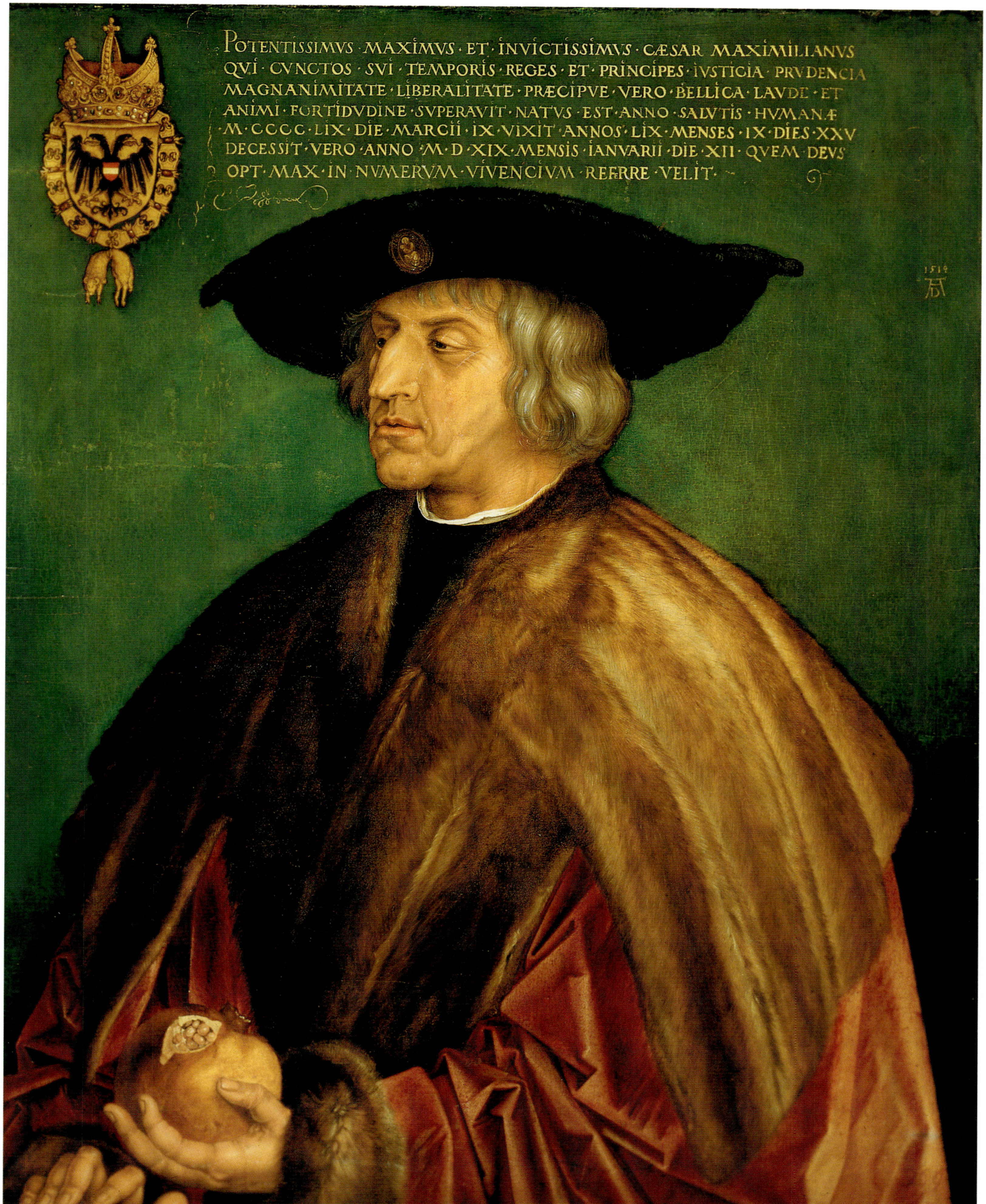
POTENTISSIMVS · MAXIMVS · ET · INVICTISSIMVS · CÆSAR MAXIMILIANVS
QVI · CVNCTOS · SVI · TEMPORIS · REGES · ET · PRINCIPES · IVSTICIA · PRVDENCIA
MAGNANIMITATE · LIBERALITATE · PRÆCIPVE · VERO · BELLICA · LAVDE · ET
ANIMI · FORTIDVDINE · SVPERAVIT · NATVS · EST · ANNO · SALVTIS · HVMANÆ
M · CCCC · LIX · DIE · MARCII · IX · VIXIT · ANNOS · LIX · MENSES · IX · DIES · XXV
DECESSIT · VERO · ANNO · M · D · XIX · MENSIS · IANVARII · DIE · XII · QVEM · DEVS
OPT · MAX · IN · NVMERVM · VIVENCIVM · REFERRE · VELIT ·
1519

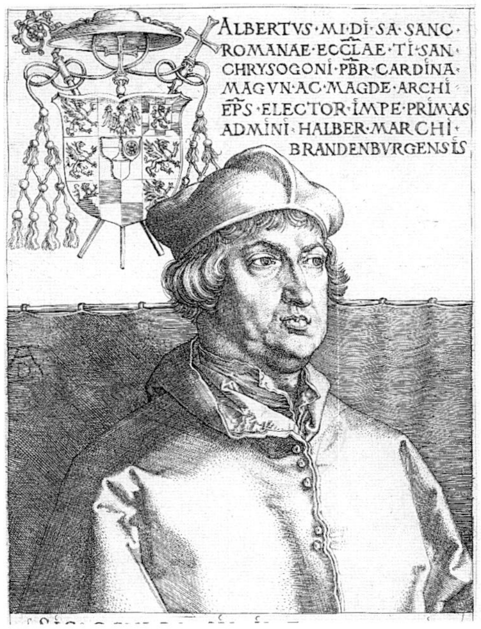

101 *Kardinal Albrecht von Brandenburg (Kleiner Kardinal),* 1519
Kupferstich, 16 x 11 cm
Kupferstichkabinett, Staatliche Kunsthalle, Karlsruhe

Dieser Stich ist eines von sechs Kupferstichbildnissen des Kardinals Albrecht von Brandenburg, eines der einflußreichsten Repräsentanten des Reichs. Der Porträtierte ist vor eine Spannwand gestellt. Seine aufrechte Haltung, seine Blickrichtung schräg aus dem Bild sowie das Wappen und die beiden Inschriften betonen den offiziellen Porträtcharakter.

102 *Willibald Pirckheimer*, 1524
Kupferstich, 19,2 x 12,7 cm
Kupferstichkabinett, Staatliche Kunsthalle, Karlsruhe

Das Kupferstichporträt des berühmten Humanisten Willibald Pirckheimer (1440–1530), Dürers engstem Vertrauten, ist ein Beispiel für die neue Porträtdarstellung in der Druckgraphik. Das Büstenporträt erhebt sich denkmalshaft über einer epitaphartigen Inschrift. Diese nimmt Bezug auf die Verdienste und die Persönlichkeit und lautet in der deutschen Übersetzung: »Bildnis des Willibald Pirckheimer im 53. Jahr seines Lebens. Der schöpferische Geist wird leben, das übrige wird dem Tod anheimfallen. 1524. AD.«

Brandenburg neben Kaiser Maximilian I. und Kurfürst Friedrich dem Weisen zu den bedeutendsten fürstlichen Mäzenen in Deutschland. Sein Kunstsinn und Repräsentationsbedürfnis manifestieren sich in einem 1525 entstandenen Kupferstich von Lukas Cranach (1472–1553), der ihn als Hl. Hieronymus im Gehäuse darstellt, dem Kupferstich Dürers von 1514 folgend (Abb. 95).

Das von Dürer verfertigte Kupferstichporträt verwandte der Kardinal als Frontispiz für sein Hallesches Heiltumsbuch von 1520. Dies belegt, welchen propagandistischen Stellenwert solche Graphikporträts, die in hoher Auflage bestellt wurden, einnehmen konnten.

Auf dem Stich blickt der Kardinal ernst und würdevoll aus dem Bild. Ein dunkler Wandschirm hinterfängt wirkungsvoll seine Gestalt. Das Wappen unter dem Kardinalshut zeigt die drei Hirtenstäbe der ihm unterstellten Bistümer Mainz, Magdeburg und Halberstadt. Die Inschrift bezeichnet den Status: »ALBERTVS. MI (sericordia). D(e)I.SA(cro). SANC(tae)/ROMANAE. ECCL(esi)AE. ZI(tuli) SAN(cti)./ CHRYSOGONI. P(res) B(ite) R.CARDINA(lis)./ MAGVN(tinensis). AC. MAGDE(burgensis). ARCHI=/EP(iscopu) S. ELECTOR. IMPE(rii). PRIMAS / ADMINI(strator). HALBER(stadensis).MARCHI(o)./BRANDENBVR-GENSIS« (Albrecht, durch Gottes Barmherzigkeit Kardinal-Priester der Heiligen Römischen Kirche mit der Titelkirche des Hl. Chrysogonus, Erzbischof von Mainz und Magdeburg, Kurfürst, Primas des Reiches, Administrator des (Bistums) Halberstadt, Markgraf von Brandenburg).

Die Bildunterschrift besagt, daß der Dargestellte im Entstehungsjahr 29 Jahre alt war und betont den offiziellen, religionspolitischen Status der Person. 1520 übersandte Dürer dem Kardinal 200 Abdrucke und die originale Kupferdruckplatte. Von einem anderen, 1522 datierten Porträt des Kardinals, dem eine Silberstiftzeichnung vorausgegangen war, übersandte Dürer seinem Auftraggeber 500 Abzüge und die Originalplatte.

Dürer war ein großer Anhänger der Reformation, die 1517 mit Luthers Thesenanschlag in Wittenberg begann. Von 1520 datiert ein Brief, in dem Dürer seine Sympathie zu Martin Luther offen bekundet. Obwohl beide am Augsburger Reichstag teilnahmen, sind sich der Künstler und der Reformator nicht begegnet. Dürer drückt in seinem Brief an Georg Spalatin (1484–1545), dem Hofkaplan und Sekretär des protestantischen Fürsten Friedrichs des Weisen, seine Hoffnung auf ein Zusammentreffen mit Luther aus, den er ebenfalls gerne porträtiert hätte: »vnd hilft mir got, das ich zw doctor Martinus Luther kum, so will ich jn mit fleis kunterfetten vnd jn kupfer stechen zw einer langen gedechtnus des kristlichen mans, der mir aws grossen engsten gehollfen. Und jch pit e[wer] w[irden], wo doctor Martinus ettwas news macht, das tewczsch [deutsch] ist, wolt mirs vm mein gelt zw senden.«

Offiziellen, repräsentativen Auftragsbildnissen stehen die aus privatem Interesse entstandenen Porträts gegenüber. Letztere zeichnen sich durch eine spürbare emotionale Nähe und einen schonungslosen Naturalismus aus, wie die um 1514 entstandene berühmte Kohlezeichnung, das *Bildnis der Mutter* (Abb. 105). Aus der Inschrift geht hervor, daß Dürer die alte Frau zwei Monate vor ihrem Tod im Alter von 63 Jahren zeichnete: »1514 an oculy Dz ist albrecht dürers/mutter dy was alt 63 Jor« und nach ihrem Tod fügte er mit Tinte hinzu, daß sie am Dienstag der Kreuzwoche um zwei Uhr in der Nacht verschieden sei: »vnd ist verschiden/im 1514 Jor – am erchtag vor der crewtzwochen/um zwey genacht«. Über ihre lange Krankheit und ihren Tod, der Dürer erschütterte, berichtete er ausführlich in seinem Gedenkbuch, in dem er zwölf Jahre zuvor auch den Tod des Vaters dokumentierte. Der Vergleich mit Dürers erstem gemalten Bildnis der Mutter von 1490 (Abb. 8) macht die dazwischenliegende Zeitspanne sowohl im Leben der Dargestellten als auch in der künstlerischen Entwicklung deutlich. In der Kohlezeichnung hielt Dürer die Züge mit Akribie fest und legte so viel menschliche Ausdrucksstärke und innere Anteilnahme hinein, wie dies in der Porträtkunst zuvor unbekannt war. Das Gesicht einer verhärmten und vom Leben gezeichneten alten Frau, von deren 18 Kindern nur drei überlebt hatten und die »grosse armut gelitten, verspottung, verachtung, hönische wort, schrecken vnd grosse widerwertigkeit« erlebt hatte, ist hier erstmals nicht im Sinne der traditionellen Gleichstellung des Häßlichen mit dem Bösen oder dem Tod in der Kunst gezeigt. Obwohl Dürer die Zeichnung zur privaten Dokumentation anfertigte, wirkte das Bild in Arbeiten seiner Schüler bei Darstellungen alter, häßlicher Frauen weiter. Die in verschiedenen Lebensabschnitten gezeichneten und gemalten Selbstporträts und die zahlreichen Bildnisse aus dem engsten Familien- und Freundeskreis verweisen auf eine Textstelle in Dürers geplantem »Lehrbuch der Malkunst«, in dem er der Bildniskunst eine bedeutende Aufgabe zuweist: »Awch behelt daz gemell dy gestalt der menschen nach jrem sterben.«

Fraglich ist, ob der Tod der Mutter, den Dürer in seinem Gedenkbuch aufrührend beschreibt, zu den graphischen Mariendarstellungen führte, die sich an die Holzschnittfolge des *Marienlebens* anschließen und die die Muttergottes zwar nach ikonographischer Tradition als Appellfigur im Sinne der »Compassio«, des Mitleidens mit Christus, präsentieren, jedoch menschlicher, natürlicher und emotionaler als zuvor auffassen. Der 1520 entstandene Kupferstich *Maria mit dem Wickelkind* (Abb. 104) ist ein gutes Beispiel für eine fast genrehafte Annäherung an das Thema. Die Körperstellung des schlafenden Jesuskindes erinnert jedoch auch daran, daß hier auf die Passion Christi verwiesen werden soll.

Das 1516 datierte Bildnis seines zu dieser Zeit 82jährigen Lehrmeisters Michael Wolgemut (Abb. 106) dokumentiert, wie Dürer in seinen Porträts, zehn Jahre nach seiner zweiten Italienreise, immer mehr zu innerer Tiefe und unvergleichlicher psychologischer Erfassung der Persönlichkeit vordringt. Auch dieses Werk schuf er nicht im Auftrag, sondern aus privatem Interesse, wie aus der Inschrift hervorgeht: »Das hat albrecht durer abconterfet noch seine Lermeister michel wolgemut jn (Jor) 1516.« Drei Jahre später starb Michael Wolgemut und Dürer hielt dies wie im Bildnis der Mutter

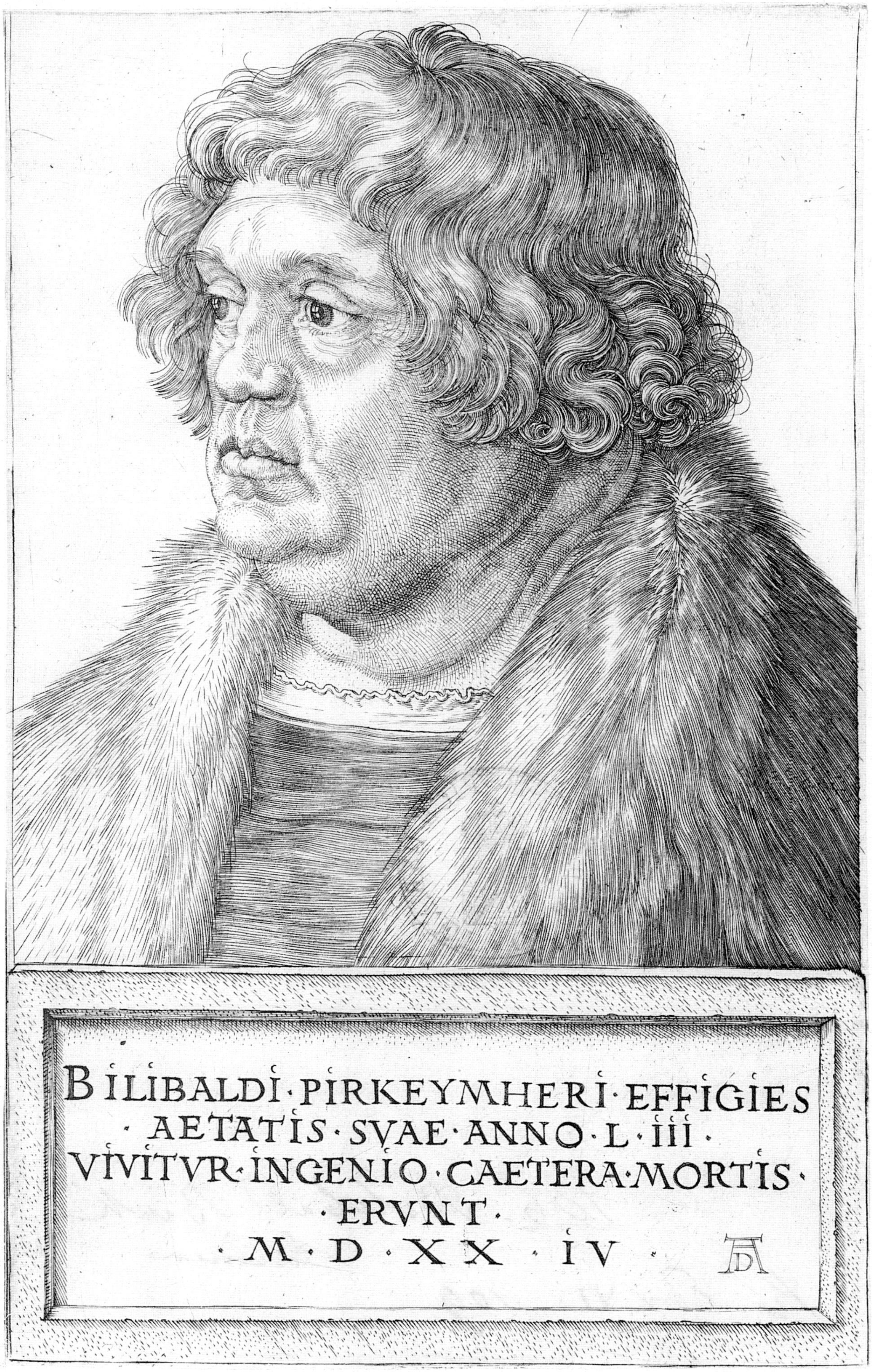
BILIBALDI·PIRKEYMHERI·EFFIGIES
·AETATIS·SVAE·ANNO·L·III·
VIVITVR·INGENIO·CAETERA·MORTIS·
·ERVNT·
·M·D·XX·IV·

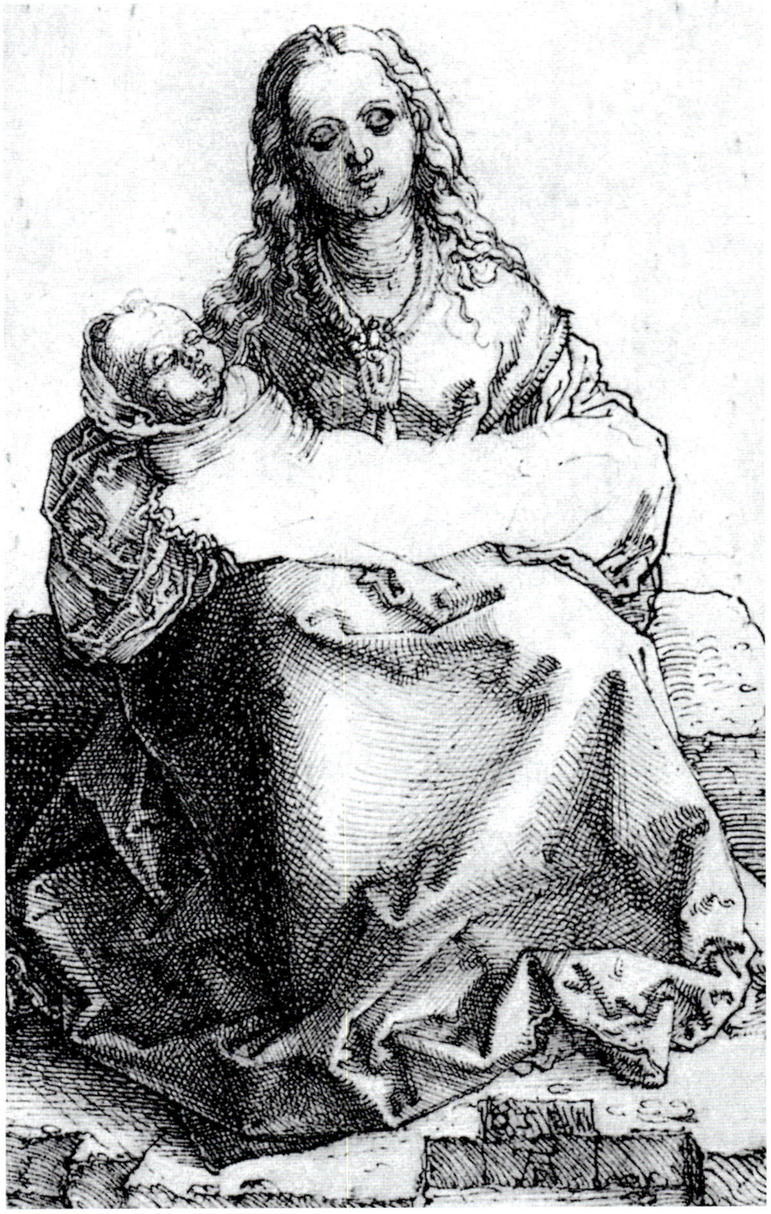

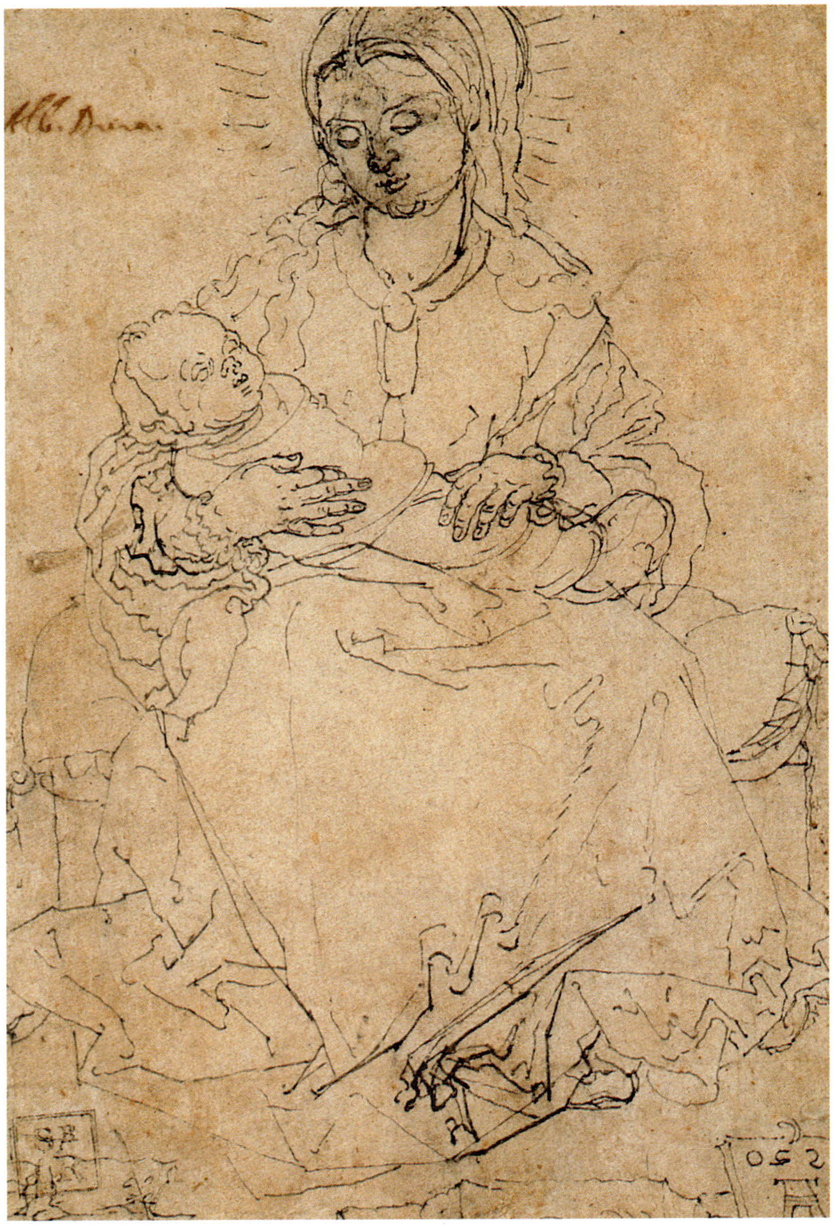

103 *Maria mit dem Kind auf einer Steinbank*, 1520
Federzeichnung, 135 x 87 cm
Pushkin Museum der bildenden Künste, Moskau
(derzeitiger Standort)

Eine Vorstudie der Figurengruppe (Abb. 104) ist diese Federzeichnung, die die Madonna zwar mit gelöstem Haar zeigt, das Wickelkind und die Gewandfalten jedoch bereits ganz ähnlich vorgibt. Die im Kupferstich gezeigte Hintergrundlandschaft ist hier noch ausgespart.

104 *Maria mit dem Wickelkind*, 1520
Kupferstich, 14,4 x 9,7 cm
Kupferstichkabinett, Staatliche Kunsthalle, Karlsruhe

Fast genrehaft wirkt diese späte Darstellung der *Maria mit dem Wickelkind*. Einzig der Heiligenschein weist die Figurengruppe als erhaben aus. In der liebevollen Zuwendung der Mutter zum Kind drückt sich eine menschliche Haltung aus, die die christlichen Heilsstoffe dem Betrachter emotional im Sinne der »Compassio«, des Mitleidens mit Christus, näherbringen sollen.

105 *Bildnis der Mutter*, 1514
Kohlezeichnung auf Papier, 42,1 x 30,3 cm
Kupferstichkabinett, Staatliche Museen zu Berlin – Preußischer Kulturbesitz, Berlin

Zwei Monate vor dem Tod der Mutter hielt Dürer ihre Züge in dieser berühmten Zeichnung fest. Das Bildnis verweist mit seinem drastischen Naturalismus auf das harte Leben der Dargestellten, die unter verschiedenen Krankheiten zu leiden hatte und 18 Kinder zur Welt brachte, von denen nur drei überlebten. Wurde im Mittelalter die Häßlichkeit ausschließlich mit dem Bösen oder mit dem Tod gleichgesetzt, so ist sie hier vor allem Ausdruck der privaten Dokumentation.

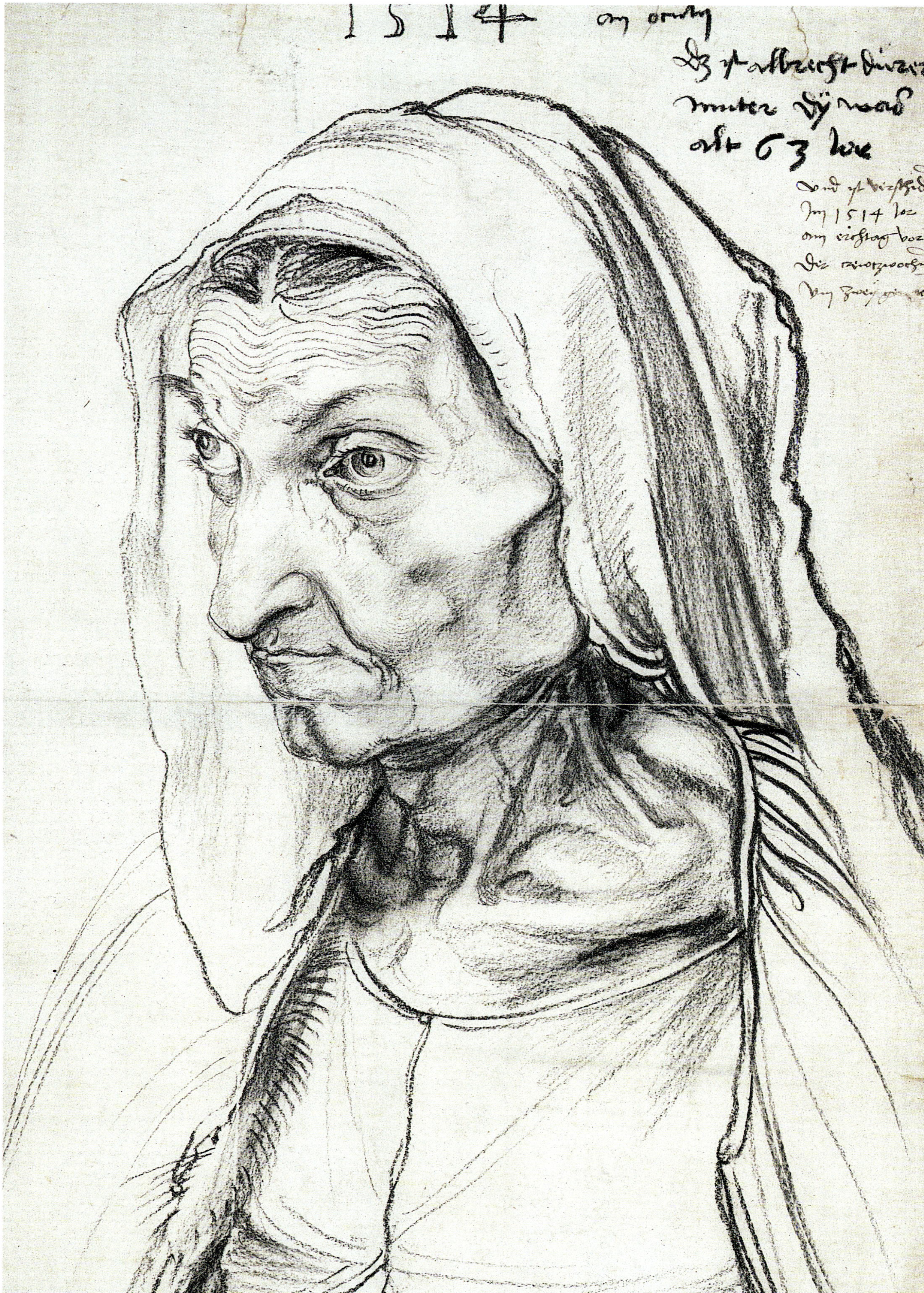
1514

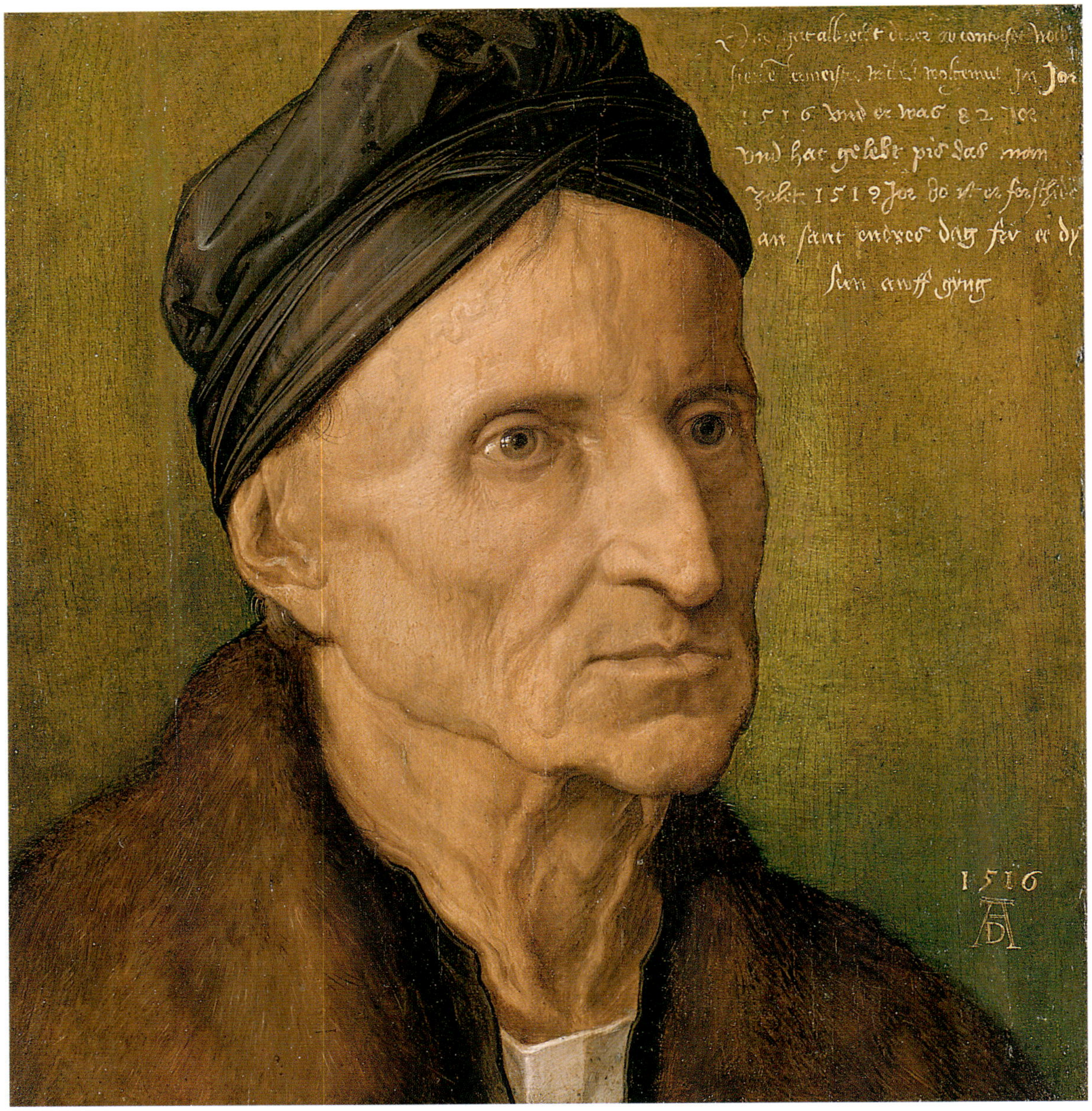

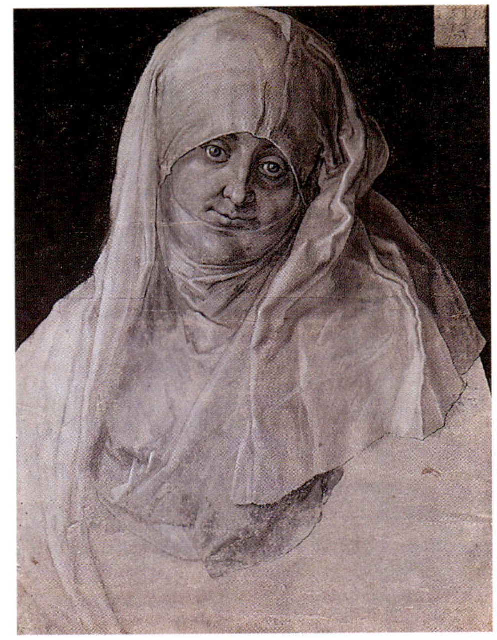

107 *Heilige Anna (Agnes Dürer),* 1519
Pinsel auf grau grundiertem Papier, 39,5 x 29,2 cm
Graphische Sammlung Albertina, Wien

Als Vorstudie zum Gemälde (Abb. 108) diente diese Porträtzeichnung der Agnes Dürer, die sie bereits in derselben Haltung und Mimik zeigt wie im Gemälde. Während die Kopfpartie detailliert herausgearbeitet ist, ist der untere Teil der Zeichnung frei belassen.

106 *Bildnis Michael Wolgemuts*, 1516
Öl auf Holz, 29 x 27 cm
Germanisches Nationalmuseum, Nürnberg

Die feine Porträtwiedergabe und psychologische Charakterisierung des 82jährigen Michael Wolgemuts, des alten Lehrmeisters Albrecht Dürers, steht hier im Zentrum künstlerischen Interesses. Trotz der schonungslosen Schilderung des Alters, der Wiedergabe zahlreicher Fältchen und Äderchen, tritt uns in dem klaren und stechenden Blick ein energischer und geistig vitaler alter Mann entgegen, dessen Physiognomie von einem arbeitsreichen Leben zeugt.

nachträglich mit genauem Datum inschriftlich fest: »Vnd er was 82 Jor vnd hat gelebt pis das man/zelet 1519 Jor do ist er ferschide(n)/ an sant endres dag frv eedy sun/awff gyng.«

Vom monochromem grünen Hintergrund hebt sich das fein ausgearbeitete Büstenporträt des Dargestellten wirkungsvoll ab. Der alte Meister trägt die werkstattübliche schwarze Kappe, die vor Farbspritzern schützen soll. Der vornehme Pelz ist Ausdruck porträttypischen Repräsentationsbedürfnisses. Wesentlich ist jedoch die genaue physiognomische Erfassung, die Wiedergabe der Altersspuren, des faltigen Halses und des von vielen Fältchen durchzogene knochigen Gesichts, das von einem harten, arbeitsreichen Leben zeugt.

Im Gegensatz zu repräsentativen Auftragsbildnissen für die großbürgerliche und aristokratische Gesellschaftsschicht, die mehr offiziellen Charakter hatten, nutzte Dürer Bildnisse des engsten Familienkreises auch zu anderen Zwecken. So saß seine Frau Agnes Modell für das Gemälde *Anna Selbdritt* (Abb. 108). Zusammen mit Maria und dem Jesuskind beschreibt sie eine spitzwinklige Dreieckskomposition. Eine detaillierte Einzelstudie der Hl. Anna ging dem Gemälde voraus (Abb. 107). Anna, als reife Matrone, wirkt in sich gekehrt, wissend um die Passion Christi. Sie legt Maria, die das schlafende Jesuskind anbetet, tröstend ihre Hand auf die Schulter. Christus ist, in Vorausdeutung auf seine Passion, auf dem rechten Ende von Annas Kopftuch gebettet. Seine Körperhaltung und das unter dem Körper hervorquellende Tuch erinnern nicht nur zufällig an Pietàdarstellungen. Der Bildausschnitt ist eng gewählt und die Figurengruppe weit in den Vordergrund gerückt, so daß der Betrachter unmittelbar und appellativ dazu aufgefordert wird, in der Andacht seinem Mitleiden mit Christus Ausdruck zu verleihen. Die menschlich-emotionale und natürliche Erfassung der einzelnen Figuren, die in zeitgenössischer Kleidung auftreten, verstärken diese Intention.

108 *Anna Selbdritt*, 1519
Öl, von Holz auf Leinwand übertragen, 60 x 49,9 cm
The Metropolitan Museum of Art, Altman Collection, New York

Mehrere Vorstudien gingen dem Gemälde der *Anna Selbdritt* voraus, das der Nürnberger Patrizier Leonhard Tucher als Andachtsbild bei Dürer bestellte. Das Bild wurde sehr berühmt und in späteren Jahrhunderten insgesamt sieben Mal kopiert. In der Hl. Anna, der monumentalen Hauptfigur, ist ein Porträt der Agnes Dürer zu sehen. Diese bildet mit Maria – in Nürnberger Bürgerinnentracht – und dem schlafenden Jesuskind ein spitzwinkliges Dreieck. Der in sich gekehrte Blick der Hl. Anna und die Gestalt des schlafenden Knaben verweisen auf die Passion Christi.

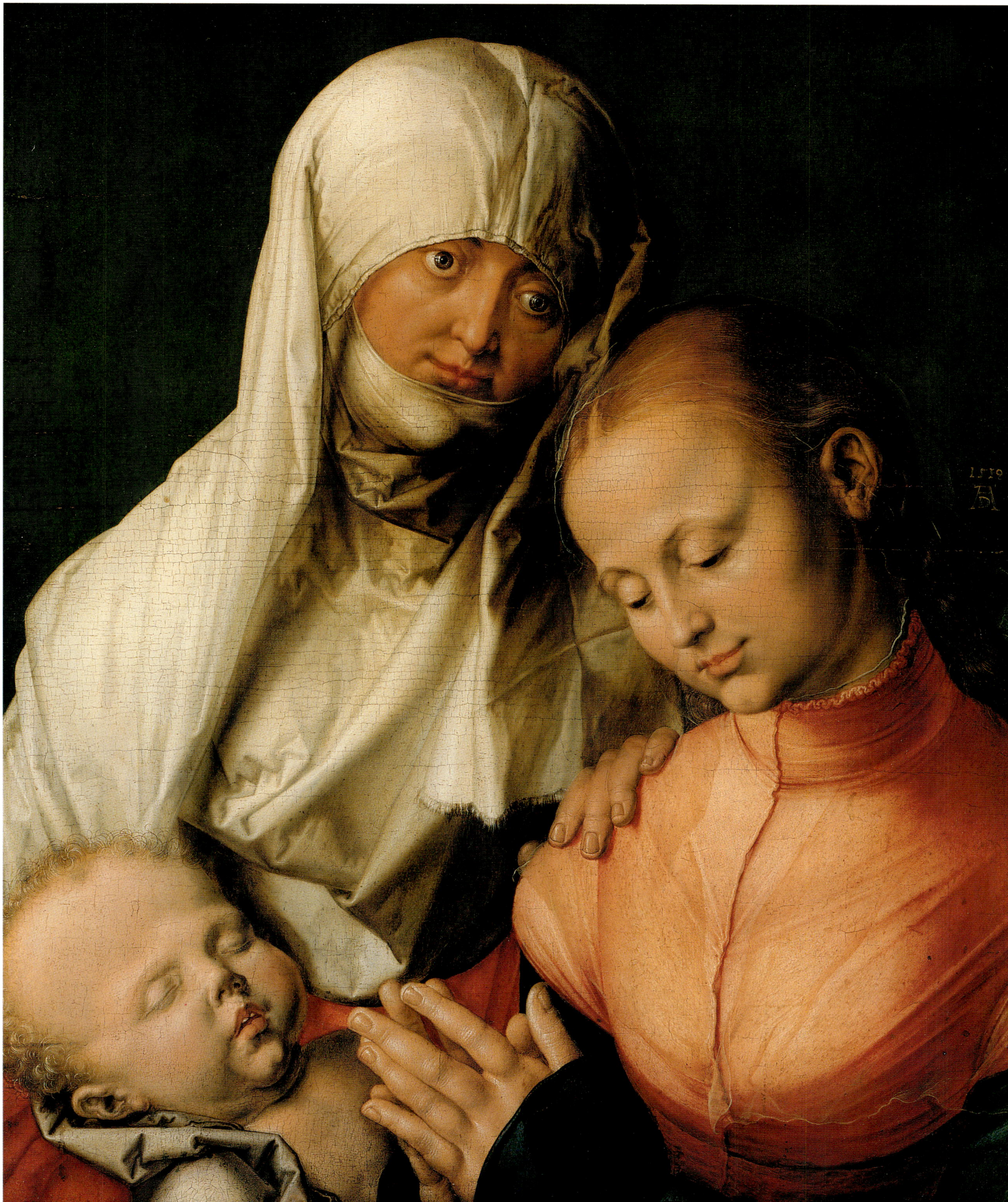

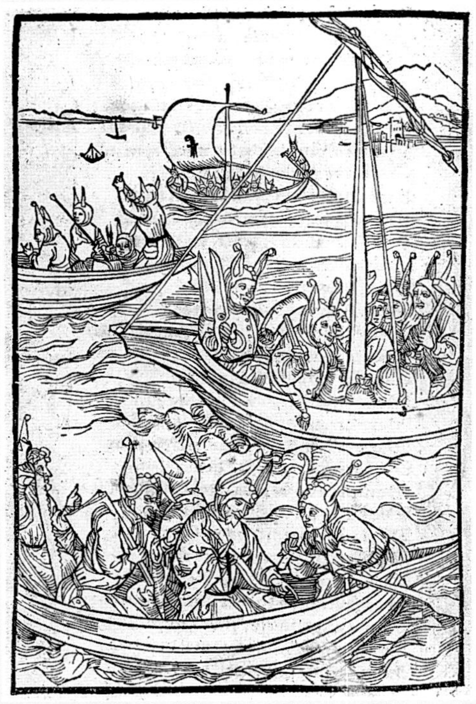

109 Kapitel 48: *Ein Gesellenschiff*
Holzschnitt, ca. 16,3 x 10,4 cm
Germanisches Nationalmuseum Nürnberg

»Das Narrenschiff« des berühmten Humanisten Sebastian Brant (1471–1521) ist eine allegorisch-satirische Dichtung, die dem Leser in 113 Kapiteln in Analogie zum Totentanz in einer Narrenparade menschliche Torheiten und Laster sowie deren Folgen vor Augen führt. Das Werk wurde 1494 bei Johann Bergmann von Olpe in Basel gedruckt und erlangte, vor allem nach seiner Übersetzung ins Lateinische und wegen seiner Illustrationen als Volksbuch internationalen Ruhm. Der Titelholzschnitt zum 48. Kapitel, in dem die Mißstände im Berufsstand der Handwerksgesellen beklagt werden, gehört aufgrund des ganzseitigen Formats zu den Holzschnitten, bei denen die sonst üblichen Mottoverse und der Titel fehlen. In den verschiedenen Booten und Schiffen sitzen die Gesellen verschiedener Handwerke, erkennbar an ihren Attributen.

In Nürnberg, dem Zentrum des deutschen Humanismus, lebten zur Dürerzeit bedeutende Humanisten, Wissenschaftler und Geistesgrößen, die untereinander in Verbindung standen.

Der deutsche Humanismus hatte seinen Ursprung in Italien. Auf der Basis des Studiums der antiken Schriftsteller, Philosophen und Künstler strebte man nach einer Erneuerung, einer geistigen Wiedergeburt, die zu einer gesellschaftlichen Harmonie in Frieden und Freiheit führen sollte. In der Rückkehr zur Antike sah man ideell die Möglichkeit zu einem neuen Gesellschafts- und Kulturmodell. Die deutschen Humanisten hatten fast alle an italienischen Universitäten studiert und standen mit italienischen Humanistenkreisen, Gelehrten wie Angelo Poliziano (1454–1494), Marsilio Ficino (1433–1499) und Pico della Mirandola (1463–1494) in regem Kontakt.

Willibald Pirckheimer (Abb. 111), der als einer der bedeutendsten unter allen deutschen Humanisten gilt, studierte in Padua und Pavia sieben Jahre Musik, klassische Philologie und Jurisprudenz und war nach seiner Rückkehr nach Nürnberg ein enger Berater der beiden Kaiser Maximilian I. und Karl V.

Humanisten wie er beeinflußten durch ihre profunden Kenntnisse der klassischen Sprachen, der antiken Schriftsteller, Dichter und Philosophen die gelehrten Themen der Bildenden Kunst. Für ihn wie für andere deutsche Humanisten ist charakteristisch, daß die Antike und die Theologie die beiden Grundpfeiler des gelehrten Interesses bildeten. So übersetzte Pirckheimer nicht nur griechische Texte, sondern übertrug auch die Schriften der Kirchenväter aus dem Hebräischen ins Lateinische. Wie der Augsburger Humanist Konrad Peutinger war auch er Diplomat und förderte die humanistische Bewegung, indem er allen Interessierten, so auch Albrecht Dürer, Zutritt zu seiner umfangreichen Bibliothek gewährte. Dürer nahm, obwohl nicht studiert, gleichberechtigt an den gelehrten Diskussionen des Nürnberger Humanistenzirkels teil. In ihm dokumentiert sich der Einfluß der humanistischen Geistesströmung auf die neuen Themen der zeitgenössischen Kunst.

Die Verbreitung des Buchdrucks führten dazu, daß die neuesten humanistischen Schriften südlich und nördlich der Alpen ausgetauscht werden konnten. Die mit dem Studium der alten Sprachen verbundene humanistische Gelehrsamkeit brachte in allen Bereichen der Gesellschaft Neuerungen hervor. So organisierte beispielsweise der berühmte reformatorische Theologe und Humanist Philipp Melanchthon (1497–1560) das Latein- und Hochschulwesen neu und initiierte Schulgründungen, was ihm den Ehrentitel »Praeceptor Germaniae« – Lehrer Deutschlands, einbrachte (Abb. 110). Der Umfang seiner wissenschaftlichen Tätigkeit ist ein Beispiel für die enorme Leistung eines humanistischen Gelehrten, der theologische und universelle Gelehrsamkeit in sich vereinigte. Neben Standardwerken über griechische und lateinische Grammatik, Rhetorik, griechische und lateinische Klassiker, Physik, Geographie und Psychologie erschienen aus seiner Feder bibelkundige Kommentare, theologische Spezialforschungen und Katechismen, Bekenntnisschriften und Kirchenordnungen.

Humanismus und Reformation gingen insofern Hand in Hand, als sie sich gegenseitig befruchteten. Die gelehrte Bildung bereitete der religiösen Erneuerung den Boden.

Diese Verbindung des religiösen Erneuerungsgedankens mit humanistischem Gedankengut fand im Weltgeistlichen Jacob Wimpheling (1450–1528) eine typische Ausprägung. Nach ihm war »das Studium der heidnischen Autoren an sich dem christlichen Glauben nicht abträglich; Schaden kann nur dadurch entstehen, daß wir sie möglicherweise falsch verstehen und falschen Gebrauch von ihnen machen.« Seine berühmte Abhandlung »Defensio theologiae« erkannten die deutschen christlichen Humanisten als ihre Programmschrift an. Schriftsteller wie der Rechtsgelehrte Sebastian Brant aus Straßburg (1457–1521) übten mit ihrer moralisierenden, gesellschaftskritischen Versdichtung Kritik vor allem am Verhalten des geistlichen Standes (Abb. 109).

Jeder dieser gelehrten Humanisten war zugleich ein »uomo universale«, ein universell gebildeter und interessierter Mensch. Als Erasmus von Rotterdam dem Schweizer Reformator Ulrich Zwingli (1484–1531) auf die Frage, ob er das Bürgerrecht Zürichs erwerben wolle, antwortete, er ziehe die Weltbürgerschaft vor, kennzeichnet dies exemplarisch die Weltoffenheit der Humanisten in theologischen, gesellschaftlichen und geistigen Fragen.

Erasmus von Rotterdam gab 1516 die erste textkritische griechisch-lateinische Ausgabe des Neuen Testaments des »Novum Instrumentum« heraus, die von der gelehrten Welt sehr bewundert wurde. Durch die Herausgabe des Neuen Testaments galt er bald als Inbegriff für humanistische und theologische Gelehrsamkeit im besten wissenschaftlichen Sinne. Luther schöpfte aus der zweiten Ausgabe des Werkes von 1519 Anregungen für seine Bibelübersetzung ins Deutsche.

Sympathien für Martin Luther und die Reformation waren in Humanistenkreisen weit verbreitet. Mit ihren Schriften nahmen sie an der reformatorischen Diskussion lebhaft Anteil und Einfluß. Der Augsburger Gelehrte Konrad Peutinger begeisterte sich vor allem für die frühen Schriften Luthers und empfing ihn 1518 in seinem Haus. Auch Willibald Pirckheimer war einige Jahre Anhänger Luthers gewesen, wendete sich jedoch vor seinem Tod im Jahr 1520 wieder dem alten Glauben zu.

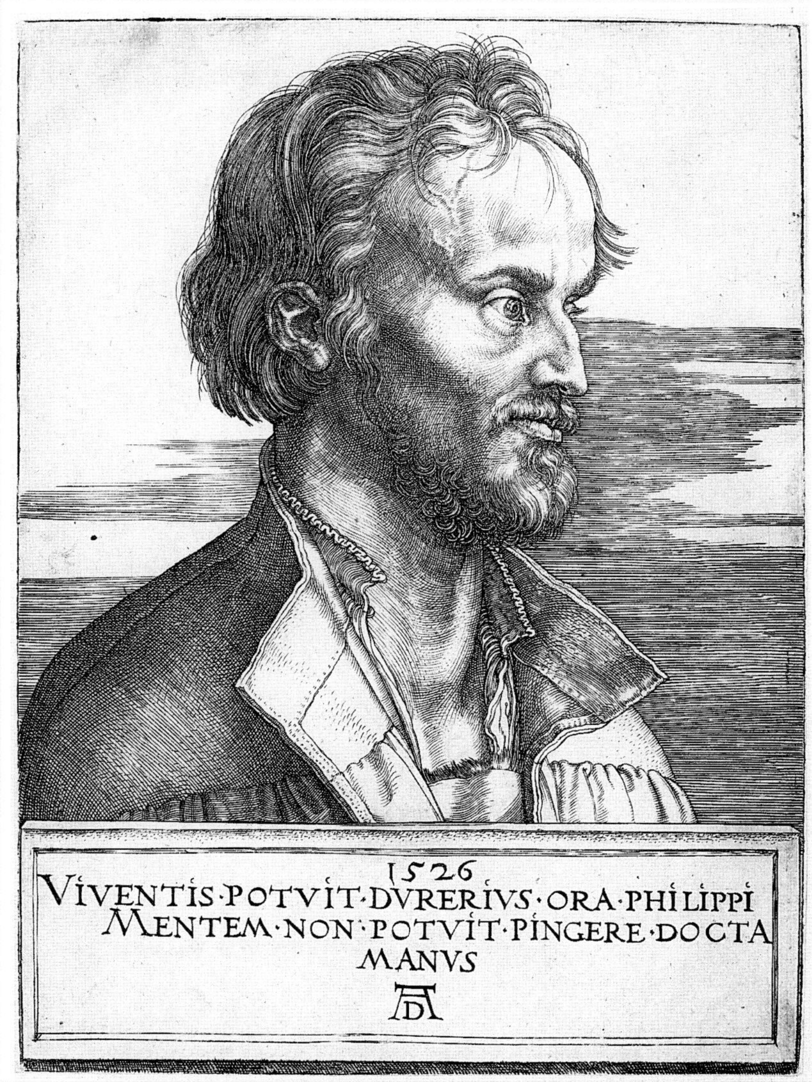

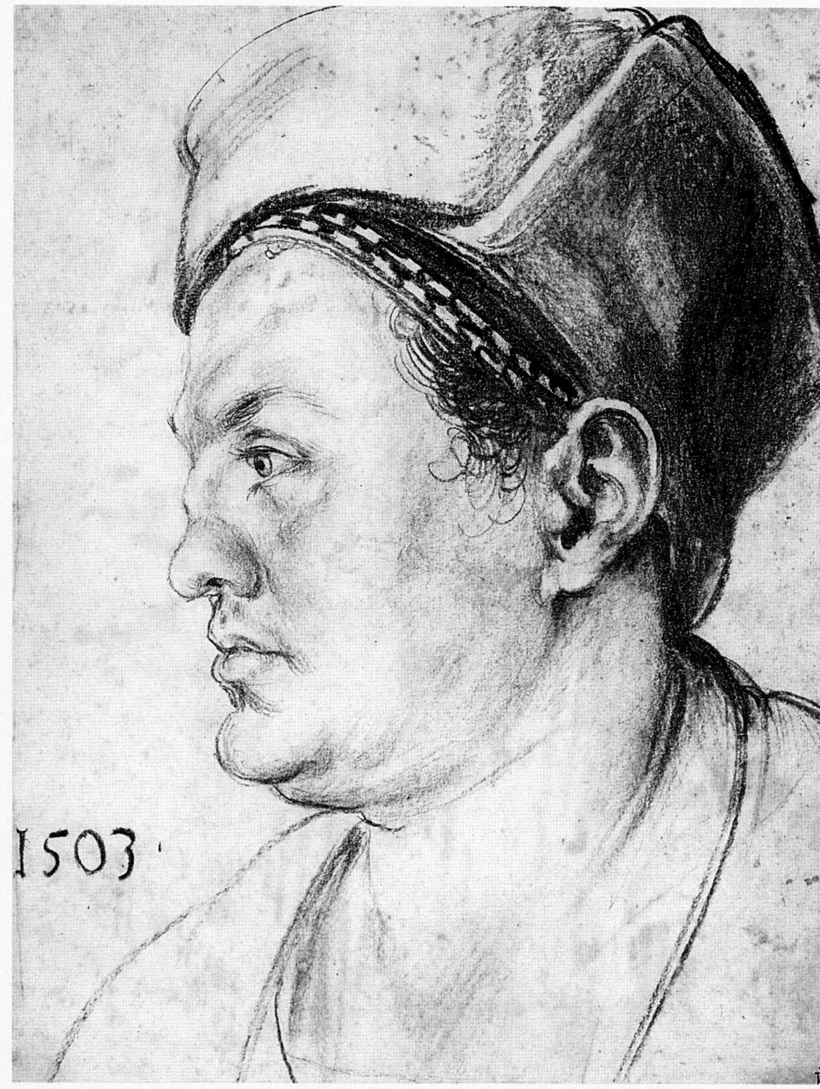

110 *Philipp Melanchthon,* 1526
Kupferstich, 17,5 x 13 cm
Kupferstichkabinett, Staatliche Kunsthalle, Karlsruhe

Philipp Melanchthon zählte zu den großen Humanisten seiner Zeit. Er war Anhänger der Reformation und ein enger Freund Martin Luthers. Nach dem Studium in Heidelberg und Tübingen lehrte er als Professor in Wittenberg. Seine Forschungsschwerpunkte waren Theologie, Philosophie und Rhetorik. Melanchthon ist im markanten Dreiviertelprofil nach rechts gewandt. Die epitaphartige lateinische Inschrift bezieht sich auf die von Melanchthon angeführte humanistische Diskussion über die Darstellbarkeit der menschlichen Persönlichkeit: »1526. Viventis potuit Dvreris Ora Philippi Mentem non Potuit Pingere Docta Manus« (1526. Dürer konnte die Züge des Philipp nach dem Leben zeichnen, doch die kundige Hand nicht seinen Geist. AD).

111 *Willibald Pirckheimer,* 1503
Kohlezeichnung, 28,1 x 20,8 cm
Kupferstichkabinett, Staatliche Museen zu Berlin – Preußischer Kulturbesitz, Berlin

In der Porträtzeichnung des Willibald Pirckheimer, im Profil nach links blickend, orientierte sich Dürer an einer Silberstiftzeichnung und »veredelte die Züge seines Freundes, ohne ihm zu schmeicheln«, wie Panofsky es formulierte. Der berühmte Humanist war Dürers engster Freund und Vertrauter. Möglicherweise wurde Dürer durch antike Kaisermünzen zu diesem Profilbildnis angeregt, möglich ist jedoch auch, daß die Zeichnung als Vorlage für einen Medaillenschneider diente.

Resultate freien Sehens. Die niederländische Reise

112 *Der Maler Lucas van Leyden*, 1521
Silberstiftzeichnung auf Papier, 24,4 x 17,1 cm
Musée des Beaux Arts, Lille

Von der Begegnung Dürers mit dem berühmten holländischen Maler Lucas van Leyden während der niederländischen Reise zeugt ein Silberstiftporträt, in dem der Niederländer mit feinen Strichen festgehalten ist. Der Dargestellte, mit dem Dürer bald freundschaftlich verbunden war, blickt mit wachem Blick aus dem Bild. Die Zeichnung diente 1572 als Stichvorlage für das Porträt des Lucas van Leyden in Hieronymus Cocks Portraitserie »Pictorum aliquot celebrium Germaniae inferioris effigies«, womit die Identifizierung des Dargestellten belegt ist.

»Und do ich zu tisch geführet ward, do stund das volck auf beeden seuten, als führet man einen grosen herren …« (Dürer im Tagebuch der niederländischen Reise)

Der äußere Anlaß für Dürers niederländische Reise war profaner Natur.

Am 12. Januar 1519 starb Kaiser Maximilian I., der Dürer eine jährliche vom Nürnberger Stadtrat auszuzahlende Rente in Höhe von 100 Gulden zugesichert hatte.

Die Fortsetzung dieses Anspruchs mußte sich Dürer durch den zum deutschen König gewählten Enkel Maximilians I., Herzog Karl von Burgund (1500–1558), bestätigen lassen und reiste zu diesem Zweck, diesmal begleitet von seiner Ehefrau Agnes und seiner Magd Susanna in die Niederlande. Mit einem Freibrief und einem Empfehlungsschreiben des Bamberger Bischofs Georg III. Schenk zu Limburg (1502–1522) ausgestattet, kam Dürer überall problemlos durch die Zollstationen. Den Freibrief hatte Dürer mit einem heute verschollenen Madonnenbild und zwei seiner großen Holzschnittbücher bezahlt. Nachdem er an einer Wallfahrt nach Vierzehnheiligen in Franken teilgenommen hatte, reiste er mit dem Schiff über Bamberg, Frankfurt und Köln nach Antwerpen, wo er für ein Jahr bei dem Wirt Jobst Planckfeldt (gest. 1531) Quartier bezog. Von dort aus bereiste er Brügge, Gent, Mecheln, Brüssel, Aachen und Köln. Während des einjährigen Aufenthalts in Antwerpen wurde Dürer, der bereits ein weltberühmter Künstler war, überall wie ein Herr empfangen, eingeladen und beschenkt. Er hielt sich mehrfach in Mecheln bei der kaiserlichen Statthalterin der Niederlande, Margarete von Österreich (1480–1530), auf. 1520 wohnte er der Kaiserkrönung Karls V. (1500–1558) in Aachen bei, den er auch in Mecheln traf. Er porträtierte, nachdem er zuvor eine Kohlezeichnung angefertigt hatte, den dänischen König Christian II. (1481–1559), der ihn fürstlich entlohnte und dessen Schönheit und Männlichkeit Dürer bewunderte. Er traf viele große Geister der Zeit, lernte erstmals Erasmus von Rotterdam kennen, zeichnete Sebastian Brant (Abb. 113) und trat mit wichtigen ausländischen Regierungsvertretern und Kaufleuten zusammen. Er machte Bekanntschaft mit den wichtigsten Künstlern seiner Zeit wie Jan Gossaert (um 1478–1533/1536), dem Mechelner Hofmaler Barend van Orley (1492?–1541) und dem Antwerpener Glasmaler Dirck Vellert (1511–1544), in dessen Kunst sogleich der Einfluß von Dürers Druckgraphik sichtbar wurde. Dürer befreundete sich mit Lucas van Leyden (1494–1533), dem »kleine männlein«, der fortan im Stile Dürers arbeitete (Abb. 112). Er war zur Hochzeit des angesehenen Landschaftsmalers Joachim Patinir (um 1480–1524), des »gut landschafft mahler«, eingeladen und der bekannte Maler Jan Provost (um 1465–1529) reiste eigens aus Brügge an, um ihm zu begegnen. Aber nicht nur mit den bekanntesten lebenden, sondern auch mit den berühmtesten Künstlern der Vergangenheit setzte sich Dürer auseinander: Er besichtigte Michelangelos Brügger Madonna, das »alabaser Marienbild, das Michelangelo von Rohm gemacht« und begeisterte sich für die altniederländische Malerei eines Jan van Eyck und eines Rogier van der Weyden, deren Bildniskunst seinen Spätstil in diesem Genre prägte. Sein Gastgeber Jan Provost zeigte ihm die berühmtesten Gemälde der Stadt, den *Marientod* von Hugo van der Goes (um 1430/1440–1482) und Jan van Eycks *Madonna des Kanonikus van der Paele*. Bei der Statthalterin der Niederlande, Margarete von Österreich, lernte er Jan van Eycks *Die Hochzeit des Arnolfini* kennen. In der Genter Kathedrale St. Bavo bewunderte er Jan und Hubert van Eycks *Genter Altar*, »ein über köstlich, hoch verständig gemäl.« In Köln besichtigte er die Tafel des »meister steffan«(?), die von der früheren Forschung mit Stefan Lochners Hauptaltar im Kölner Dom in Verbindung gebracht wurde. Hier erhielt er auch die Bestätigung seiner jährlichen Rente durch den Kaiser. Dürer hatte zahlreiche druckgraphische Blätter im Gepäck, die er verschenkte oder feilbot. Die Reise währte nur ein Jahr und dennoch zeugen zahlreiche Zeichnungen und mehrere Gemälde von seiner intensiven Tätigkeit in dieser Zeit. Vom Originalmanuskript des Reisetagebuchs hat sich nur eine Seite erhalten: eine Schneiderskizze für niederländische Frauenmäntel. Zwei leicht voneinander abweichende Abschriften aus dem späten 16. oder frühen 17. Jahrhundert überliefern den Text.

Dürer hielt in diesem Tagebuch geschäftliche Einnahmen und Ausgaben detailliert fest. Kosten für

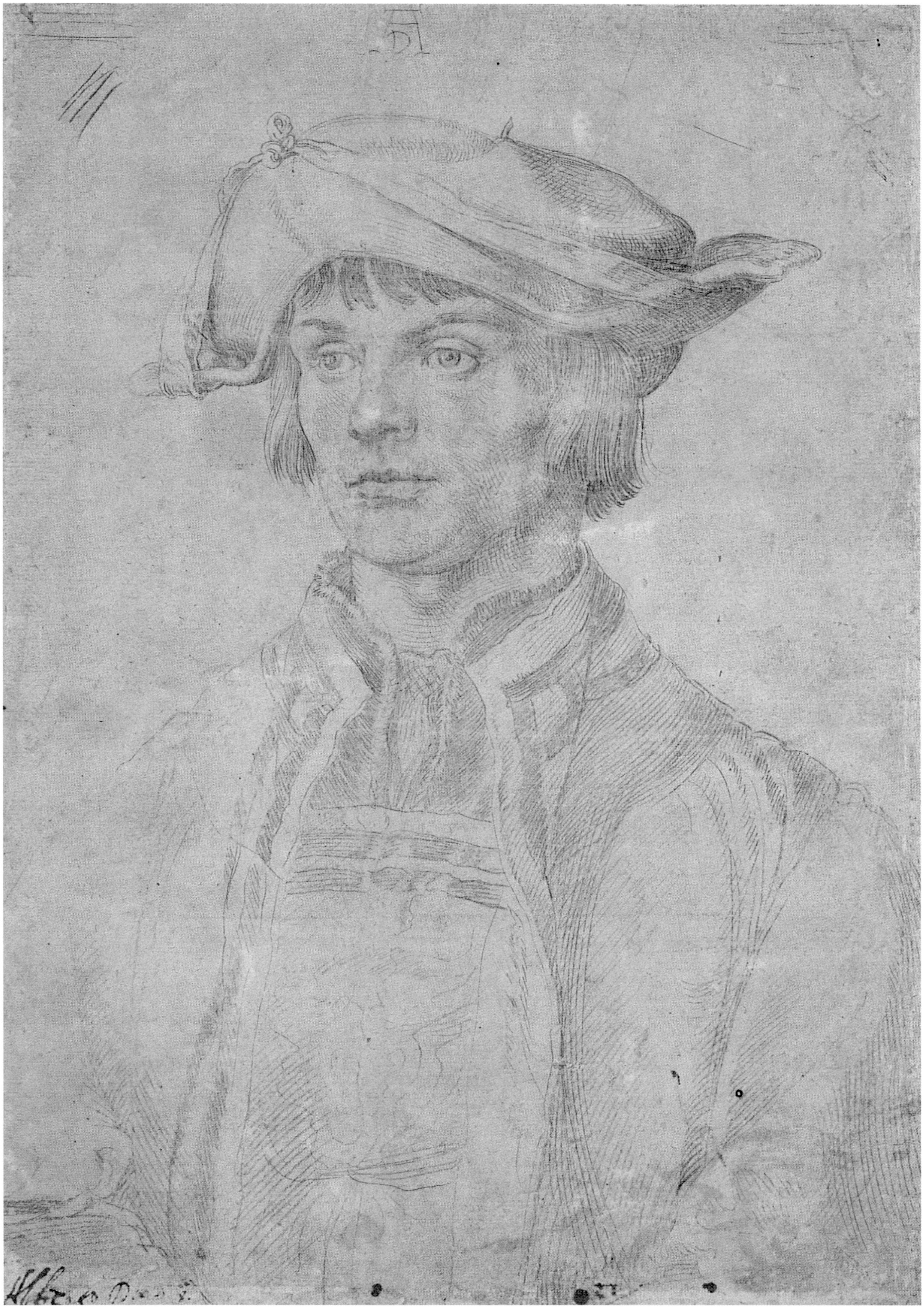

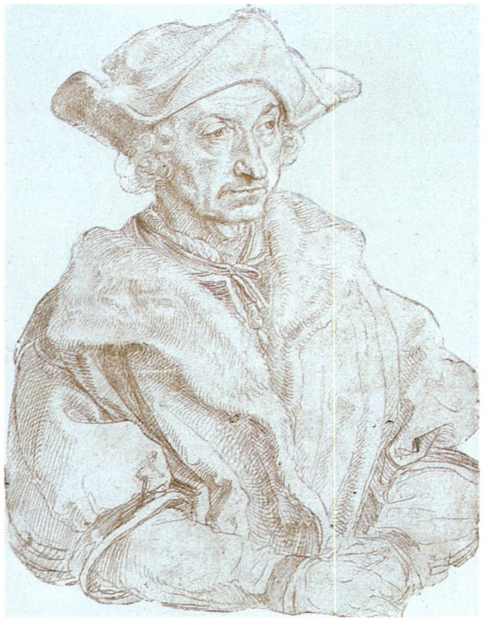

113 *Sebastian Brant (?)*, um 1520
Silberstift auf Papier, 19,4 x 14,7 cm
Kupferstichkabinett, Staatliche Museen zu Berlin – Preußischer Kulturbesitz, Berlin

Die Silberstiftzeichnung zeigt vermutlich ein Porträt des Baseler Rechtsgelehrten und Humanisten Sebastian Brant, das während der niederländischen Reisen entstand. Brant, der Dürers Gönner und Auftraggeber während seines Aufenthalts in Basel gewesen war, hielt sich zur selben Zeit wie der Künstler in den Niederlanden auf, um die Stadt Straßburg am Hofe Kaiser Karls V. zu vertreten. Im Dreiviertelprofil nach rechts tritt er uns als kritischer, älterer Herr entgegen. Während Arme und Hände nur skizzenhaft angedeutet sind, ist besonders der naturalistischen Wiedergabe des Gesichts Konzentration gewidmet. Um 1520, als das Porträt entstanden sein muß, hatte Brant bereits durch seine moralisch-satirische Versdichtung »Das Narrenschiff« internationale Berühmtheit erlangt.

114 *Die Mohrin Katharina*, 1521
Silberstiftzeichnung auf Papier, 20 x 14 cm
Gabinetto dei Disegni e delle Stampe, Galleria degli Uffizi, Florenz

Im Alter von »20 Jar«, so die handschriftliche Notiz, zeichnete Dürer die Dienerin des portugiesischen Faktors João Brandãos in Antwerpen, die Mohrin Katharina. Die Bildniszeichnung gehört zu einer Gruppe von Werken, die aus einem persönlichen Interesse entstanden. Die Dargestellte blickt den Betrachter direkt an. Mit feinen Strichen und Kreuzschraffen sind die Rundungen ihres Gesichtes modelliert.

Verpflegung und Unterkunft sind dort ebenso vermerkt wie Tauschwerte, etwa wenn Dürer Graphiken für einen Kunstgegenstand, der ihn besonders interessierte, hergab. Auch die Vergabe von Geschenken ist mit buchhalterischer Genauigkeit festgehalten. Neben dieser primären Funktion der Buchführung offenbart das Tagebuch jedoch auch Dürers Aufmerksamkeit für Menschen, denen er auf der Reise begegnete sowie für kuriose und seltene Gegenstände oder Naturerscheinungen, die er in zahlreichen Zeichnungen und Skizzen festhielt. Von den im Brüsseler Schloß ausgestellten, mexikanischen Schätzen ist hier ebenso zu lesen wie vom plötzlichen Sturm und der Seenot, die Dürer auf Seeland erlebte. Innerhalb des gesamten nüchternen Rechenschaftsberichtes wird der Tenor nur einmal emotional, als er von Luthers plötzlichem Tod erfuhr und hierüber in Klage ausbricht. Diese Tagebuchstelle läßt Dürers positive Einstellung zur Reformation und Verehrung für Martin Luther nochmals deutlich werden.

Hatte sich Dürer bereits in den Jahren vor der niederländischen Reise auf die Bildnismalerei konzentriert, so entfaltet er während der Reise in diesem Genre die ganze Bandbreite seines Könnens. Für nahezu jeden Tag vermerkt Dürer in seinem Tagebuch Porträtzeichnungen. Von den auf diese Weise 150 archivalisch überlieferten haben sich heute noch etwa 40 erhalten. Neben mitgeführter Druckgraphik, die Dürer verkaufte, sollten diese Bildniszeichnungen als eine der Haupteinnahmequellen zur Finanzierung der Reise dienen. Zumeist jedoch dürfte Dürer die Blätter verschenkt haben, belegt durch die oftmals persönliche Inschrift. Auch zeichnete er, unabhängig von finanzieller Notwendigkeit, Persönlichkeiten und Menschen, die ihn besonders interessierten, wie zum Beispiel die Dienerin des königlichen Faktors von Portugal, João Brandão (1514–1521), die *Mohrin Katharina* (Abb. 114). So gilt auch für die Bildniszeichnungen die Unterscheidung zwischen auftragsbezogenen und aus freien Stücken entstandenen Porträts. Auftraggeber ließen sich gerne als Brustbild im Dreiviertelprofil in einem knapp gewählten Bildausschnitt darstellen, der die selbstbestimmte und selbstsichere Aura der Personen verstärkt. Der in die Ferne gerichtete Blick und die repräsentative modische Kleidung betonen den offiziellen Charakter. Prachtvolle Accessoires wie ausladende, modische Barette unterstreichen vorteilhaft die charaktervoll dargestellten Physiognomien. Die mit Kohle- und Silberstift ausgeführten Porträtzeichnungen in schwungvollem Strich weisen eine reiche Nuancierung in der Wiedergabe von Licht und Schatten auf. Dennoch gilt auch hier, daß die Kleidung als repräsentative Rahmung zur Hervorhebung eines Charakterkopfs in der Ausführung zurücktreten kann wie im *Bildnis eines jungen Mannes*, der bis heute nicht mit Sicherheit identifiziert werden konnte (Abb. 115). Nicht alle Bildnisse sind von derselben malerischen und psychologischen Dichte, was oft mit Dürers unterschiedlicher persönlicher Einstellung zu den dargestellten Personen erklärt wurde. Neben den Zeichnungen erwähnt Dürer in seinem Tagebuch der niederländischen Reise 19 Ölbilder, die wahrscheinlich nur einen Teil dessen bildeten, was an Gemälden in dieser Zeit entstand. Die drei Ölgemälde, der *Hl. Hieronymus* sowie die Bildnisse *Rodrigo Fernandez de Almadas,* des ersten Sekretärs des portugiesischen Konsuls, und des Danziger Kaufmanns *Bernhard von Reesen* (1491–1521) folgten in kurzer Zeit aufeinander. Der *Hl. Hieronymus* (Abb. 118) ist das einzige religiöse Bild, das von der Reise überliefert ist. Dürer schuf dieses »memento mori« in freier Komposition im Auftrag Rodrigo Fernandez de Almadas. Dürer bereitete das Bild in mehreren großformatigen Pinselstudien sorgfältig vor, die er dann im Gemälde zusammensetzte. In einem eng gewählten Bildausschnitt blickt der Heilige in Halbfigur nachdenklich dem Betrachter entgegen. Seine Linke weist auf den Totenschädel, während rechts hinter ihm das Kruzifix an der Wand hängt. Vor ihm liegt, aufgeschlagen auf einem Lesepult, unter dem sich Bücher stapeln, die Heilige Schrift, die Hieronymus aus dem Hebräischen übersetzt hatte. In einer Diagonale, die über den Heiligen führt, ist der Totenschädel, Sinnbild der irdischen Vergänglichkeit, mit dem Gekreuzigten verbunden, der für die Heilserwartung der gläubigen Christen steht. In der Einheit von intensivem Realismus und eindrücklicher Ausdeutung des Themas erregte das Bild großes Aufsehen und galt als ein in die Zukunft weisendes Werk, das so häufig kopiert wurde wie kein anderes.

Als Modell für den Hl. Hieronymus diente ein 93jähriger Greis, den Dürer in Antwerpen getroffen hatte. Das Tagebuch gibt über das Honorar in Höhe von drei Stüber Auskunft. Die Kopfstudien des alten Mannes erscheinen in Haltung und Mimik wesentlich natürlicher als im Gemälde (Abb. 117). Die Pinselzeichnung in der Albertina, die den Alten im Augenblick geistiger Konzentration wiedergibt, ist in ihrer schwungvollen Linienführung und den plastischen Modellierungen ein Höhepunkt charaktervoller physiognomischer Erfassung. Wölfflin sah in der Pinselzeichnung sogar den Beginn einer neuen Stilphase Dürers.

Das Bildnis des Danziger Kaufmanns *Bernhard von Reesen* (Abb. 116) ist eines der wenigen gemalten Bildnisse, die sich von der Reise erhalten haben und die vom Einfluß niederländischer Bildniskunst auf Dürer zeugen. Hier ist der Bildausschnitt etwas größer gewählt als bei den Porträtzeichnungen und die Hände sind im Bild zu sehen. Dürer folgte mit dieser Bildnisform zeitgenössischen niederländischen Künstlern wie Jan Gossaert oder Quentin Massys (1465/66–1530).

Außer zahlreichen Porträts zeugen Tierdarstellungen, Trachtenstudien und Veduten von Dürers anhaltendem Interesse für alles Außergewöhnliche. Auch sammelte er »Naturalia« und »Artificialia«, also Natur- und Kunsterzeugnisse: einen Papagei, einen Fischpanzer, Hörner und Klauen, einen Schildkrötenpanzer, chinesisches Porzellan, teure Stoffe und Pelze. Seine Gastgeber bestärkten ihn mit kostbaren Geschenken in seiner Sammelleidenschaft. So schenkte ihm sein Wirt Jobst Planckfelt eine »indianische nus« und der portugiesische Gesandte João Brandão übergab ihm »calcutisch tücher [...], ein krün krug mit mirabulon, ... , und ein ast von ein cederbaum«.

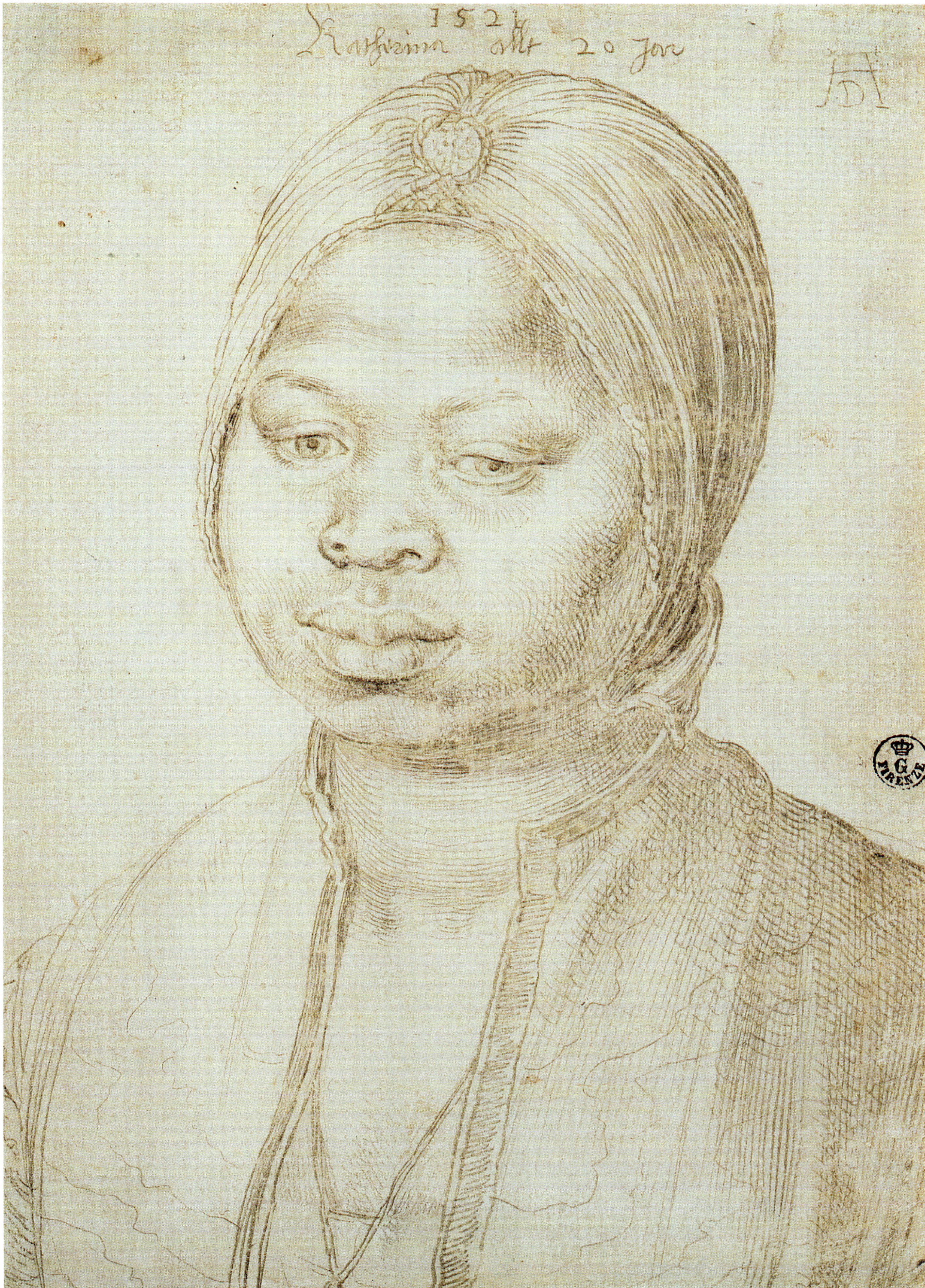
1521
Katherina alt 20 Jor

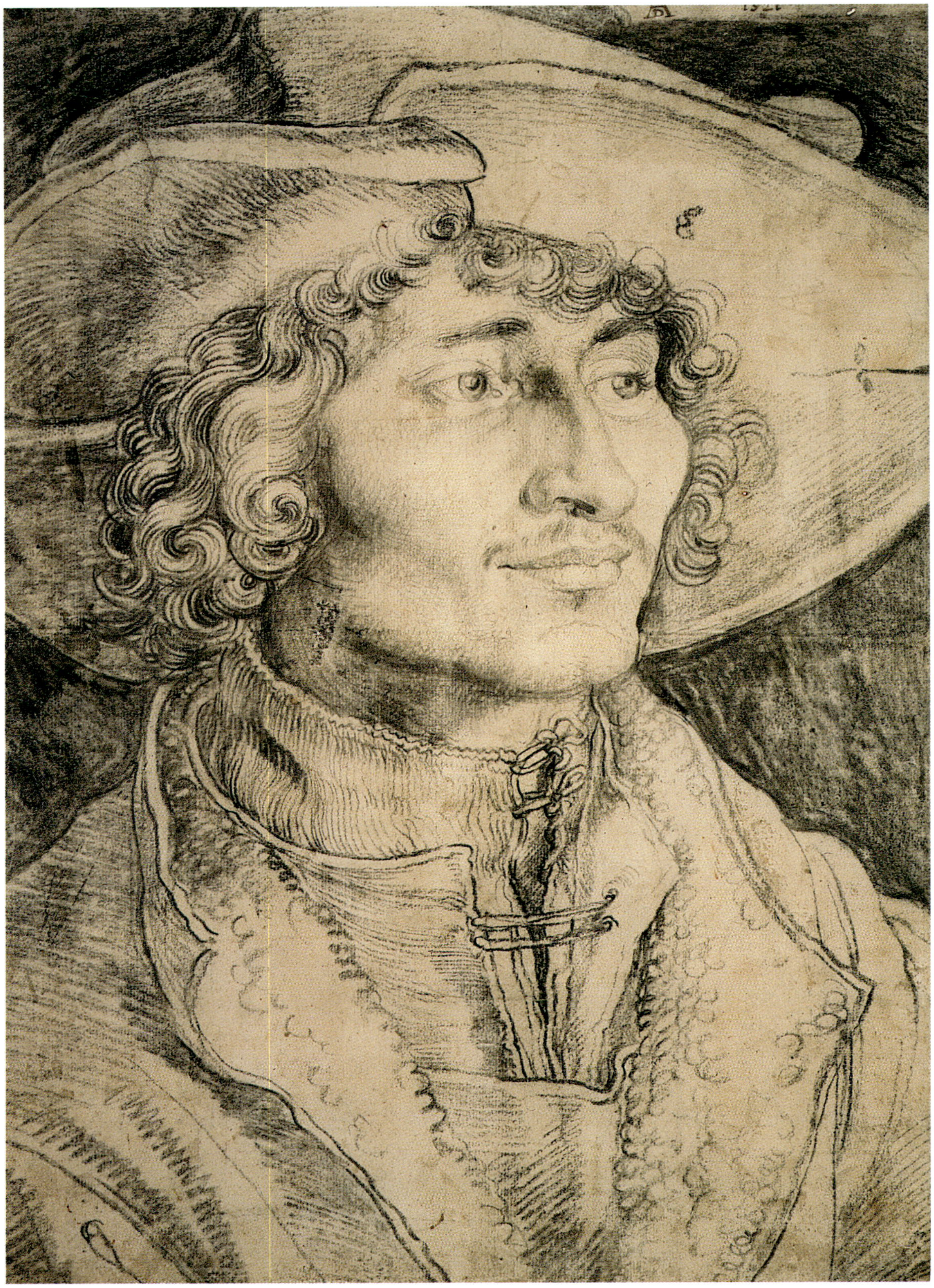

115 *Bildnis eines jungen Mannes*, 1521
Kohlezeichnung auf Papier, 37,8 x 21,1 cm
The British Museum, London

Zu den schwungvoll mit Kohle gezeichneten Porträts, die während der niederländischen Reise entstanden, gehört das Bildnis eines jungen Mannes, dessen Identität bis heute nicht geklärt ist. Der Bildausschnitt ist eng gewählt, der Dargestellte in Büstenform weit in den Vordergrund gerückt, wobei das ausladende Barett von den Bildrändern überschnitten wird. Die modische Kopfbedeckung unterstreicht vorteilhaft den Charakterkopf mit den breiten Wangenknochen und den sinnlichen Lippen, die mit großer Präzision und Feinheit ausgeführt sind.

116 *Bernhard von Reesen*, 1521
Öl auf Eichenholz, 45,5 x 31,5 cm
Staatliche Kunstsammlungen, Dresden

Die Fertigstellung des Porträts des Danziger Kaufmanns Bernhard von Reesen, der noch im Entstehungsjahr des Gemäldes an der Pest starb, notierte Dürer in seinem niederländischen Reisetagebuch. Der Dargestellte ist in einen schmalen Bildausschnitt gesetzt und im Dreiviertelprofil dargestellt. Seine dunkle und vornehme Kleidung kontrastiert wirkungsvoll zum leuchtend roten Hintergrund, auf dem sich wie auf einer Wand der Schatten abzeichnet. Das Bild ist von der niederländischen Porträtkunst beeinflußt, was sich darin niederschlägt, daß die Hände des Dargestellten, die einen Brief mit den Anfangsworten »dem pernh …« halten, mit aufgenommen sind. Die Lichtführung betont die charakteristischen Gesichtszüge des Porträtierten, indem die linke Gesichtshälfte von den hervortretenden Wangenknochen herab verschattet ist.

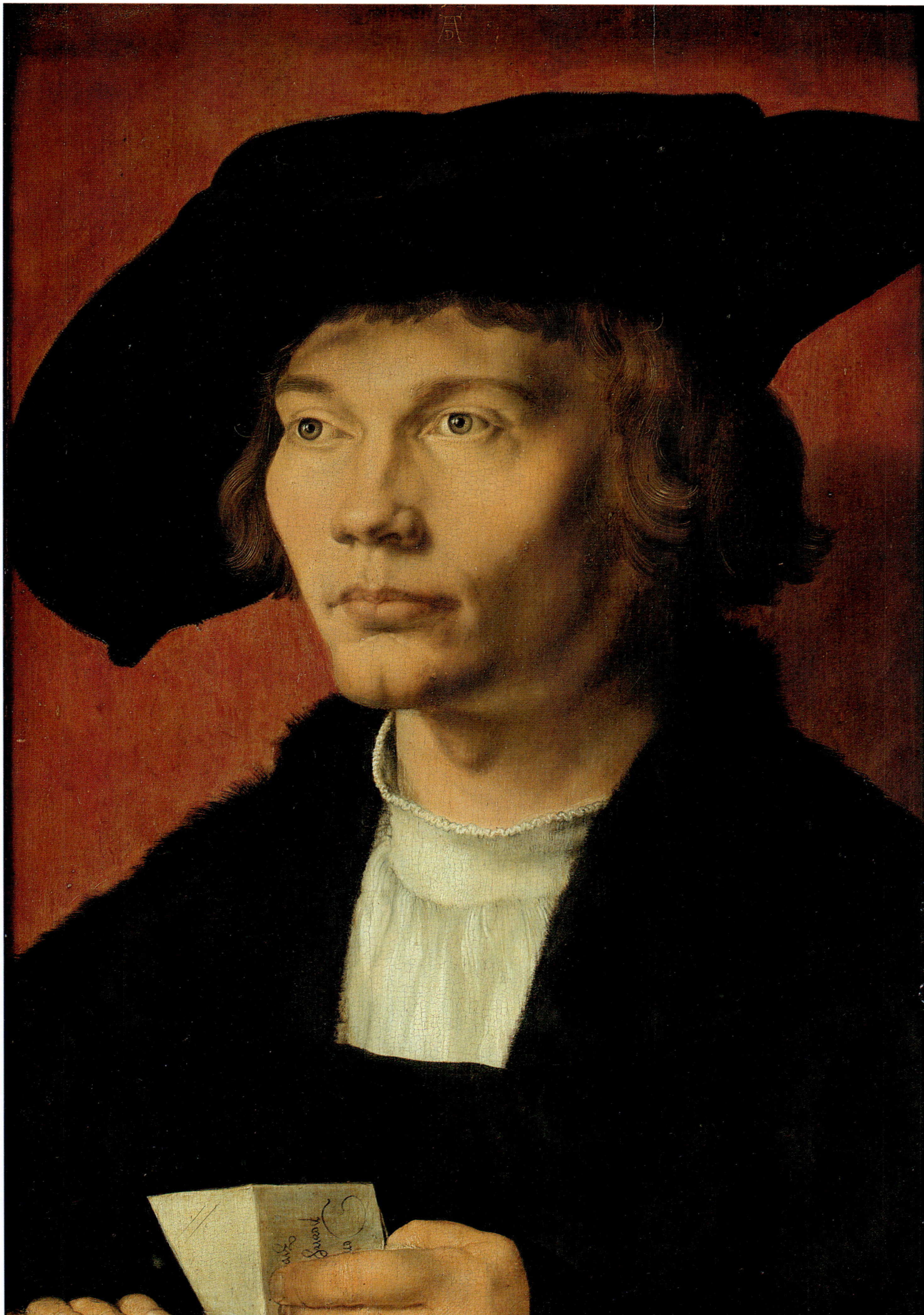

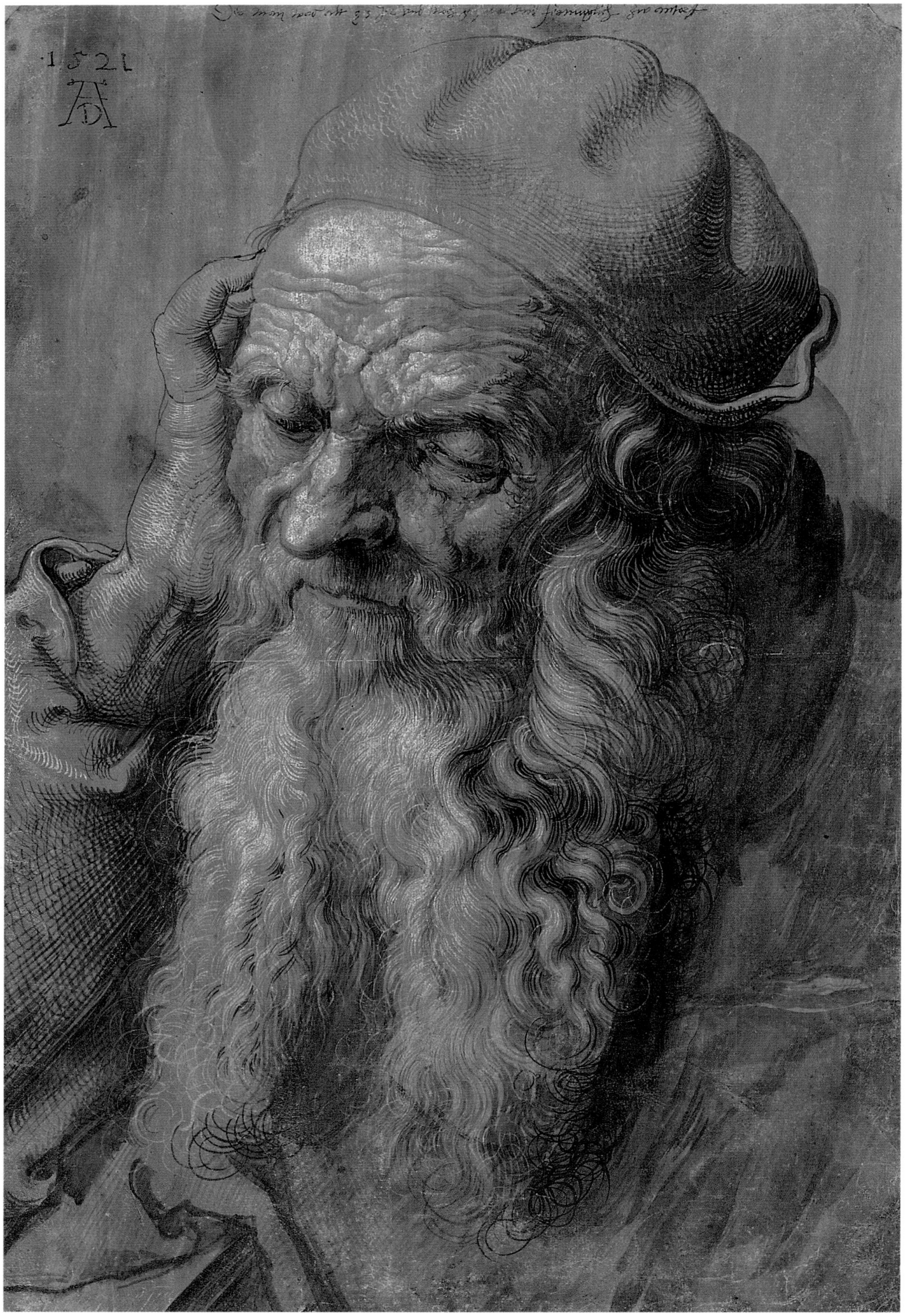

117 *Kopfstudie nach einem 93jährigen Mann*, 1521
Pinselzeichnung auf grauviolett grundiertem Papier
41,5 x 28,2 cm
Graphische Sammlung Albertina, Wien

In mehreren Zeichenstudien bereitete Dürer das Gemälde des *Hl. Hieronymus* (Abb. 118) vor. Als Modell diente ein 93jähriger Greis aus Antwerpen. In dieser naturalistischen Pinselzeichnung erscheint der Alte bereits mit aufgestütztem Kopf, jedoch, anders als im Gemälde, konzentriert in seine Studien vertieft. In einer handschriftlichen Notiz oberhalb der Darstellung ergänzte Dürer: »Der man was alt 93 jor und noch gesunt und vermuglich zw antorff.«

118 *Hl. Hieronymus*, 1521
Öl auf Eichenholz, 59,5 x 48,5 cm
Museu Nacional de Arte Antiga, Lissabon

Der *Hl. Hieronymus* ist das einzige religiöse Bild, das Dürer in den Niederlanden malte. Der Hl. Hieronymus ist als Greis in der Kardinalskutte in einem eng gefaßten Bildausschnitt weit in den Vordergrund gerückt. Er hat den Kopf melancholisch aufgestützt und blickt dem Betrachter entgegen. Die diagonale Kompositionslinie führt über den Totenschädel, auf den der Heilige weist, hin zum Kruzifix, so daß die irdische Vergänglichkeit mit der Erlösung durch Christus konfrontiert ist. Das aufgeschlagene Buch und der Bücherstapel unter dem Lesepult sind einerseits als Vanitassymbole zu verstehen, verweisen im Zusammenhang mit dem Schreibgerät andererseits auf die Gelehrsamkeit und Bibelübersetzung des Heiligen.

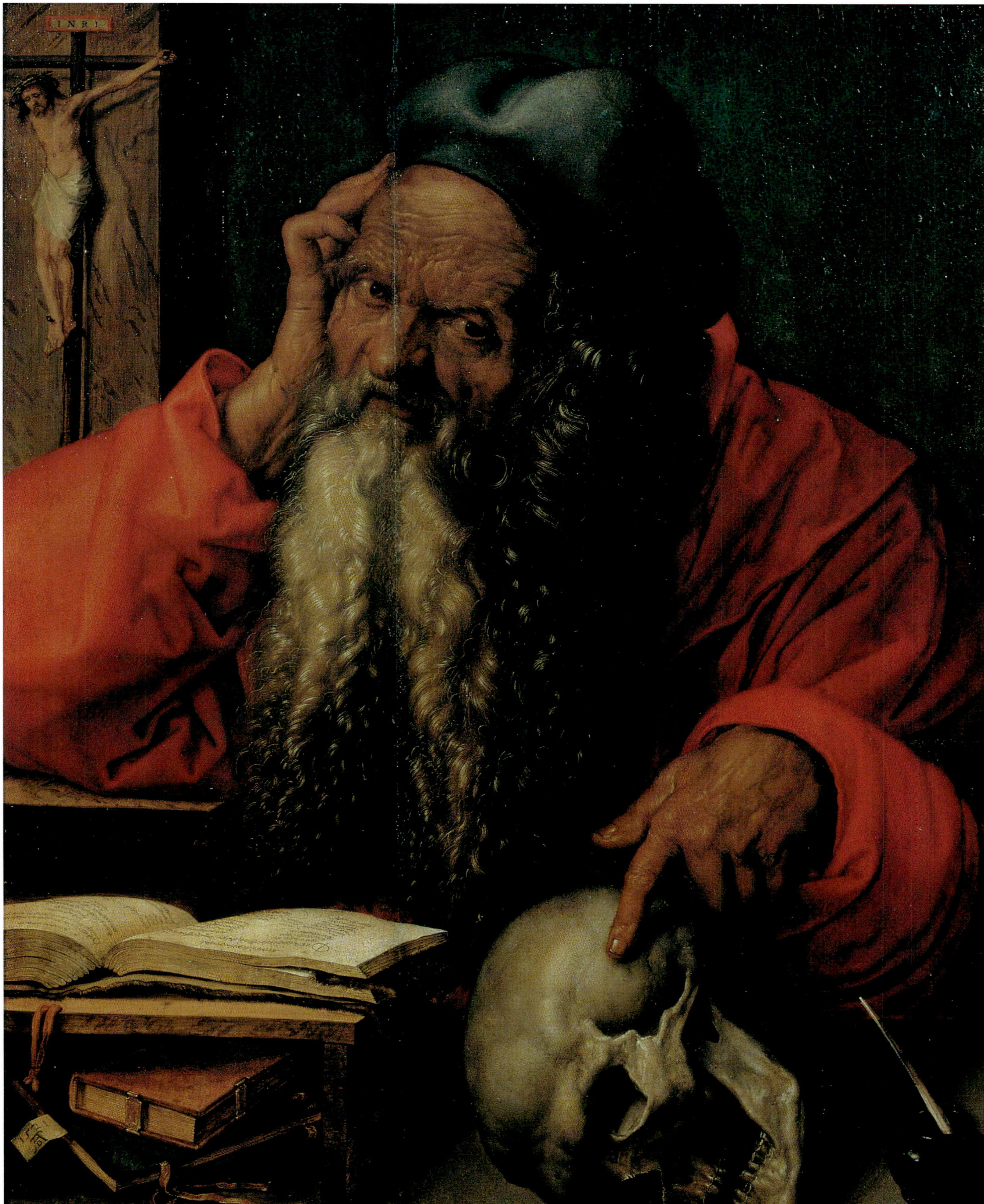
INRI

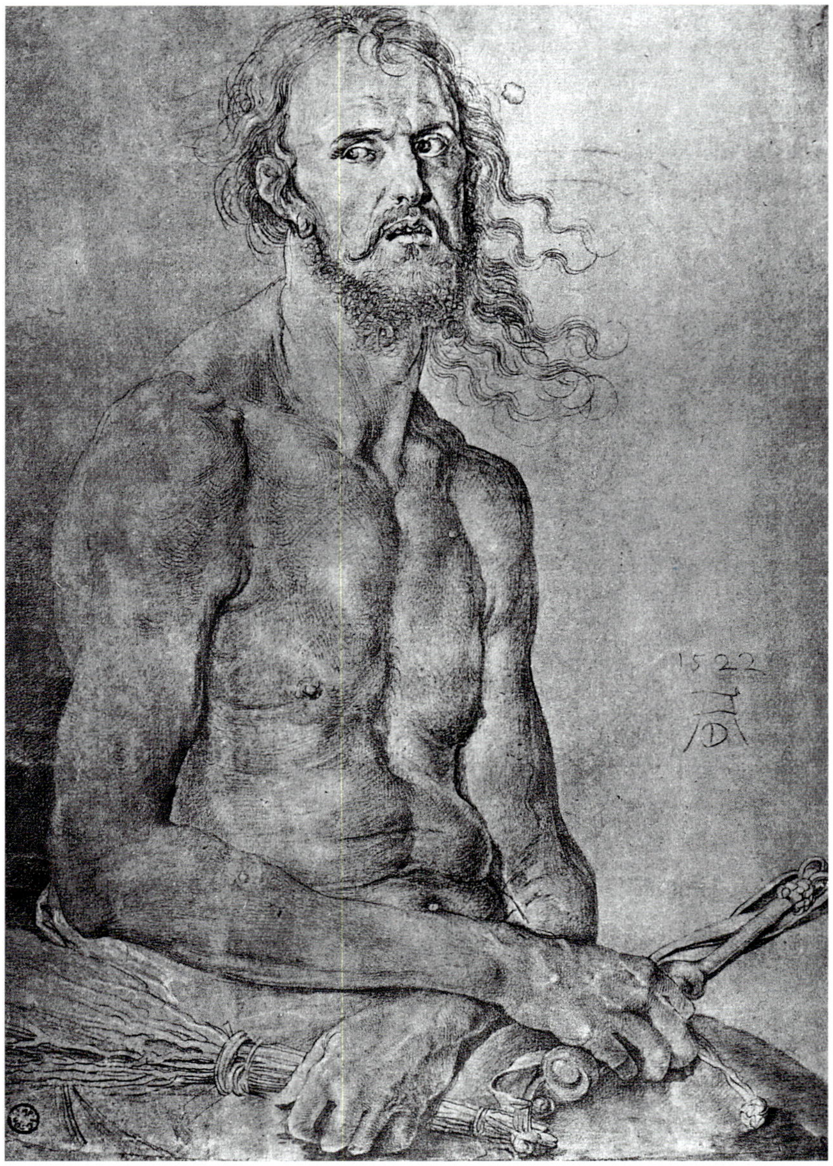

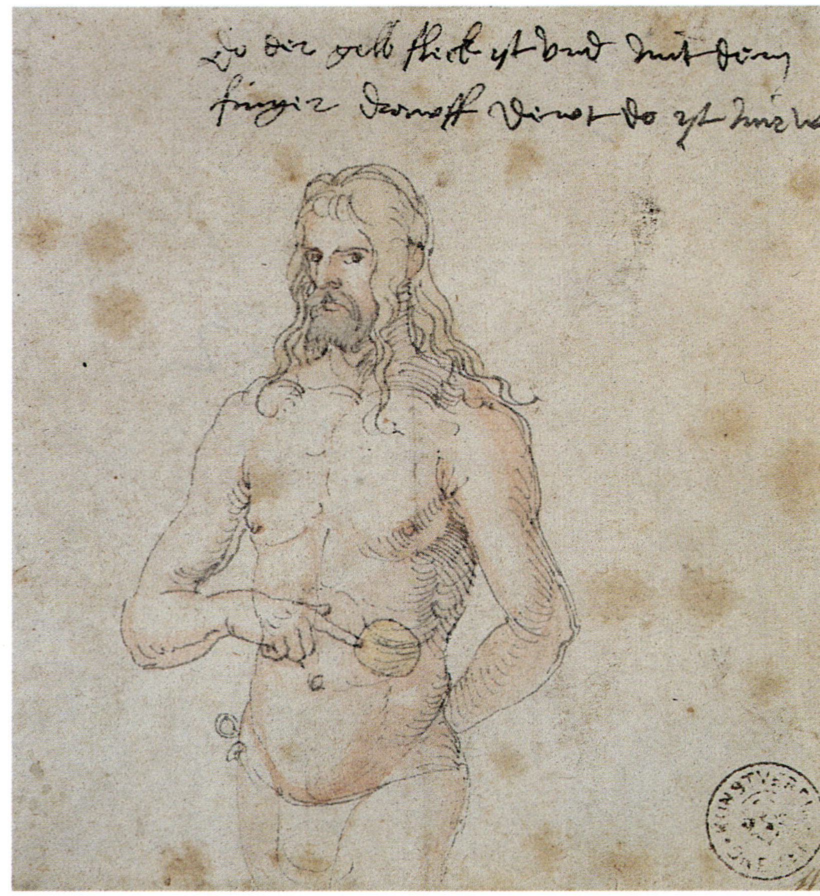

119 (oben links) *Selbstbildnis als Schmerzensmann*, 1522
Zeichnung mit Bleizinngriffel auf blaugrün grundiertem Papier, 40,8 x 29 cm
Kupferstichkabinett, Kunsthalle, Bremen (Kriegsverlust)

Im *Schmerzensmann* wird allgemein ein Selbstporträt Dürers während der niederländischen Reise gesehen. Als Halbakt mit eingesunkener Brust und schmerzlich geöffneten Lippen blickt der Mann sehr naturalistisch aus dem Bild. Die gekreuzten Arme und Marterwerkzeuge wie Geißel und Rutenbündel erinnern an die Leiden der Passion.

120 (oben rechts) *Selbstbildnis*, 1521
Kolorierte Federzeichnung, 12,7 x 11,7 cm
Kupferstichkabinett, Kunsthalle, Bremen

Während seiner Reise nach Seeland erkrankte Dürer an einer Malariainfektion, von der er sich nicht mehr erholen sollte. In diesem Zusammenhang entstand vermutlich die kleine Zeichnung, ein Selbstbildnis, in dem der Künstler auf eine schmerzhafte Stelle weist. Der inschriftliche Zusatz »Do der gelb fleck ist und mit dem finger drawff dewt do ist mir we« läßt vermuten, daß die Skizze vermutlich zur Diagnose für einen auswärtigen Arzt bestimmt war.

Dürers besonderes Interesse an Landestrachten dokumentieren mehrere in Nürnberg und Venedig entstandene Zeichnungen. Während der niederländischen Reise schuf er farbige Studien kurioser livländischer Frauentrachten, die neben dem historischen und dem künstlerischen auch das völkerkundliche Interesse Dürers bezeugen. Im Brüsseler Rathaus bewunderte Dürer sehr das Gold, das Hernando Cortés (1485–1547) vom indianischen Herrscher Montezuma II. (um 1466–1520) in Mexico erpreßt hatte. Er berichtet – entgegen dem ansonsten trockenen Tagebuchstil – begeistert von einer goldenen Sonne und einem silbernen Mond sowie von zwei Kammern voll Rüstungen und seltsamer Dinge: »... ich hab aber all mein lebtag nichts gesehen, das mein hercz also erfreuet hat als diese ding.«

Bei einer Reise nach Seeland wollte Dürer in Mittelburg »den grosen fisch gesehen haben, da hett ihn die Fortuna wieder weg geführt«. Dürer hatte vor, einen gestrandeten Wal zu besichtigen, der jedoch von der Brandung wieder ins Meer zurückgespült worden war. Ein in der Niederländischen See gefangenes *Walroß* (Abb. 121) hat Dürer in einer Zeichnung ebenso festgehalten und ausführlich kommentiert wie zwei Löwen, Tiere, die ihn bereits bei seinem ersten Venedigaufenthalt fasziniert hatten. Bei allem persönlichen Interesse, das Dürer für diese Naturerscheinungen hegte, dienten ihm diese jedoch zugleich als freies Studienmaterial. Die Vorzeichnung zu einem nicht ausgeführten Marienbild belegt, daß auch die Zeichnung des *Walroß* als Vorstudie für ein Gemälde dienen sollte.

Auf seiner Reise nach Seeland zog sich Dürer eine seltsames Fieber zu, das ihm zum Verhängnis werden sollte. Das Tagebuch berichtet mehrfach von Medikamenten, die der Künstler kaufte oder sich geben ließ. In einem *Selbstbildnis* (Abb. 120) aus dieser Zeit deutet Dürer auf eine schmerzhafte Stelle im seitlichen Unterleib. Das Blatt schickte er zum Zweck der Diagnose vermutlich an einen auswärtigen Arzt. Aufgrund der kleinen Zeichnung und der geschilderten Symptome diagnostizierte man Malaria, die eine schmerzhafte Schwellung der Milz bewirkt. Ein *Selbstbildnis als Schmerzensmann* von 1522 (Abb. 119) zeugt von Dürers Qualen, die er durch die Krankheit erleiden mußte.

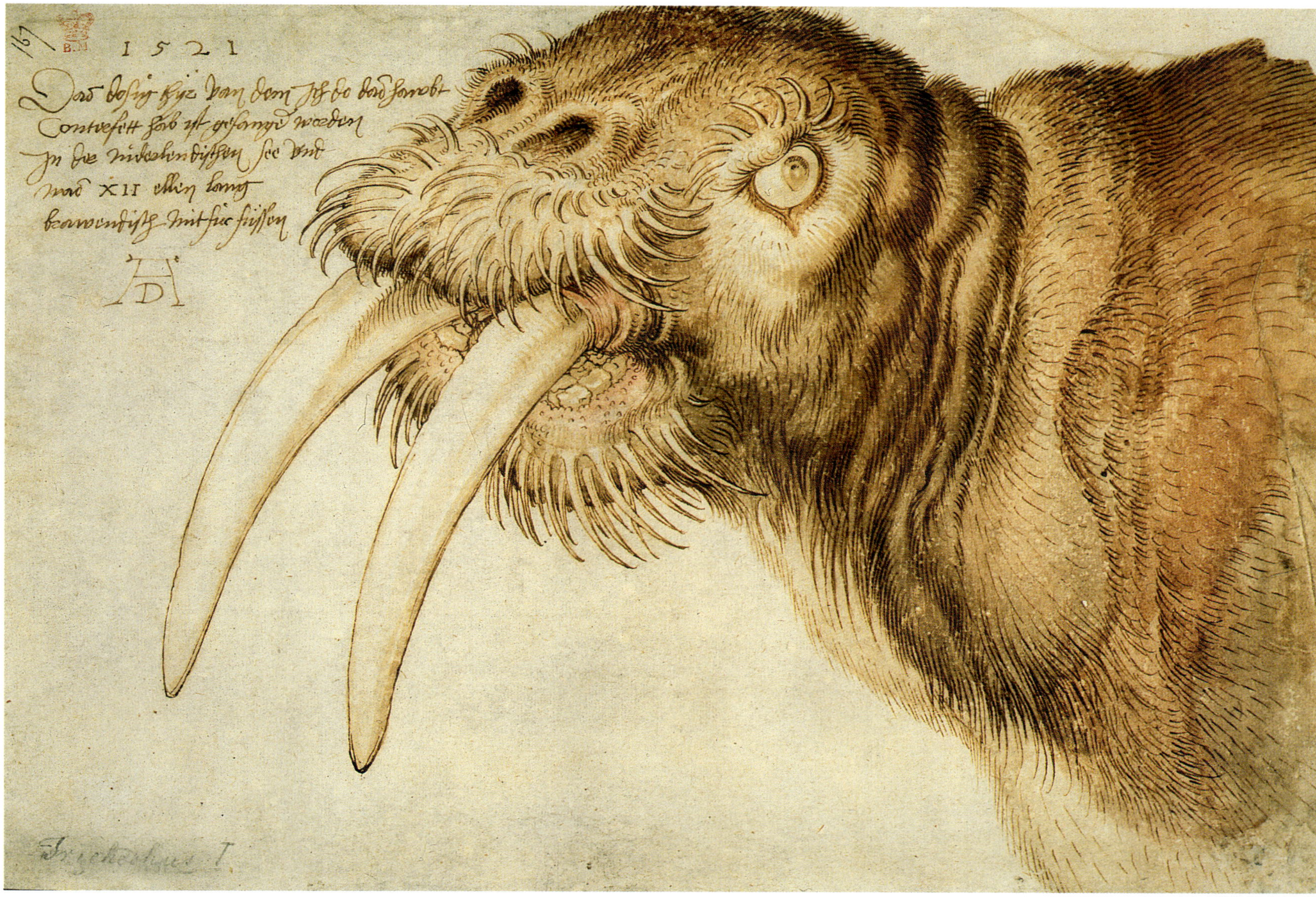

Am 17. Mai 1521 erfuhr Dürer von der Verhaftung Luthers. Die Falschmeldung wurde verbreitet, um davon abzulenken, daß der protestantisch gesinnte Kurfürst Friedrich der Weise Luther zu seinem eigenen Schutz auf die Wartburg hatte bringen lassen. Der Wortlaut des Tagebuchs der niederländischen Reise ist über weite Strecken eher trocken und sachlich und wird emotional, als Dürer von dem vermeintlichen Anschlag auf Luthers Freiheit berichtet. Diese Zeilen geben einmal mehr über Dürers positive Einstellung zu Luther und zur Reformation Auskunft. Dürers Tagebuchtext ist zugleich ein verzweifeltes Gebet, in dem er um Luthers Freilassung und Anerkennung des Reformgedankens fleht und zugleich seiner Verehrung für Luther Ausdruck verleiht.

Er kannte alle Schriften Luthers, stand auch in enger Verbindung mit dem Stadtrat Lazarus Spengler, der später in Nürnberg die Reformation einführte und traf mehrmals Erasmus von Rotterdam, den er allerdings dahinhingehend kritisierte, daß er sich in reformatorischen Fragen so wenig mutig und durchsetzungswillig verhielt.

Der Künstler zog am Ende der Reise in wirtschaftlicher Hinsicht eine negative Bilanz, er schreibt: »für den mehren thail meiner arbeit ist mir nichts worden [...] Ich hab in allen meinen machen, zehrungen, verkaufen und andrer handlung nachthail gehabt jm Niederland.« Sein eigentliches Ziel jedoch, die Bestätigung seiner jährlichen Rente, hatte er erreicht. Zudem sammelte er tiefe Eindrücke in allen Lebensbereichen und war nun nicht mehr nur ein Lernender, sondern in noch größerem Maße ein Gebender, indem er als gefeierter und bewunderter Künstler imstande war, in den direkten Austausch mit Künstlerkollegen zu treten. Von den niederländischen Künstlern wurde Dürer wie ein Malerfürst gefeiert. Außer ihnen bemühten sich Diplomaten, Fürsten und Gelehrte um ihn. Der Magistrat Antwerpens hatte ihm sogar das fürstliche Angebot unterbreitet in der Stadt zu bleiben. Nachdem er 1521 (?) in Brüssel König Christian von Dänemark porträtiert hatte, trat Dürer ein Jahr nach seinem Aufbruch von Nürnberg, zusammen mit Frau und Magd die Heimreise über Löwen, Jülich, Aachen und Köln an. Die Tagebuchaufzeichnungen enden hier.

121 *Walroß*, 1521
Aquarellierte Federzeichnung, 20,6 x 31,5 cm
The British Museum, London

Sein Leben lang interessierten Dürer Kuriositäten der Natur. Das Walroß schiebt seine vordere Körperhälfte ins Bild und blickt dem Betrachter mit seltsam glasigen Blick entgegen, so daß die Vermutung geäußert wurde, Dürer habe die Studie nach einem abgehackten Walroßkopf oder einem ausgestopften Tier aus einer Wunderkammer angefertigt und den Rest frei ergänzt. Die Studie sollte als Detail in das Altarbild einer thronenden Maria mit Kind, acht Heiligen und musizierenden Engeln eingehen, das nie zur Ausführung kam. Links oben ergänzte Dürer inschriftlich: »Das dosig thyr van dem ich do das hawbt conterfett hab, ist gefange worden in der niderlendischen see und was XII ellen brawendisch mit für füssen.«

»Dann warhafftig steckt die Kunst inn der natur«. Die letzten Lebensjahre

122 *Hl. Apollonia*, 1521
Kreidezeichnung auf grün grundiertem Papier
41,4 x 28,8 cm
Kupferstichkabinett, Staatliche Museen zu Berlin – Preußischer Kulturbesitz, Berlin

Die Kreidezeichnung diente als Einzelstudie zu einem geplanten monumentalen Marienbild mit vielen Heiligen, das in sechs Vorzeichnungen überliefert ist. Die Gestalt der Hl. Apollonia erscheint auf zweien dieser Entwürfe. Die Zeichnung gibt einen verinnerlichten Augenblick wieder: Die Hl. Apollonia ist als junge Frau dargestellt, die von innerer Konzentration beseelt zu sein scheint. Sie ist so individuell charakterisiert, daß bis heute umstritten ist, ob Dürer ein Modell benutzte oder eine Idealfigur aus der Vorstellung schuf.

»Dann warhafftig steckt die kunst inn der natur/wer sie herauß kann reyssen dr hat sie« (Dürer im ästhetischen Exkurs der Proportionslehre)

Anfang August 1521 kehrten Dürer, seine Frau und seine Magd wieder nach Nürnberg zurück. Die in den folgenden letzten Jahren geschaffenen Werke müssen mit der während der niederländischen Reise entstandenen zu einer Werkgruppe zusammengefaßt werden. Von der Reise brachte Dürer einige Zeichnungen mit, die als Vorstudien für religiöse Gemälde gesehen werden. Studien zu einer Großen Kreuzigung sind ebenso darunter wie für ein Marienbild mit einer Heiligenschar, ein monumentales Altargemälde, das nach Winzinger »vermutlich sogar das Rosenkranzfest in den Schatten gestellt haben würde.« Letztgenanntes Gemälde kam jedoch nie zur Ausführung. Eine Einzelstudie dafür hat sich in der *Hl. Apollonia* erhalten (Abb. 122). Sie erscheint in anderen Vorzeichnungen mit ihren Attributen, einer Zange und einem Zahn. Im Spätsommer, am 11. August 1521, beschloß der Nürnberger Rat, Dürer mit Entwürfen zu einem Freskenprogramm mythologisch-allegorischen Inhaltes für den Rathaussaal zu beauftragen. Ausführende Künstler waren die Dürerschüler Georg Pencz (um 1500–1550) und Hans Springinklee. Neben der *Verleumdung des Apelles* war dort auch der *Der große Triumphwagen* Kaiser Maximilians I. (Abb. 88–91) vom Holzschnitt auf die Wand übertragen worden. Die Originalausstattung wurde im Zweiten Weltkrieg zerstört.

In den folgenden Jahren arbeitete Dürer wieder an einer Reihe von Porträtstichen und fand auch hier zu neuen Bildformen. Im *Großen Kardinal* von 1526 beispielsweise, einem weiteren Kupferstichporträt Kardinal Albrechts von Brandenburgs, erscheint der Dargestellte im Profil, wobei die Schultern in leichter Schrägstellung wiedergegeben sind, um die Darstellung plastischer erscheinen zu lassen. Auch in den gemalten Porträts, die aus dieser Schaffensperiode in reicher Zahl überliefert sind, fand Dürer noch einmal zu einer neuen Form. Die in den Niederlanden ausgeprägte Manier, die Hände des Dargestellten im Bild erscheinen zu lassen, wird zugunsten des reinen Büstenporträts aufgegeben. Bildnisse wie die der beiden Nürnberger Patrizier *Hieronymus Holzschuher* (1469–1529) oder *Jakob Muffel* (1471–1526) (Abb. 124, 123) sind Beispiele für diesen Porträttypus, für den auch die illusionistische Wiedergabe stofflicher Details charakteristisch ist. Eine Textstelle in Dürers »Proportionslehre«, in der er die Notwendigkeit genauester Ausarbeitung aller Details im Porträt fordert, wirkt wie ein Kommentar dazu: »das die aller kleinsten dinglein wohlgeschickt vnnd auff das best gemacht werden vnnd diese ding sollen auch in werck auff das aller reynest unnd fleysigst auß gemacht werde(n) vn(d) ertlein (Äderchen) nit außgelassen …«.

Trotz des kleinen Formats wirken beide dargestellten Personen durch ihre Stellung im Bild monumental. Der Rumpf und die Schulterpartie dienen als Sockel für die Charakterköpfe.

Das Jahr 1526 war für Dürers Schaffen noch einmal von hoher Bedeutung, da neben den theoretisch-schriftstellerischen Arbeiten und den Porträtstichen eines der späten Hauptwerke entstand. *Die vier Apostel* (Abb. 125, 126) sind in ihrer Eigenschaft als reformatorische Bekenntnisbilder eine bildnerische Neuschöpfung. Dürer war ein sehr gläubiger Mensch, der über seine Religiosität immer wieder reflektierte. Als glühender Verehrer Luthers gesellte er sich der sogenannten »Soldatitas Staupitziana« zu, die sich um den Augustinermönch Johann von Staupitz (um 1428–1524) scharte. Staupitz gehörte demselben Orden wie Luther an und war in Wittenberg der Seelsorger des großen Reformators wie auch dessen Vorgänger im theologischen Lehrstuhl der Wittenberger Universität gewesen. Über das fanatische und sektiererische Verhalten einiger Gruppen, die sich der Reformation angeschlossen hatten, waren Dürer, Pirckheimer und andere reformatorisch Gesinnte entsetzt. Unter diesen Vorzeichen entstanden die beiden Tafeln mit Apostelfiguren, die zusammen mit begleitenden Bibeltexten die Auswüchse der Reformation, die auch von Luther kritisiert wurden, anprangerten. Beispiele dafür waren 1524 die Bauernunruhen und 1525 der Prozeß gegen die drei »gottlosen Maler«, der Dürerschüler Georg Pencz, die Brüder Barthel (1502–1540) und Hans Sebald Beham (1500–1550). 1525 schloß sich auch die Stadt Nürnberg der Reformation an: Die Formen des Gottesdienstes wurden geändert, die Abschaffung der Jahrtage für Ver-

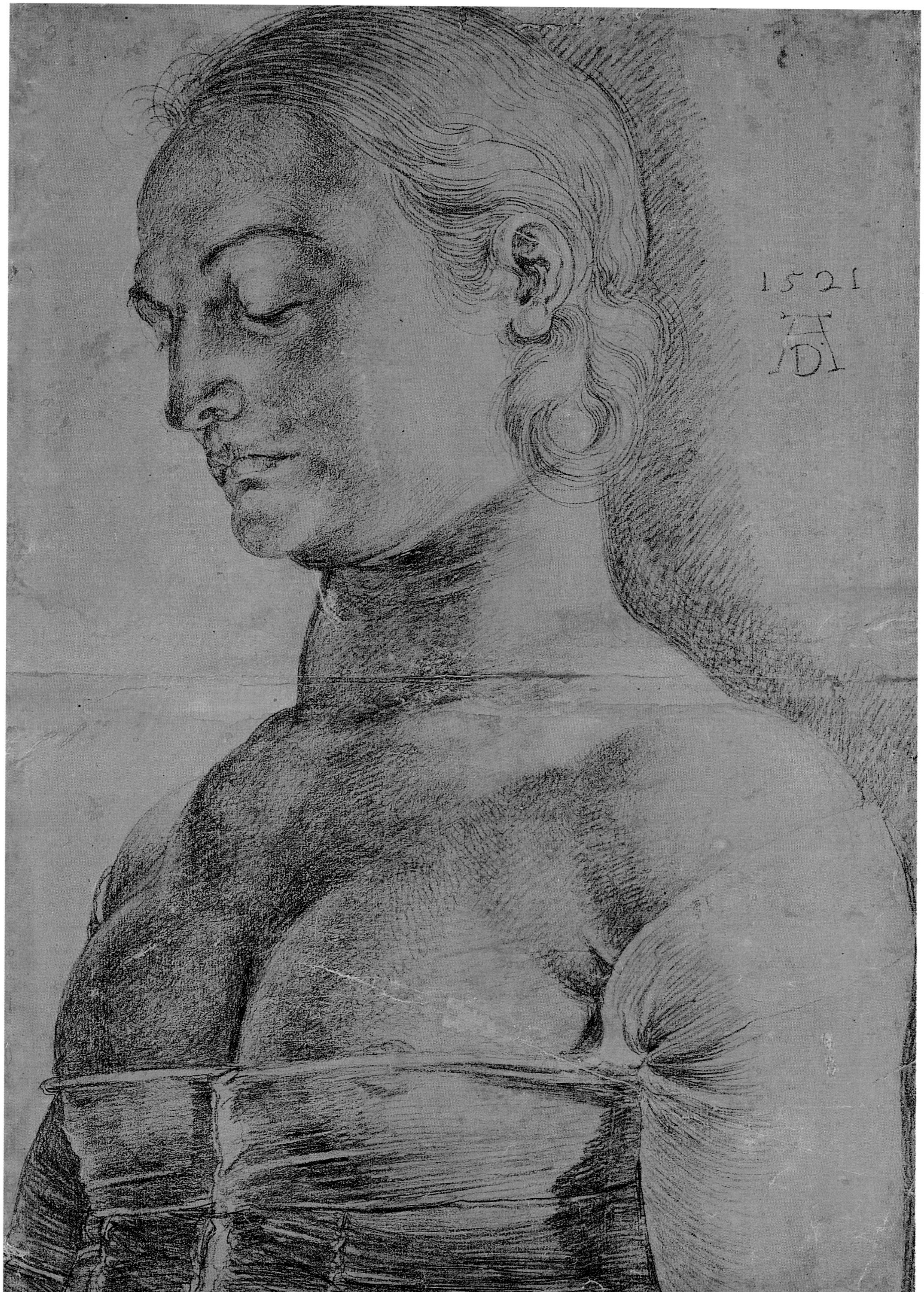
1521

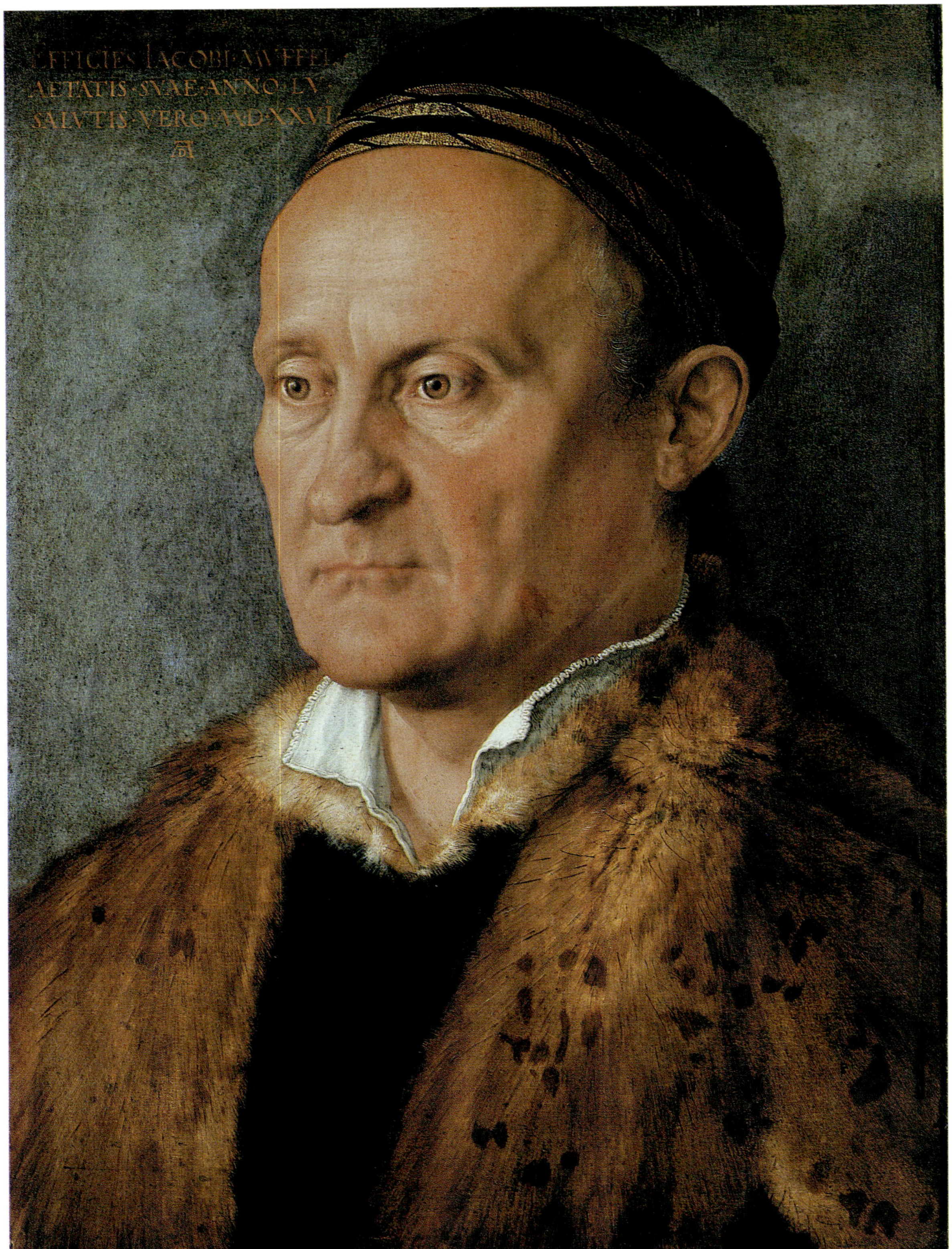
EFFIGIES IACOBI·MVFFEL·
AETATIS·SVAE·ANNO·LV·
SALVTIS·VERO·MD·XXVI

123 *Bildnis des Jakob Muffel*, 1526
Öl, von Holz auf Leinwand übertragen, 48 x 36 cm
Gemäldegalerie, Staatliche Museen zu Berlin – Preußischer Kulturbesitz, Berlin

Wie Hieronymus Holzschuher gehörte auch Jakob Muffel (1471–1526) zu den Honoratioren der Stadt Nürnberg und war mit Albrecht Dürer und Willibald Pirckheimer befreundet. Er war seit 1502 Ratsherr, 1514 Alter Bürgermeister und Septemvir der Stadt. Auch in diesem Bildnis kommt es nicht auf eine Idealisierung, sondern auf ein Charakterporträt an, das mit höchstmöglichem Naturalismus gemalt wurde. Details wie die feinen Stirnfalten, das rosige Inkarnat und die stoffliche Differenzierung der Gewandung zeugen von höchster Malkultur.

124 *Bildnis des Hieronymus Holzschuher*, 1526
Öl auf Lindenholz, 48 x 36 cm
Gemäldegalerie, Staatliche Museen zu Berlin – Preußischer Kulturbesitz, Berlin

Hieronymus Holzschuher (1469–1529) war seit 1499 Ratsherr in Nürnberg, 1509 und 1520 Alter Bürgermeister. Im Gegensatz zu den niederländisch beeinflußten Porträtstil (vgl. Abb. 116) ist bei den späten Porträts die Büstenform gewählt und die Hände sind wieder aus dem Bild genommen. Der Dargestellte gewinnt durch seinen intensiven Blick und die formatfüllende Position im Bild eindringliche Präsenz. In feinen Pinselstrichen ist die Persönlichkeit erfaßt, wobei sich Details wie die silbrig schimmernden Haare und der die Schultern rahmende Pelzkragen der psychologischen Gesamtwirkung der Person unterordnen.

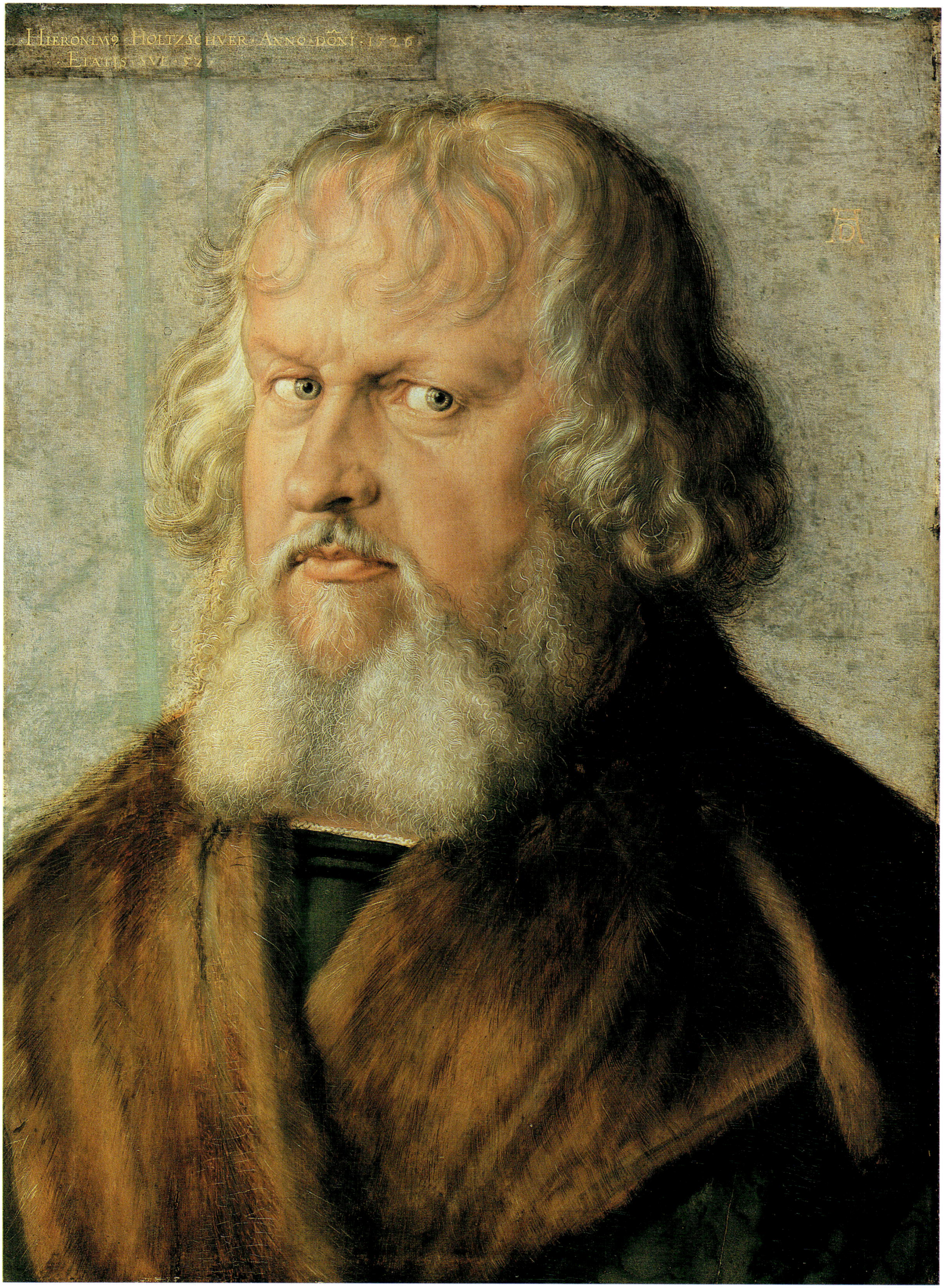
·HIERONIMVS HOLTZSCHVER·ANNO·DOMI·1526·
·ETATIS SVE·57·

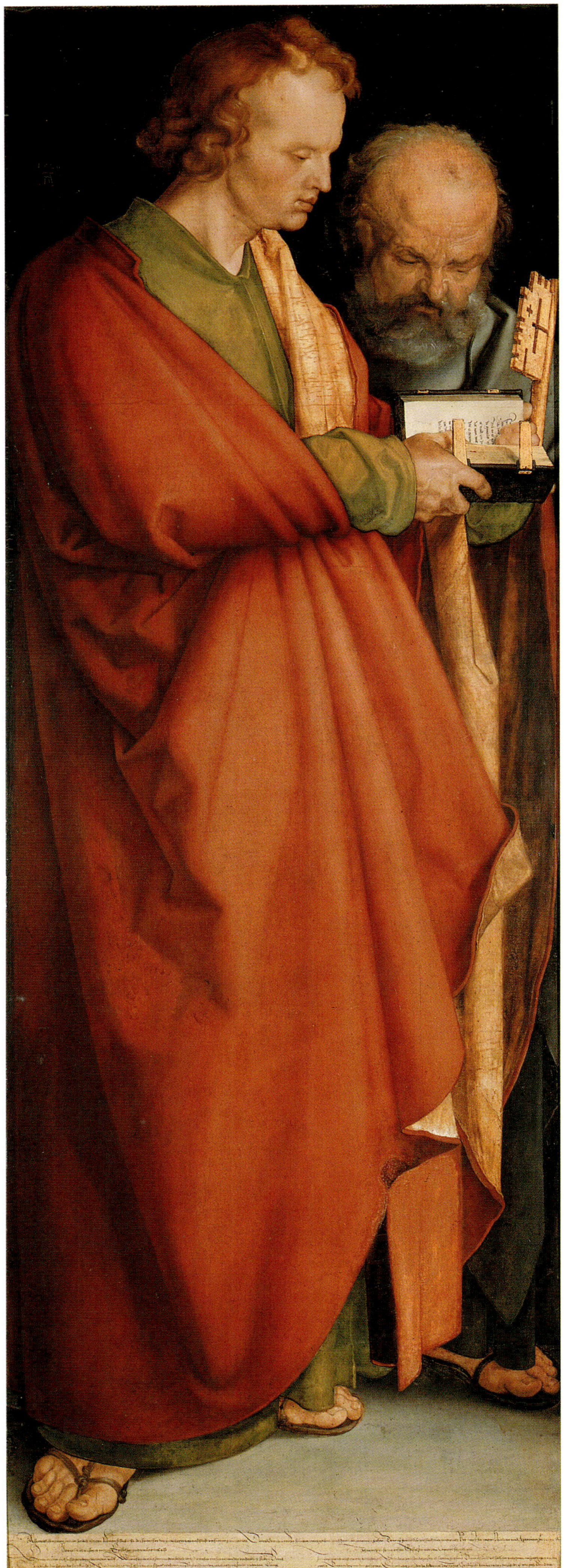

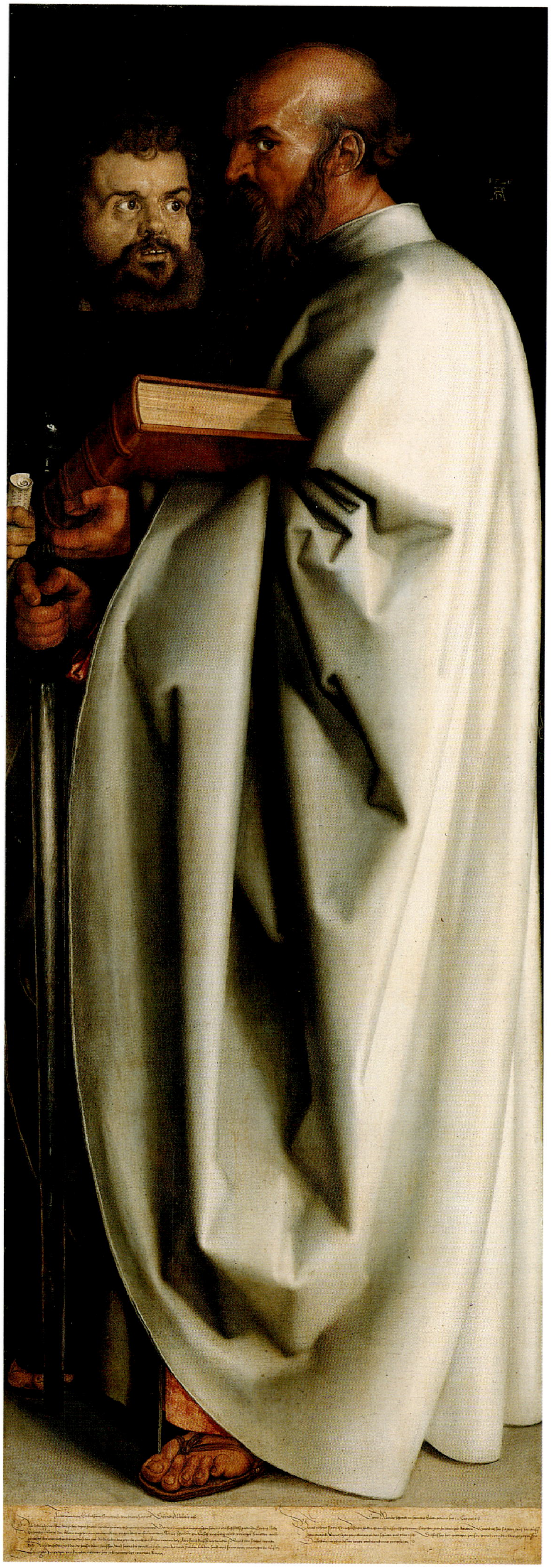

125, 126 *Die vier Apostel*, 1526
Öl auf Lindenholz, 2 Tafeln, je 215 x 76 cm
Alte Pinakothek, Bayerische Staatsgemäldesammlungen, München

Vier Heilige stehen sich in zwei Tafeln jeweils paarweise gegenüber. Drei der Männer sind durch ihre Attribute und die Bildinschriften zu ihren Füßen klar als die Apostel Johannes, in seinem Evangelium lesend, Petrus mit dem Schlüssel, und spiegelsymmetrisch auf der anderen Tafel links vorne Paulus, mit Schwert und Buch, ausgewiesen. Markus, hinter ihm, ist als einer der vier Evangelisten nicht den zwölf Aposteln zuzurechnen. Die Heiligen verkörpern in ihrer Darstellung zugleich verschiedene Lebensalter und die vier Temperamente. Die Inschriften belegen die Funktion der Tafeln als Bekenntnis zur Reformation und Mahnung an den Nürnberger Rat, nicht von der von Luther verkündeten Lehre abzuweichen. Die Inschriften sind nicht direkt den Dargestellten zugeordnet, sondern erscheinen in der Abfolge ihrer Autoren verschränkt zu den Figuren. Als erstes ist nicht Johannes', sondern Petrus' Evangelientext zu lesen. Damit unterstreichen die Inschriften die Figurenanordnung auf rechteckigem Grundriß und die Gleichwertigkeit der dargestellten Personen. Die Texte der Heiligen Schrift schrieb der Künstlerbiograph Johann Neudörffer (1497–1563). Im Jahr 1627, als die Originaltafeln vom protestantischen Nürnberg in das katholische München in den Besitz des bayerischen Kurfürsten Maximilian I. überführt wurden, wurden die »anstößigen« proreformatorischen Inschriften abgesägt und an Kopien angefügt, die nach Nürnberg gelangten. Erst im Jahre 1921 fügte man die ursprünglichen Inschriften wieder den Originalgemälden an.

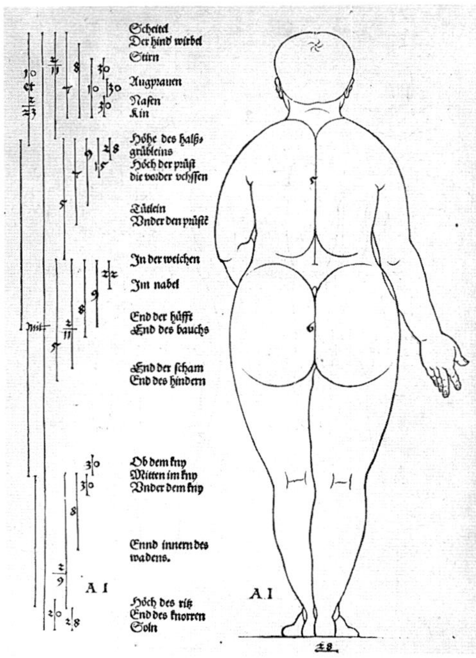

127 »Vier Bücher zur menschlichen Proportion«, aus Buch I: *Rückenansicht des weiblichen 7-Kopftypus*
Staatsbibliothek, Bamberg

Dem abgebildeten weiblichen Rückenakt liegt als Grundmaß der Kopf zugrunde, der hier in sieben Längen das Gesamtmaß des Körpers ergibt. In seinen bildlichen und theoretisch-didaktischen Darlegungen variierte Dürer verschiedene Grundtypen, um diesen leichter individuelle Merkmale verleihen zu können. Um Unklarheiten zu vermeiden, ist hier der linke Arm vor den Körper genommen.

storbene gefordert und die Klöster aufgelöst. In diesem Zusammenhang bot Dürer dem Rat der Stadt Nürnberg in einem Brief vom 6. Oktober 1526 zwei Tafeln mit je zwei stehenden Heiligenfiguren zum Geschenk an, die in der oberen Regimentsstube des Nürnberger Rathauses angebracht wurden. Als »Ehrengabe« erhielt Dürer hundert, seine Frau zusätzlich zwölf Gulden. Die Tafeln stehen in der für die Innenausstattung von Rathäusern bekannten Tradition der städtischen Machtausübung und Gerichtsbarkeit, gehen jedoch in ihrem reformatorischen Anspruch und Dürers individueller Intention als Mahnmal darüber hinaus. Die Benennung *Die vier Apostel* ist nicht ganz korrekt, da der Evangelist Markus nicht den vier Aposteln zuzurechnen ist. Die vier stehenden Heiligen zeigen in ihrer monumentalen Auffassung und Farbigkeit Einflüsse der Altargemälde Giovanni Bellinis. In zwei Tafeln, ähnlich hochformatigen Altarflügeln, stehen sie sich paarweise gegenüber und sind allein anhand des ikonographischer Tradition folgenden Apostelytypus und an ihren Attribute identifizierbar. Links blicken Johannes der Evangelist und Petrus mit dem Schlüssel konzentriert in ein Buch, während auf der rechten Tafel Paulus mit Buch und Schwert sowie Markus mit der Schriftrolle Blickkontakt zum Betrachter aufnehmen. Die vier Männer stehen fest auf der Erde, was auf ihre Standhaftigkeit als Lehrer des Neuen Testaments verweist. Die schweren Mäntel unterstützen die Monumentalität der Figuren. Die Sandalen an ihren Füßen verweisen auf eine Textstelle im Markusevangelium (Mark. 6, 7–9), nach der Christus die Apostel in Zweiergruppen aussandte, um unsaubere Geister zu bekämpfen. Zu dieser Aufgabe sollten sie Schuhe tragen. Die Wahl der Heiligen im Sinne eines reformatorischen Bekenntnisses war nicht zufällig: Johannes war der von Luther besonders geschätzte Evangelist und Jünger Christi, während sich seine Theologie aus den Schriften des Paulus entwickelte. Am vorderen Bildrand laufen Schriftbänder entlang (Abb. 126), die als Mahnungen an den Betrachter zu verstehen sind. Die Worte richten sich gegen Christusleugner, falsche Propheten und Sekten, die den reformatorischen Glauben kontaminieren. Die biblischen Texte verfaßte der Nürnberger Schreibmeister und Künstlerbiograph Johann Neudörffer (1497–1553). Sie entsprechen der Übersetzung Luthers aus dem Jahre 1522 und ordnen je einem der Apostel eine inhaltlich passende Textstelle zu. So wettert Petrus gegen falsche Propheten (2. Petrus 2,1–3), Johannes gegen die Leugnung der Menschwerdung Christi (1. Johannesbrief 4,1–3), Paulus, der mahnend zum Betrachter hinblickt, gegen hochmütiges und ungeistliches Wesen (2. Paulusbrief an Timotheus 3,1–7), Markus schließlich gegen die Schriftgelehrten (Mark. 12, 38–40). Die Inschriften, die zugleich Unterschriften sind, bekräftigen die Bedeutung des Werkes als Zeugnis reformatorischer Gesinnung und stellten zugleich eine Mahnung an den Rat der Stadt Nürnberg dar, die in Glaubensfragen bisher verfolgte Linie unabhängig von Sektierern, Fanatikern oder falschen Propheten weiterzuführen. Ihr ordnet sich die Verbindung der vier Glaubensboten mit den vier menschlichen Temperamenten unter, wie Johann Neudörffer 1546 in seinen »Nachrichten von Künstlern und Kunstsachen« berichtete. Diese Zuordnung geht auf die mittelalterliche Temperamentelehre zurück, nach der man in Johannes den Sanguiniker, in Markus den Choleriker, in Paulus den Melancholiker und in Petrus den Phlegmatiker sah. Die Anspielung auf die vier Temperamente verweist jedoch auch darauf, daß die Harmonie der Seele durch das Hervortreten eines bestimmten Temperaments gestört werden kann, so daß die Darstellung auch zur »Temperantia«, zur Zügelung des eigenen Temperaments im Zusammenhang mit der bildlichen Intention, auffordert. Verbunden mit den vier Temperamenten waren auch die Lebensalter und Jahreszeiten. So steht Petrus als Greis für den Winter, Markus im besten Mannesalter für den Sommer, Johannes, der in Dürers Bild älter erscheint, als Jüngling für den Frühling und Paulus für den Herbst. Den Tafeln gingen Zeichenstudien voraus, die als mögliche Porträtstudien in der Forschung teilweise unterschiedlich eingeordnet werden. *Die Vier Apostel* stellten im Zusammenhang mit der religiös-politischen Bedeutung des Werks so etwas wie die vier neuen Kirchenväter dar, wobei Petrus und Markus als früheste Glaubenszeugen und Mitglieder der Urgemeinde Johannes und Petrus als den Verkündern des Evangeliums folgen und im übertragenen Sinne hinter ihnen stehen.

Sowohl *Die Vier Apostel,* die Zeichnung zu einem Gemälde mit Maria und Heiligen, als auch eine in Grisaille ausgeführte *Kreuztragung* deuten darauf hin, daß Dürer in der religiösen Malerei an der Schwelle zu einer neuen Stilstufe stand, die schlichte Formen mit inhaltlicher Ausdrucksstärke verbinden sollte.

Insgesamt entstanden in den letzten sieben Jahren seines Lebens verhältnismäßig wenig Werke, die sich jedoch durch eine außergewöhnliche Darstellung und innovative Kraft auszeichnen. Die Weiterführung des neuen Ansatzes vereitelte Dürers Tod am 6. April 1528, wahrscheinlich infolge der bereits in den Niederlanden zugezogenen Erkrankung.

In seinen letzten Jahren bemühte sich Dürer, die Praxis durch die Theorie zu untermauern. Bereits vor der niederländischen Reise hatte er die ersten beiden Bände seiner Proportionslehre vorbereitet, deren Ausarbeitung er nach seiner Rückkehr fortsetzte (Abb. 127, 128). Aufgrund der zahlreichen geometrischen Zeichnungen und Illustrationen, die zu didaktischen Zwecken dienen sollten, und des notwendigen antiken Quellenstudiums zog sich die Fertigstellung der Proportionslehre hin. Dürer hatte sich seit dem ersten Venedigaufenthalt mit dem Problem der idealen menschlichen Proportion beschäftigt. Die Darstellung proportional unterschiedlicher Körpertypen verband Dürer mit der Lehre von den vier Temperamenten und wies so als erster auf den Zusammenhang von Körperbau und Charakter hin. Der erste Band der Proportionslehre behandelte geometrische Grundbegriffe wie Punkt und Linie, der zweite befaßt sich mit Flächen und Körpern, während Band drei und vier neben der idealen Erfassung von Körpern der Konstruktion von Säulen, Buchstaben und Sonnenuhren gewidmet sind. Im Anhang findet der Leser, Künstler und Kunsthandwerker, eine kurze Per-

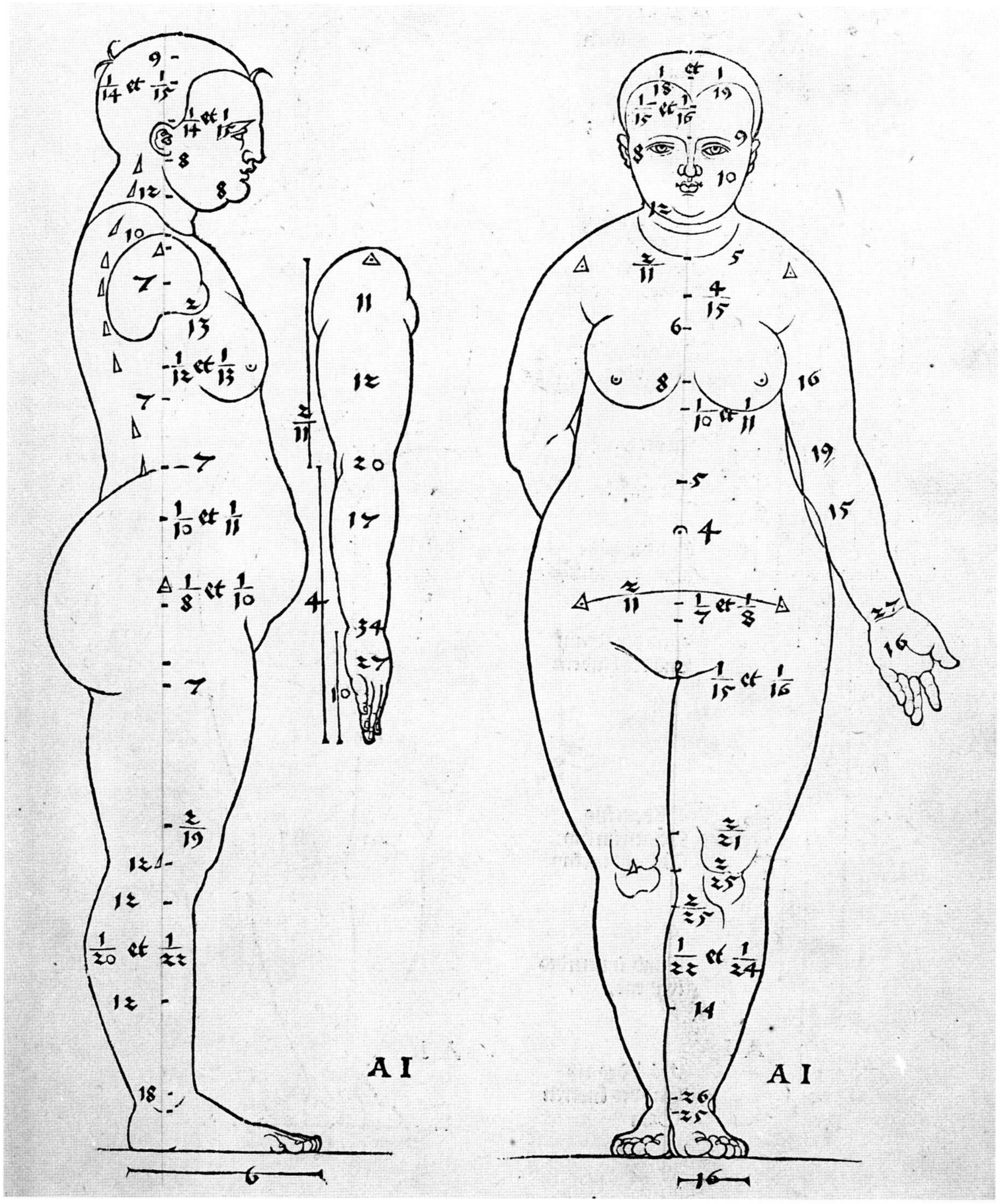

128 »Vier Bücher zur menschlichen Proportion«, aus Buch I: *Seiten- und Vorderansicht des weiblichen 7-Kopftypus*
Staatsbibliothek, Bamberg

Die Erkenntnisse, die Dürer aus seinen lebenslangen Studien zur Idealproportion des menschlichen Körpers nach Maßen und Zahlen zog, faßte er in den »Vier Büchern zur menschlichen Proportion« zusammen, die erst posthum veröffentlicht wurden. Der Kopf bildete dabei den Vergleichsmaßstab für die Messung der übrigen Körperteile.

spektivlehre und Anweisungen zur Benutzung von Zeichenapparaten. Die Proportionslehre wurde posthum von Willibald Pirckheimer und Dürers Frau Agnes herausgegeben.

1527 publizierte Dürer noch seine Befestigungslehre, die er dem Bruder Karls V. König Ferdinand (1503–1564) widmete, der als König von Böhmen und Ungarn gegen die Türken kämpfte. Dieses Lehrbuch behandelt in sechs Kapiteln unterschiedliche Fortifikationen, Formen der Befestigung von Gebäuden, Städten oder Plätzen auf freiem Feld. Dürers Theorie des Festungsbaus verweist auf italienische Baumeister und -traktate wie die der Architekturtheoretiker und Architekten Alberti (1404–1472), Filarete (um 1400–1469), Bramante (1444–1514) und Leonardo da Vinci (1452–1519). Doch ist nicht geklärt, welche dieser Schriften Dürer kannte.

Dürers theoretische Schriften waren die ersten Veröffentlichungen zu den genannten Themen in deutscher Sprache und dienten nachfolgenden Generationen als Lehrbücher und Studiengrundlagen.

Im »aesthetischen Exkurs« der Proportionslehre schrieb Dürer seinen vielzitierten Satz, mit dem er die Notwendigkeit einer Erfassung der Gesetzmäßigkeiten der Natur durch Reduktion auf mathematische und geometrische Grundprinzipien deutlich machte: »Dann warhafftig steckt die kunst inn der natur/wer sie herauß kann reyssen der hat sie/ vberkumbstu sie/so wirdet sie dir vil fels nehmen in deinem werk vnd durch die Geometria magstu deins wercks vil beweyssen.«

»Dürer ist tot – es lebe Dürer«. Dürer-Renaissancen vom 16. bis ins 20. Jahrhundert

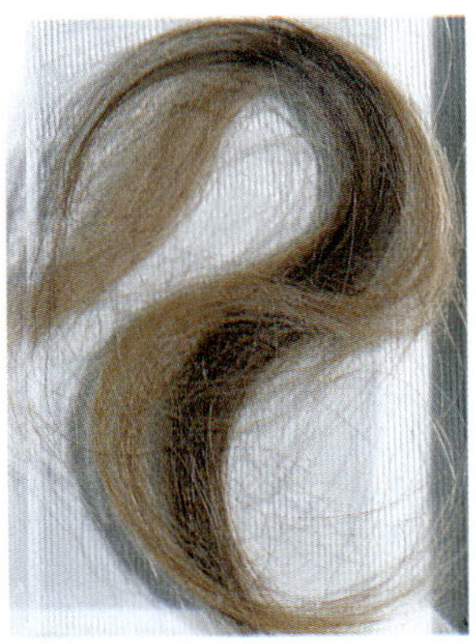

129 Dürers Haarlocke
Kupferstichkabinett der Akademie der Bildenden Künste, Wien

Nahezu als Reliquie wurde Dürers Haarlocke, die sein Schüler Hans Baldung Grien am zweiten Tag nach seinem Tod abschnitt, über die Jahrhunderte verehrt. Ihre Herkunft ist lückenlos belegt. Sie befand sich zunächst im Besitz des Dürerschülers Hans Baldung Grien, gelangte über den Künstler Nikolaus Kremer, der den Nachlaß Baldungs 1545 verwaltete, im 17. Jahrhundert in den Besitz des Kunstsammlers Balthasar Künast. Heinrich Sebastian Hüsgen (1745–1847), der ein erstes Verzeichnis der Druckgraphik Dürers herausbrachte, übernahm die »Reliquie«, die schließlich, nach weiteren Zwischenstationen im 19. Jahrhundert, der nazarenische Maler Eduard Steinle (1810–1886) erhielt. Dieser übergab sie der Sammlung der Akademie der Bildenden Künste in Wien, ihrem heutigen Aufbewahrungsort.

130 Giulio Campagnola
Sposalizio della Vergina, um 1506 (Detail) Porträt Dürers
Fresko
Scuola del Carmine, Padua

Giulio Campagnolas (1482–1515) Dürerbildnis ist ein Beispiel dafür, daß Dürer zu Lebzeiten bereits auch in Italien berühmt war. In der Szene der Marienhochzeit befindet sich der Künstler inmitten der Zuschauerschar und blickt dem Betrachter entgegen. Er ist als vornehmer Herr in einen langen Mantel gekleidet und trägt ein Barett. Das Bildnis läßt an die Textstelle in Dürers Brief an Willibald Pirckheimer vom Oktober 1506 denken, in der es heißt: »O wie wird mich nach der sunnen frieren. Hier bin ich ein Herr, doheim ein Schmarotzer, etc.«

Es gibt wohl keinen Künstler in der deutschen Kunstgeschichte, der durch die Jahrhunderte bis in die Gegenwart so gefeiert und verehrt wurde wie Albrecht Dürer.

Schon mit 30 Jahren wurde Dürer vom Nürnberger Theologen und Rechtsgelehrten Jacob Wimpheling (1450–1528) in seiner 1505 erschienenen Schrift »Epithoma rerum Germanicarum« als zweiter »Apelles« bezeichnet und in seiner Kunst »Parrhasios« gleichgestellt, zwei berühmten antiken Künstlern des vierten Jahrhunderts vor Christus. Während Parrhasios für seinen Umgang mit der Proportion und die täuschende Naturähnlichkeit seiner Bilder bekannt war, erlangte Appelles als höfischer Bildnismaler Alexanders des Großen (336–323 v. Chr.) Ruhm. Der Illusionismus in der Malweise Dürers verweist jedoch auch auf die durch den antiken Schriftsteller Plinius überlieferten Wettstreit zwischen Parrhasios und dem berühmten Maler Zeuxis (tätig um 424–421): Zeuxis malte Weintrauben, an denen Vögel zu naschen versuchten, Parrhasios einen illusionistischen Bildvorhang, den sein Kollege wegzuziehen versuchte. Dürer führte diese Spielereien fort. Durch den Humanisten Christoph Scheurl ist überliefert, daß Dürers Hund seinen Herrn im *Selbstbildnis im Pelzrock*, das nach dem Malprozeß zum Trocknen aufgestellt war, freudig begrüßen wollte. Der Vergleich mit den antiken Künstlern ist Gradmesser dafür, daß nicht nur Dürers Druckgraphik, sondern auch seine Malerei kurz nach 1500 sehr geschätzt war. Auch bei seiner zweiten Italienreise, die ihn nach Venedig und Bologna führte, wird Dürer als neuer Apelles begrüßt und gefeiert. Ein Zeugnis zeitgenössischer Wertschätzung ist Giulio Campagnolas (1482– 1515) Dürerporträt im Fresko der Marienhochzeit in der Scuola del Carmine in Padua (Abb. 130). Es zeigt Dürer in der Zuschauermenge als vornehm gekleideten Herrn.

Marcantonio Raimondi lernte die Druckgraphik Albrecht Dürers zum ersten Mal auf dem Markusplatz in Venedig kennen und war so begeistert, daß er eigene Nachstiche mit Dürers Monogramm versah, was zum ersten urheberrechtlichen Prozeß der abendländischen Kunstgeschichte führte. Um sich vor Fälschungen zu schützen, stellte Dürer seinen Büchern des *Marienlebens* und der *Apokalypse* eine eindrückliche Warnung an die Räuber und Diebe fremder Arbeit voran, die in der Folge mit entsprechenden Sanktionen zu rechnen hätten. Bereits vor 1500 imitierten Maler, Kupferstecher und Keramiker Dürer-Stiche aufgrund ihrer Komposition und der fein ausgeführten »natürlichen« Hintergrundlandschaften. Zu Beginn des 16. Jahrhunderts floß Dürer-Graphik in großem Umfang in die französische Buchmalerei ein, vor allem Pariser Illustratoren verarbeiten Szenen des Marienlebens und der Passion.

Kurz vor 1600 war die Nachfrage nach Dürers Graphik so groß, daß eine Flut von Nachstichen und Kopien den Markt überschwemmte. Die Wiederholungen wurde bis ins 18. Jahrhundert nahezu ununterbrochen fortgesetzt. Die Platten wanderten durch viele Hände, die Nachstiche und Kopien dienten häufig zur Illustration von Gebet- und Andachtsbüchern.

Kurz nach Dürers Tod entbrannte ein wahrer Personenkult. Nach zwei Tagen wurde die berühmte Haarlocke abgenommen und von Künstlern und Sammlern – von Hans Baldung Grien (1484/85–1515) über Goethes Freund Heinrich Hüsgen (1745–1847), der 1778 ein erstes Verzeichnis von Dürers Druckgraphik publizierte bis hin zum Nazarener Eduard Steinle (1810–1886) – wie eine verehrungswürdige Reliquie behandelt, bevor sie 1873 in einem silbernen »Reliquiar« in die Wiener Akademie gelangte (Abb. 129). Drei Tage nach dem Begräbnis öffnete man sein Grab, um Gesicht und Hände in Gips abzuformen. Die Totenmaske befand sich bis ins 17. Jahrhundert im Besitz des niederländischen Malers Frederik van Valckenborch (1570–1623), der Dürer sammelte und glühend verehrte. Sie wurde 1729 vermutlich beim Brand der Münchner Residenz zerstört, wo sie der Sammlung des bayerischen Kurfürsten Maximilian I. angehörte.

Die Nachahmung von Graphik und Malerei Dürers setzte sich in den folgenden Jahrhunderten fort. Bereits im späten 15. Jahrhundert hatte sich, ausgehend von der Erfindung und Verbreitung von Druckgraphik ein privater Kreis von Sammlern und Liebhabern der noch jungen Dürer-Kunst gebildet. Mit der funktionellen Veränderungen der Graphik und den hohen Auflagen, die durch Dürer eingeführt wurden, wuchs das Interesse der Sammler noch mehr. Druckgraphik wurde zunehmend als eine der Malerei ebenbürtige Kunstgattung angesehen. So bestand große Nachfrage, die auch

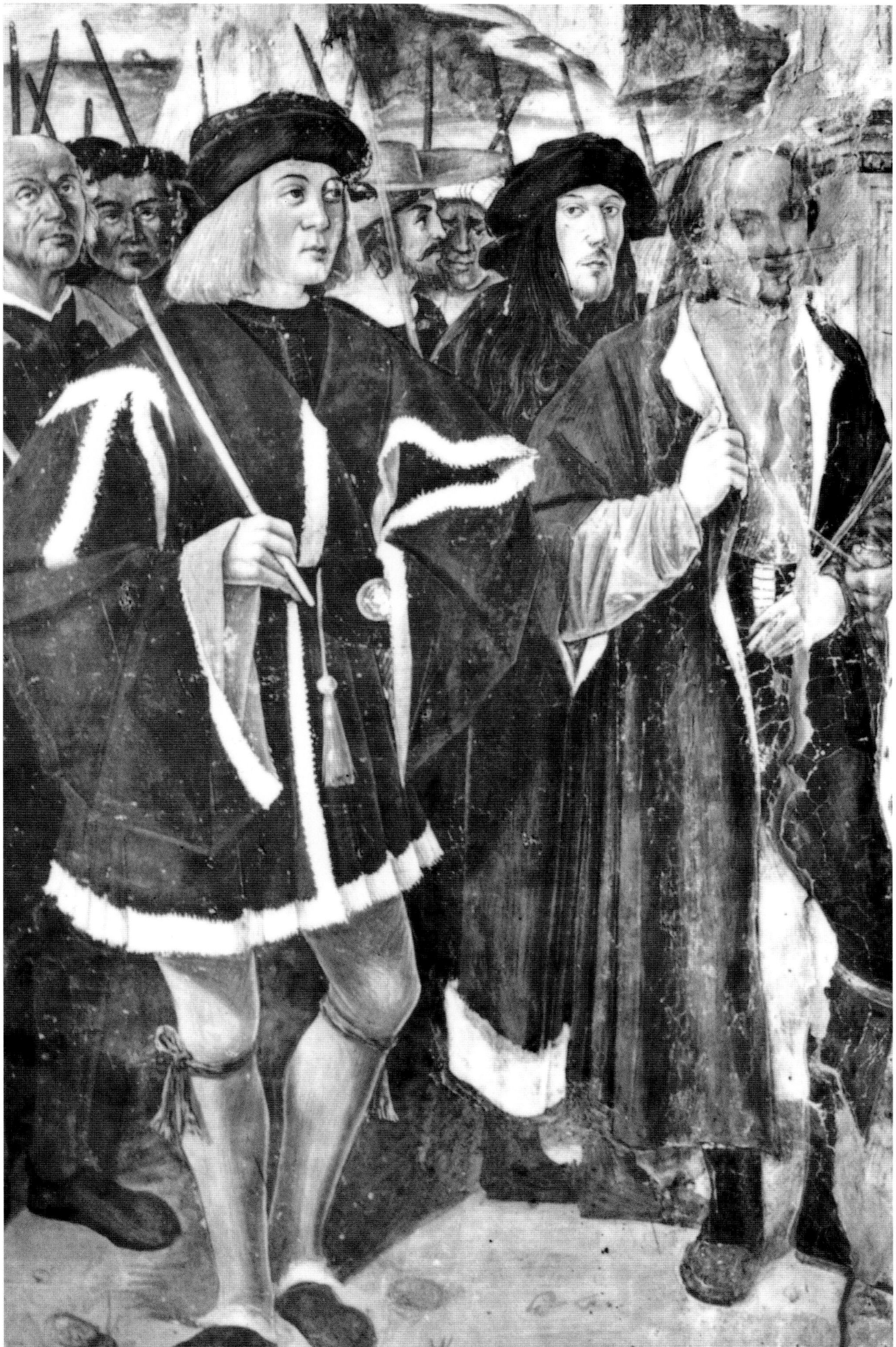

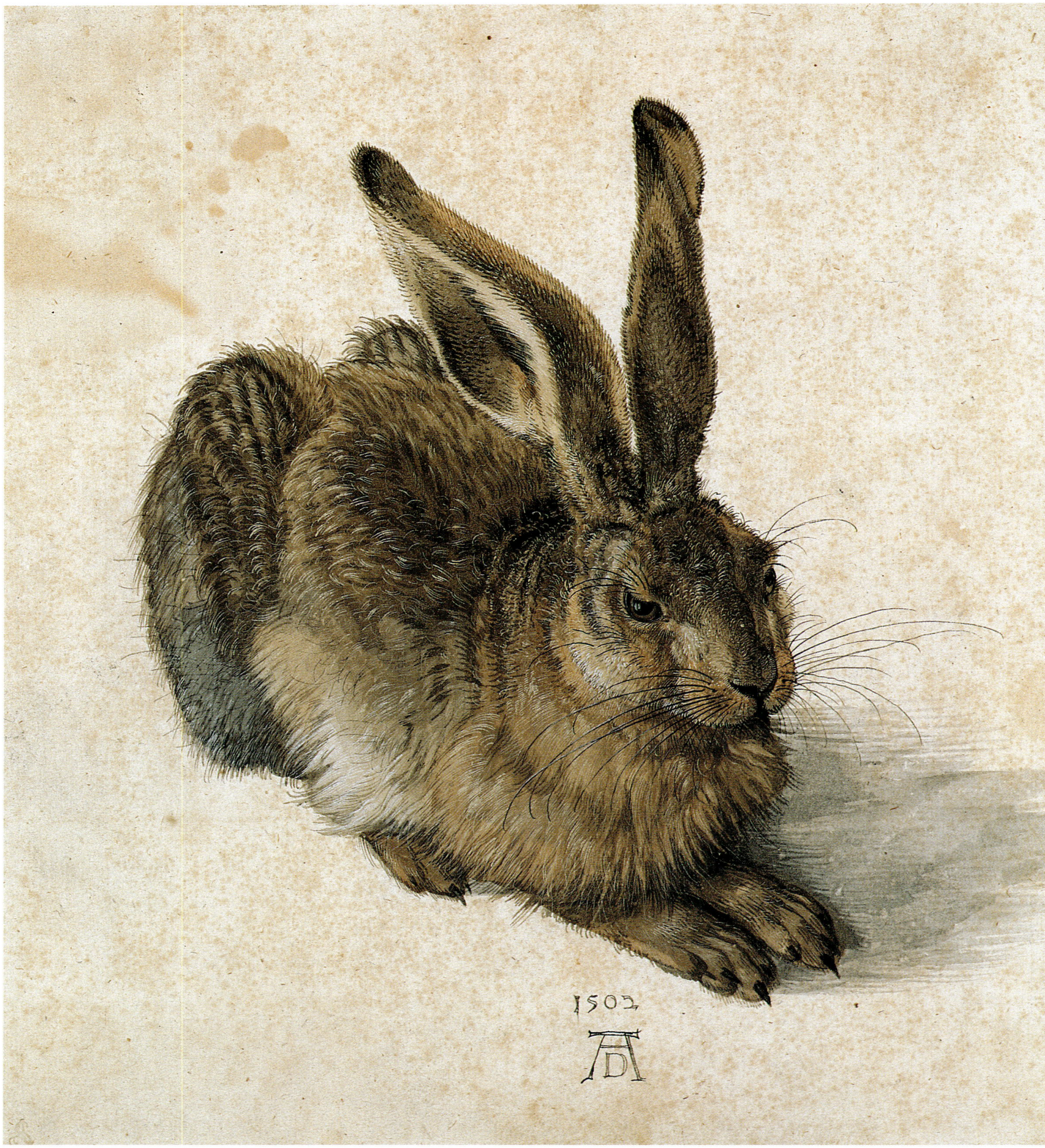

131 *Ein junger Feldhase*, 1502
Wasser- und Deckfarben auf Papier, 25,1 x 22,6 cm
Graphische Sammlung Albertina, Wien

Vermutlich nach einem lebenden Modell entstand das berühmte Aquarell eines Feldhasen, das eine breite Rezeption erfuhr und neben den *Betenden Händen* (Abb. 78) und dem *Wiesenstück* im zwanzigsten Jahrhundert massenhaft reproduziert wurde. Wesentlich und neu an dieser Studie ist die lebendige Darstellung des Tiers. Das Hasenfell ist in zarten Abstufungen und Schattierungen mit verschiedenen Pinselstrichen wiedergegeben. Im glänzenden Auge spiegelt sich ein Fensterkreuz – zu deuten als Spiegel der Seele. Das Vermögen, einem Tierbildnis individuellen Ausdruck zu verleihen, trug vermutlich zu der großen Nachfolge des Blattes bei.

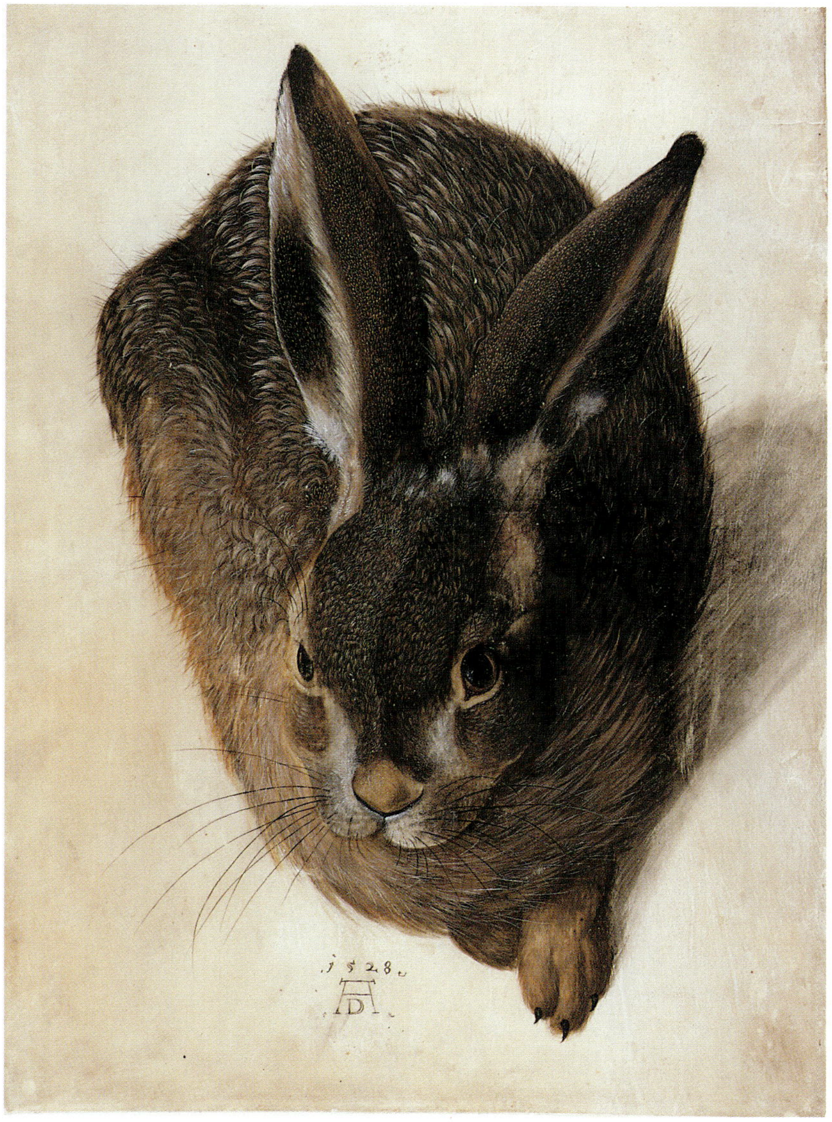

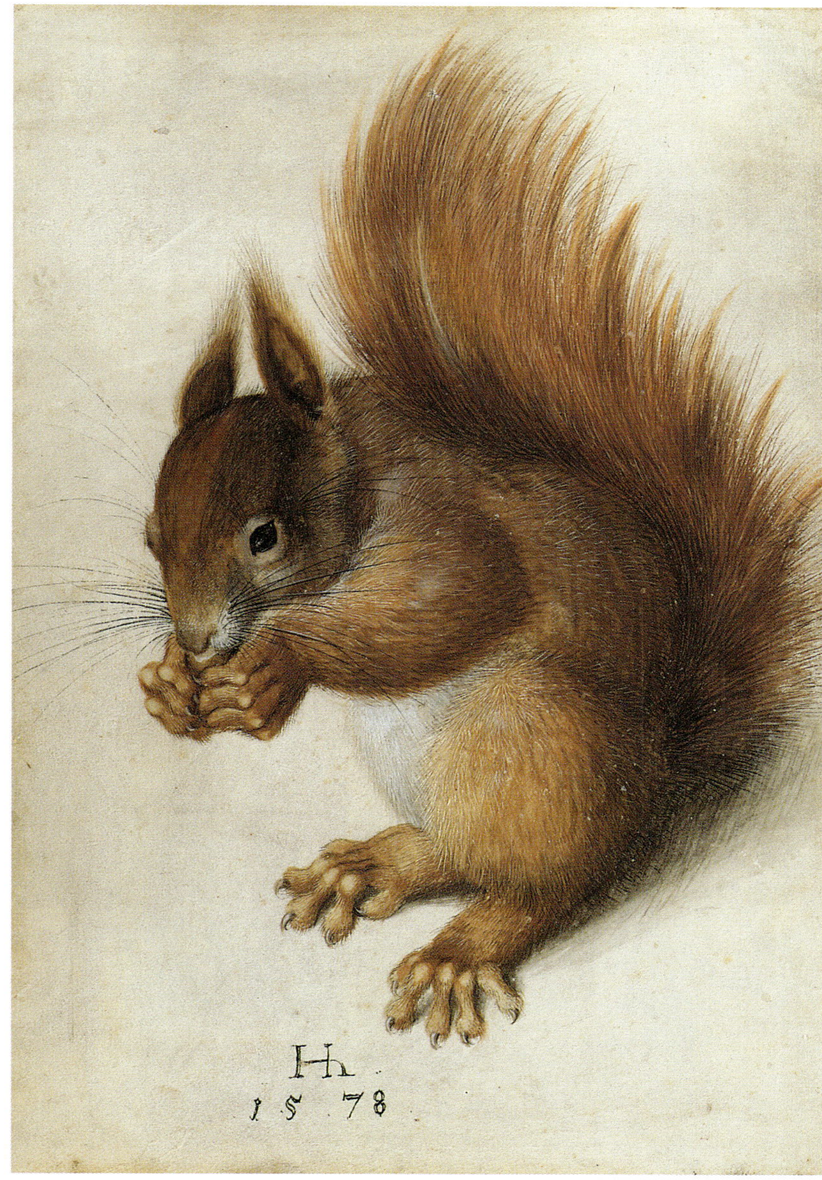

132 Hans Hofmann
Hase, 1528
Aquarell und Deckfarben auf Pergament, 32,5 x 25,6 cm
Kupferstichkabinett, Staatliche Museen zu Berlin – Preußischer Kulturbesitz, Berlin

Zu den bekanntesten Nachahmern insbesondere der Tierstudien Dürers zählt der Nürnberger Künstler Hans Hofmann. Ab 1582 war er Hofmaler Kaiser Rudolphs II., der ein großer Verehrer und Sammler Albrecht Dürers war. Die Darstellung eines Mümmelmanns von oben, nach einem verlorenen Original, ist mit Dürers Signatur versehen. Die Datierung in Dürers Todesjahr legt jedoch die Vermutung nahe, daß dieses Blatt nicht authentisch ist.
Die formelhaften Pinselzüge im Hasenfell sowie die gepunkteten Striche an den Ohren sind für die Malweise Hofmanns charakteristisch.

133 Hans Hofmann
Eichhörnchen, 1578
Aquarell und Deckfarben auf Pergament, 25,1 x 17,7 cm
National Gallery of Art, Washington

Hofmanns an einer Haselnuß knabberndes Eichhörnchen geht nach Auffassung verschiedener Forscher vermutlich auf eine verlorene Arbeit von Dürer zurück, in dem ein zweites Tier im verlorenen Profil das vordere ergänzte. Möglicherweise sah der Künstler die Originalstudie durch Vermittlung der Nürnberger Familie Imhoff, die zahlreiche Werke von Dürer besaß und sie ihm für seine Studien bereitwillig auslieh. Im Gegensatz zu seiner Hasenstudie nach Dürer (Abb. 132) wies Hofmann das Blatt durch sein eigenes Monogramm und die Jahreszahl aus. Die technische Perfektion und die Naturtreue, mit der die Studie ausgeführt ist, kennzeichnet den manieristischen Stil. In der Wiedergabe des Fells bezog sich Hofmann auf Kopien nach Dürers *Löwen*.

134 Hans Hofmann
Flügel einer Blauracke
Aquarell und Deckfarben auf Pergament, auf Papier aufgezogen, 19 x 20,9 cm
Musée Bonnat, Bayonne

Obwohl mit Dürers Monogramm versehen, wurde in diesem Blatt eine Kopie Hans Hofmans nach Dürer gesehen. Die Farbigkeit ist matter, die Farbübergänge weniger organisch und die Federstellung weniger spannungsreich als in Dürers Blatt.

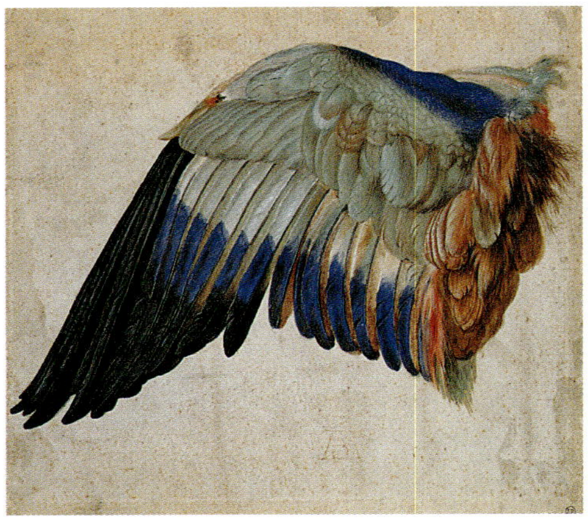

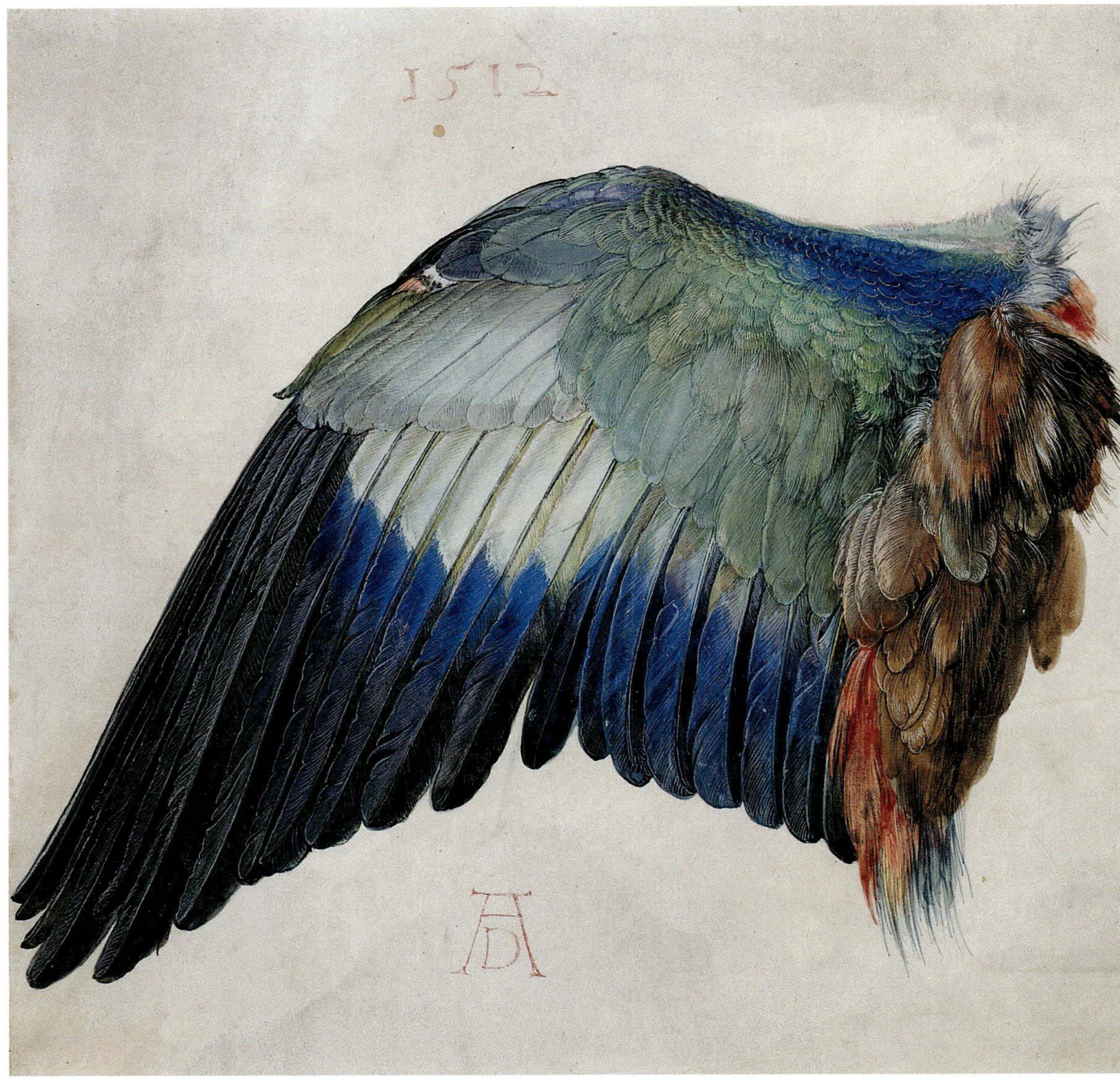

135 *Flügel einer Blauracke*, 1512
Aquarell und Deckfarben auf Pergament, 19,7 x 20,1 cm
Graphische Sammlung Albertina, Wien

Unter den Vogelstudien fand Dürers Darstellung eines Blaurackenflügels die meisten Nachahmer. Nach dem Vorbild Leonardo da Vincis fertigte Dürer Studien zahlreicher Tiere aus unterschiedlichen Perspektiven an, die als freies Studienmaterial dienten. Die Blauracke war zur Dürerzeit in Franken anzutreffen. Farbenprächtig präsentiert sich die Oberseite der linken Schwinge. Das Gefieder ist in seinen unterschiedlichen Blau, Grün- und Brauntönen plastisch erfaßt. Das leuchtende Rot am unteren Teil und oben links deutet auf die blutende Ausrißstelle. Diese Schwinge diente Dürer im weiteren Sinne als Vorbild für Engelsflügel. Die feine, kleinteilige Linienführung verweist auf Dürers Strichtechnik in der Druckgraphik. Die Studie steht mit ihrer Maltechnik zwischen Tafelmalerei und Zeichnung.

das Kopieren und Nachahmen von Dürergraphik südlich und nördlich der Alpen unmittelbar nach ihrer Veröffentlichung erklärt. Für jeden Bereich der Graphik und der Malerei Dürers bildeten sich Nachahmer, Kopisten und Fälscher heraus. Dürers umfangreiche Tier- und Pflanzenstudien beispielsweise fanden im 16. und 17. Jahrhundert eine breite Nachfolge. Insbesondere zwei Künstler am Hofe Rudolphs II., Hans Hofman und Georg Hoefnagel (1542–1600) zeichnen sich in ihren zahlreichen Naturstudien, mitunter nach demselben Werk, durch »Imitatio« Dürers aus und fälschten sogar sein Monogramm, wie die Studien nach Dürers Hasen oder dem *Flügel einer Blauracke* exemplarisch beweisen (Abb 132–134). Die steigende Nachfrage nach Werken von Dürer führte gegen Ende des 16. und im 17. Jahrhundert sogar zur plastischen Umsetzung zahlreicher seiner profanen und religiösen Werke (Abb. 136). Anonyme Künstler verarbeiteten seine Kupferstichporträts Mitte des 17. Jahrhunderts in Bildnismedaillons, Stiche wie *Der verlorene Sohn* oder Einzelblätter der *Kupferstichpassion* wurden in Materialien wie Elfenbein oder Holz im Relief imitiert.

Die inflationäre Nachahmung Dürers gegen Ende des 16. und zu Beginn des 17. Jahrhunderts steht auch im Zusammenhang mit der fanatischen Dürer-Begeisterung etwa Kaiser Rudolphs des II. (1552–1612), dessen sammlerisches Bestreben der Anhäufung von Heiltümern und Reliquien glich. Der Kaiser feierte Dürer in fast religiösem Sinne, was in der prozessionsartigen Überführung des *Rosenkranzfestes* von Venedig nach Prag einen Höhepunkt erreichte.

Jede angesehene Kunstkammer und höfische Sammlung besaß Graphik von Dürer. Um 1600 führte die höfische Sammelwut zu umfangreichen und hochwertigen Beständen, deren herausragendste die des bayerischen Kurfürsten Maximilian I. und Kaiser Rudolfs II. waren.

Anfang des 19. Jahrhunderts hoben als erste die Nazarener, die die Kunst des Mittelalters und der Renaissance romantisch verklärten, regelmäßige Dürer-Feiern aus der Taufe. Die Feier zum 300. Todestag zog im Jahre 1828 Tausende von Besuchern an. Es war die Zeit der Dürer-Denkmäler. Dürer als berühmter Malerfürst und »deutschester aller deutschen Künstler« wurde von Bildhauern wie Christian Daniel Rauch (Abb. 4), Franz Xaver Reich (1815–1881) und vielen anderen idealisierend im Denkmal verewigt und hielt auf diese Weise Einzug in die frühesten deutschen Museen.

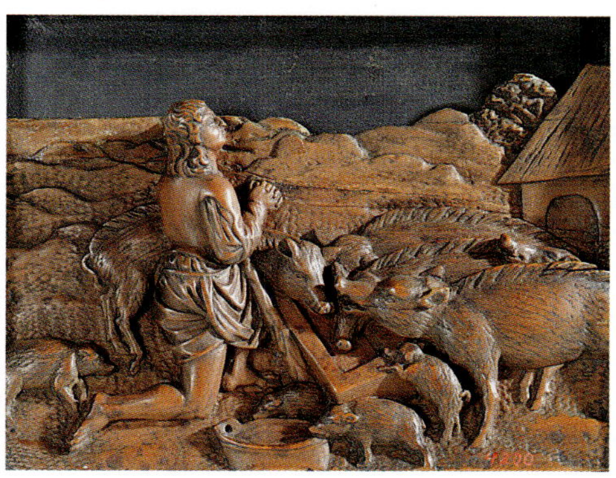

136 Anonym
Der verlorene Sohn
Deutschland, 17. Jahrhundert
Relief, Buchsbaum, 11,2 x 13,9 cm
Kunsthistorisches Museum, Wien

Ein Beispiel für die breite Rezeption des Kupferstichs *Der verlorene Sohn* (Abb. 38) ist dieses Buchsbaumrelief aus dem 17. Jahrhundert. Während sich die zentrale Szene des verlorenen Sohnes inmitten der Schweine noch eng an das Vorbild anlehnt, ist der landschaftliche Hintergrund frei umgestaltet. Die Wiedergabe im Relief verliert gegenüber dem Kupferstich an Lebendigkeit und wirkt sogar insgesamt flacher.

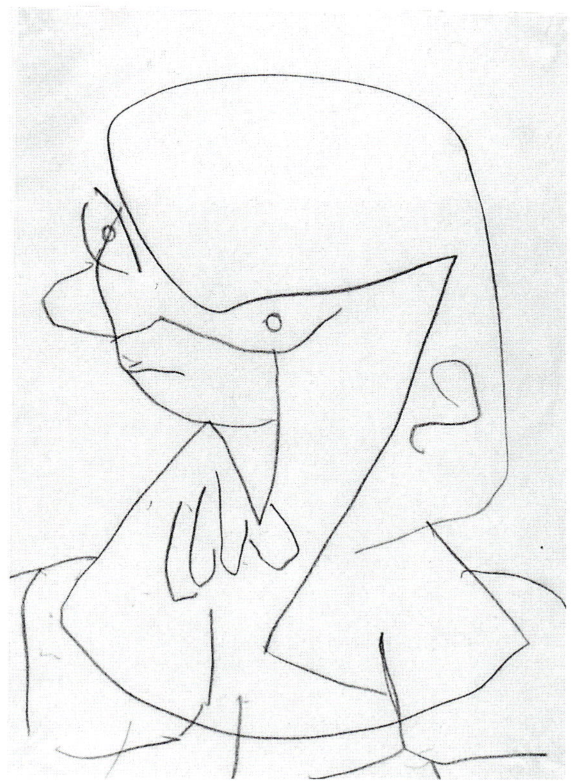

137 Paul Klee, *detaillierte Passion*, auch: *Dürers Mutter*, 1940
178 (R18), Fettkreide, Marke Zulu, auf simili-Japan, Marke Bambou Japon Leysse, mit Leimtupfen auf Karton, Randleiste auf dem Karton unten mit Tinte, 29,5 x 21 cm
Paul-Klee-Stiftung, Kunstmuseum, Bern

Dürers Bildniszeichnung der Mutter diente Klee als Vorbild für seine berühmte Strichzeichnung, die als allgemeingültiges Symbol für Alter, Leid und Verfall steht und sich damit von der persönlichen Dimension der Dürer-Zeichnung entfernt.

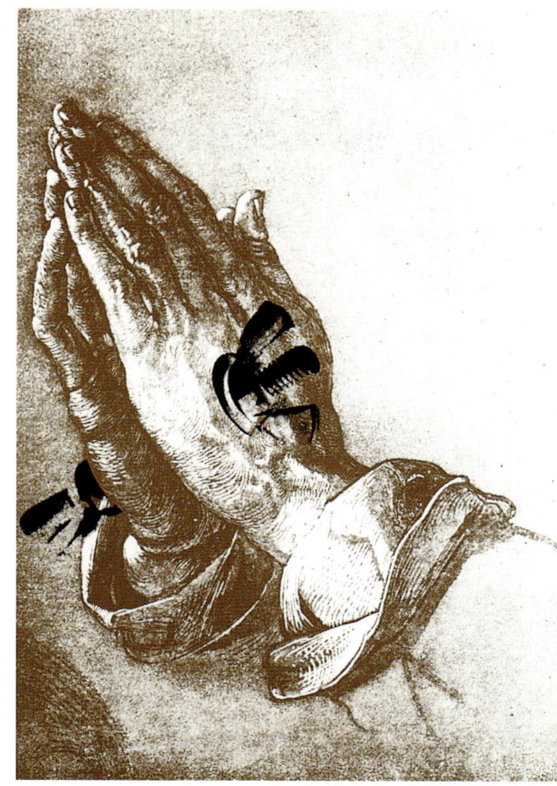

138 Klaus Staeck, *Zur Konfirmation*, 1970
Siebdruck in zwei Farben, 73 x 50 cm

Eine Antwort auf die verfälschende, deutschtümelnde und verkitschende Interpretation, die die *Betenden Hände* (Abb. 78) durch die Massenreproduktionen und ihre Nutzung als Wanddekor bürgerlicher Wohnstuben erfuhren, war Klaus Staecks Plakat zur Konfirmation, in dem er auf die »Daumenschrauben«, das heißt die Gewalt, die Dürer damit angetan wird, hinwies und die betenden Hände mit zwei Schraubzwingen symbolisch festfügte.

Dürers Werk und seine Person wurden jedoch auch zur ideologischen Interpretation vereinnahmt, so seit der Romantik und Dürer-Renaissance als Inbegriff des deutschen Künstlers und als solcher auch überspitzt in den dreißiger Jahren unseres Jahrhunderts. Seine Drucke wurden in den sogenannten Reichsdrucken mittels eines fotographischen Verfahrens, das auf Kupferplatten projiziert wurde, wieder aufgelegt. *Die betenden Hände* (Abb. 78), eine Vorstudie zum *Heller-Altar*, hielten ebenso in zahlreichen Reproduktionen Einzug in deutsche Wohnzimmer wie der *Junge Feldhase* (Abb. 131) oder das große *Wiesenstück*, und fielen, herausgelöst aus ihrem Bedeutungskontext, einer deutschtümelnden Verkitschung anheim. Auch dies fand in der Kunst des 20. Jahrhunderts seinen Widerhall, als beispielsweise Klaus Staeck in seinem 1970 entstandenen Siebdruck *Zur Konfirmation* (Abb. 138) mit verschraubten betenden Händen diese Form der ideologischen Dürerrezeption in Frage stellte. Selbst die klassische Moderne von Corinth bis Klee schuf zahlreiche Variationen zu Werken Dürers. Paul Klee (1879–1940) war von der Kohlezeichnung *Bildnis der Mutter* so fasziniert, daß er sie mit in einer Zeichnung verarbeitete (Abb. 137). Auch der Schweizer Bildhauer Alberto Giacometti (1901–1966) oder der Surrealist André Masson (1896–1986) rezipierten Dürers Graphik und setzten sie in eigene Zeichnungen um. Die Namen bekannter und weniger bekannter Künstler des 20. Jahrhunderts, die sich mit Albrecht Dürer auf ihre Weise auseinandergesetzt haben, sind zahlreich. Im Dürer-Jahr 1971 bezogen Künstler wie Alfred Hrdlicka (geb. 1928) und Victor Vasarely (1908–1997) Stellung zu ihrem persönlichen Verhältnis zu Dürer. Aber auch in den achtziger Jahren setzten sich Künstler mit Dürer-Werken auseinander: So bilden *acht Schleifenbilder* Sigmar Polkes (geb. 1941), die 1986 im Rahmen seiner Gesamtgestaltung des deutschen Pavillons der XLIII. Biennale in Venedig entstanden, einen Reflex auf Dürers *Großen Triumphwagen*. Im Ensemble von acht Bildern, analog zu den acht Blättern des Holzschnitts, reduzierte Polke die Tugendpersonifikationen auf die Schleifen ihrer Spruchbänder, die, im Dürer-Holzschnitt reiner Dekor, hier zentrale Bedeutung erlangen. Der Bildhauer Jürgen Goertz (geb. 1939) verarbeitete noch in den späten achtziger Jahren die »Ikonen« Dürers und verballhornte *Die betenden Hände*, das *Wiesenstück* und den *Jungen Feldhasen* auf humoristische Weise.

ZEITTAFEL

1471 21. Mai: Albrecht Dürers wird als drittes von achtzehn Kindern des Goldschmieds Albrecht Dürer (um 1427– 1502) und Barbara Holper (um 1451–1514) geboren.

1484 Erste erhaltene Arbeit: *Selbstportrait im Alter von 13 Jahren.*

nach 1485 Lehre als Goldschmied in der Werkstatt des Vaters.

1486 30. November: Dürer beginnt als Lehrling in der Werkstatt des Malers und Unternehmers Michael Wolgemut in Nürnberg.

1489 Gegen Ende des Jahres beendet er die Lehre.

1490 Am 11. April (kurz nach Ostern) tritt Dürer die Wanderschaft an. Stationen der ersten zwei Wanderjahre unbekannt.

1491/1492 Besuch bei den Brüdern Martin Schongauers in Colmar. Weiterreise nach Basel, dort tätig als Zeichner für den Holzschnitt.

1492/1493 Aufenthalt in Straßburg.

1494 Im Frühjahr Geselle in Straßburg. Am 18. Mai (kurz nach Pfingsten) Rückkehr nach Nürnberg und Heirat mit Agnes Frey. Im Herbst Reise über Innsbruck nach Venedig.

1495 Im Spätfrühjahr Rückkehr nach Nürnberg über Trient, den Gardasee und den Brennerpaß.

um 1495 Beginn der Tätigkeit als Kupferstecher.

1498 Veröffentlichung der *Apokalypse*, einiger Blätter zur *Großen Passion* und anderer Einzelblätter.

1500 20. April: Begegnung mit Jacopo de Barbari in Nürnberg. Er gibt den Impuls zu Dürers Proportionsstudien.

1503/1504 Erste Holzschnitte der Folge zum Marienleben. Ab 1503 datiert Dürer die Kupferstiche.

1504 Kupferstich *Adam und Eva.*

1505 – 1507 Zweiter Italienaufenthalt. 1505 Auftrag für das *Rosenkranzfest.*

1506 Fertigstellung des *Rosenkranzfestes.* Reise nach Bologna.

1507 Wieder in Venedig. Rückreise nach Nürnberg über Augsburg.

1508/1509 Arbeit am *Heller-Altar* und Fertigstellung des Gemäldes *Die Marter der Zehntausend Christen.*

1509 Kauf des Hauses am Tiergärtner Tor. Vollendung des *Heller-Altars.*

1511 Erscheinen der Buchausgaben der *Großen* und *Kleinen Passion, des Marienlebens* sowie der zweiten Ausgabe der *Apokalypse.* Arbeit am *Allerheiligenbild.*

1512 Aufenthalt Kaiser Maximilians I. in Nürnberg. Beginn der *Ehrenpforte.*

1513/1514 Meisterstiche *Ritter, Tod und Teufel* (1513), *Hieronymus im Gehäus, Melancholie* (1514)

1515 6. September: Während eines Aufenthaltes in Nürnberg gewährt Kaiser Maximilian I. Dürer eine jährliche Zahlung von 100 Gulden.

1517 Reise nach Bamberg. Besuch bei Bischof Georg III. von Limberg.

1518 Anwesenheit auf dem Augsburger Reichstag als Mitglied der Deligation der Stadt Nürnberg.

1519 12. Juli: Tod Kaiser Maximilians I. in Wels. Der Nürnberger Rat weigert sich, ohne schriftliche Bestätigung Kaiser Karls V. Dürers Jahresgehalt weiterzuzahlen.

1520/1521 Reise in die Niederlande. Dürer führt das Tagebuch der niederländischen Reise.

1522 Die Stadt Nürnberg zahlt Dürer ein Honorar von 100 Gulden für seine Entwürfe von Wandmalereien im großen Rathaussaal

1525 Erscheinen der Perspektivlehre »Unterweisung der Messung mit dem Zirkel und Richtscheit«.

1526 Zu seinem Gedächtnis stiftet Dürer dem Stadtrat Nürnbergs die *Vier Apostel.*

1527 Die Befestigungslehre wird veröffentlicht.

1528 6. April: Tod Dürers in Nürnberg. Posthum erscheint sein theoretisches Hauptwerk »Vier Bücher der menschlichen Proportion«.

GLOSSAR

Allegorie (grch. allegoria; zu allegorein, »anders abbilden«), Gleichnis, Veranschaulichung abstrakter Begriffe und Inhalte mittels sinnbildlicher Darstellung, meist in Personifikationen (in Gestalt von Personen) oder szenischer Situationen.

Allerheiligenbild, Darstellung der Anbetung des Lammes als Symbol Christi durch die Chöre der Heiligen, die von den Patriarchen und Propheten sowie den Vertretern aller Stämme, Nationen und Sprachen umgeben sind. Der Bildtypus geht zurück auf bestimmte Textstellen der Offenbarung des Johannes, das letzte Buch des Neuen Testamentes, sowie auf das durch Papst Gregor IV. († 844) und Kaiser Ludwig den Frommen (778 – 840 n. Chr.) im 9. Jh. endgültig eingeführte Fest »Allerheiligen« am 1. November.

Altarbild (lat. altare, »Opfertisch«), auch Altartafel, Bildwerk, das im Mittelalter häufig Altäre schmückt. Zunächst ist dieses als Goldschmiedearbeit oder plastische Figuren gearbeitet, später erscheint es in gemalter Form. Der Schmuck kann aus einem einzelnen Bild oder mehrteiligen Tafeln bestehen. Oftmals erhebt er sich hinter dem Altar oder als Altarretabel (Altaraufsatz) über dessen rückwärtiger Seite.

Anna Selbdritt, ein im Zuge des spätmittelalterlichen Annenkultes aufkommendes Bildmotiv, das die Darstellung der Hl. Anna mit ihrer Tochter, der Jungfrau Maria, und dem Chritusknaben zum Gegenstand hat.

Antike (frz. antique, »altertümlich«; zu lat. antiquus, »alt«), das griechisch-römische Altertum. Es beginnt mit der frühgriechischen Einwanderung im 2. Jh. v. Chr. und endet im Westen 476 n. Chr. mit der Absetzung des römischen Kaisers Romulus Augustulus (um 475 n. Chr.), im Osten 529 n. Chr. mit der Schließung der Platonischen Akademie durch Kaiser Justinian (482 – 565 n. Chr.).

Apelles (um 330 v. Chr.), griechischer Maler. Einige seiner nur literarisch überlieferten Bildkompositionen werden versuchsweise von Malern der Renaissance rekonstruiert.

Apokalypse des Johannes (zu grch. apokalyptein, »enthüllen, offenbaren«), auch Offenbarung des Johannes, das letzte Buch des Neuen Testamentes. In drei Visionen wird das Strafgericht über die Erde in Form furchtbarer Naturkatastrophen, der Kampf zwischen den bösen und guten Mächten sowie die Einheit eines neuen Himmels und einer neuen Erde im himmlischen Jerusalem dargestellt. Mit der Ankündigung der Wiederkehr Christi beim Weltende sollen die durch Verfolgung bedrängten Christen getröstet und zugleich auf die damit zusammenhängenden Greuel vorbereitet werden.

Apokalyptische Reiter (zu grch. apokalyptein, »enthüllen, offenbaren«), die vier Reiter in der »Offenbarung des Johannes« (6,2 – 8), die die Beschreibung des Weltunterganges und die Wiederkehr Christi beinhaltet. Die Reiter verkörpern das über die Menschen hereinbrechende Unglück, wie zum Beispiel Pest, Krieg, Hungersnot und Tod. Ihre Attribute (Beigaben) sind Bogen, Schwert und Waage. In Bildwerken findet man zum Teil den ersten Reiter durch einen Heiligenschein als Christus ausgewiesen. Die Farbe seines Pferdes ist weiß, die der anderen sind rot, schwarz und falb.

Apokryphe (zu grch. apokryphos, »verborgen, untergeschoben«), nicht in den Kanon der biblischen Schriften aufgenommene jüdische oder christliche Zusatzschrift zum Alten oder Neuen Testament.

Apostel (grch. apostolos, »Sendebote, Vorkämpfer«), einer der zwölf Jünger Jesu, von ihm selbst aus der großen Schar seiner Anhänger ausgewählt, um sein Werk fortzusetzen und das Evangelium zu verkünden.

Ars moriendi (lat.,»die Kunst fromm zu sterben«), Sterbebüchlein, spätmitteralterliche Erbauungstraktate, die die Kämpfe des Himmels und der Hölle um die Seele des Sterbenden vorführen und dem Christen das richtige Verhalten in der Todesstunde empfehlen.

Attribut (lat. attributum, »das Beigefügte«), der einer Person zur Identifizierung beigegebene Gegenstand oder das eine Person kennzeichnende Symbol, meist in Bezugnahme auf eine wesentliche Begebenheit in deren Leben.

Clair-Obscur-Druck (frz., »hell-dunkel«), Holzschnitttechnik in Anlehnung an die Hell-Dunkel-Zeichnung, deren Wirkung auf dem Einbeziehen des Zeichnungsträgers in die Bildgestaltung beruht. Bei Clair-Obscur-Drucken werden deshalb aus der Druckplatte die Stellen der Lichter ausgespart, so daß hier das Weiß des Papiers wirken kann. Bei Farbdrucken werden die farbigen Flächen mit Tonplatten, die schwarzen Konturen meist mit einer besonderen Linienplatte gedruckt, sofern nicht – wie in Italien – auf diese verzichtet wurde.

Diptychon (lat. diptychum; grch. diptychos, »doppelt gefaltet«), in der Antike eine zusammenklappbare Schreibtafel; in der mittelalterlichen Kunst ein zweiflügeliges, aufklappbares Altarbild (plastischer oder gemalter Altarschmuck), ohne feststehendes Mittelteil.

Dominikanerorden (lat. Ordo Fratrum Praedicatorum, »Orden der Predigenden Brüder«), vom Hl. Dominikus (1170 – 1221) in Toulouse 1216 gegründeter Bettelorden, der der Ausbreitung und Verteidigung des Glaubens durch Predigt und Unterrichtung verpflichtet ist. 1232 werden die Dominikaner vom Papst mit der Durchführung der Inquisition, des Kirchengerichtes gegen Glaubensabtrünnige, beauftragt.

Einblattholzschnitt, früheste Werke des linearen Buchdrucks, zwischen 1400 und 1550 als Einzelblätter in Schwarzlinien-Hochdruck hergestellt. Sie tauchen erstmals in alpenländischen Klöstern auf, dienen zunächst der Bekanntmachung von Nachrichten unterschiedlicher Art und finden als Flugblätter und Streitschriften in Bildform Verwendung.

Epitaph (grch. epistaphion), Grabinschrift; mit einer Inschrift versehene Gedenktafel innerhalb einer Kirche; Grabrede.

Eschatologie (zu grch. eschaton, »das Äußerste, das Letzte« und logos, »Rede, Kunde«), die Lehre vom Weltende und vom Anbruch einer neuen Welt, von den letzten Dingen, dem Tode und der Auferstehung.

Fluchtpunkt, zentraler Punkt einer perspektivischen Konstruktion, in dem sich alle in die Bildtiefe führenden Geraden treffen.

Formenschneider, Handwerker, der die vom Reißer auf den Stock gezeichnete Arbeit in das Holz schneidet. In der Frühzeit namentlich meist nicht faßbar und nur schwer vom Reißer abzugrenzen, ist er verantwortlich für die künstlerische Qualität des Drucks.

Genius (lat.; Pl.: Genien), unsichtbarer römischer Schutzgeist eines Menschen. In der Kunst wird die niedere Gottheit seit der Antike als geflügelte, meist kindliche Gestalt dargestellt.

Gnadenstuhl, Darstellungsform der göttlichen Dreifaltigkeit. Gottvater hält thronend oder stehend das Kreuz mit dem gekreuzigten Sohn, zwischen ihnen erscheint die Taube, Symbol des Heiligen Geistes.

Gravieren (zu frz. graver, »einritzen, einschneiden«), Schmucktechnik des Einschneidens in Metall oder Stein.

Goldenes Vlies, Orden vom Goldenen Vlies. Vornehmer Ritterorden, den Herzog Philipp der Gute von Burgund 1429 zu Ehren des Apostels Andreas, zum Schutz des christlichen Glaubens und zur Verteidigung der Kirche stiftet. Als Ordenszeichen fungiert – in Anlehnung an die Argonauten-Sage – ein goldenes Widderfell, das durch einen goldenen Ring gezogen ist.

Grisaille (zu frz. gris, »grau« und grisailler, »grau anstreichen«), Grau-in-Grau-Malerei, Art der Malerei, die in bewußtem Verzicht auf farbliche Abstufungen ausschließlich Steinfarben, Braun- oder Grautöne verwendet. Sie ist besonders geeignet zur malerischen Nachahmung bildhauerischer Arbeit.

Harnisch (althochdt. harnasch; altfrz. harnais, »kriegerische Ausrüstung«), aus beweglichen Eisenplatten bestehende Schutzrüstung, Brustpanzer.

Historie (lat. historia, »Geschichte«; grch. historia, »Wissen, Kunde«), Gattung der Malerei, die religiöse oder geschichtliche Ereignisse zum Bildgegenstand hat.

Holzschnitt, Hochdruckverfahren in der graphischen Kunst. Der Formenschneider, der nicht in jedem Fall mit dem entwerfenden Künstler identisch ist, arbeitet aus einer Holzplatte die Linien der Zeichnung als erhöhte Stege heraus, so daß diese beim Druck sichtbar werden.

Hortus conclusus (lat., »geschlossener Garten«), Bildmotiv des Mittelalters, bei dem die Muttergottes mit dem Christuskind, von Engeln und Heiligen umgeben, in einem von der Außenwelt abgeschlossenen, blumenreichen Garten gezeigt wird, der die Reinheit symbolisiert.

Humanismus (zu lat. humanus, »menschlich«), eine seit der Mitte des 14. Jh.s in Italien entwickelte Geisteshaltung, die in Anlehnung an die Antike das menschliche Dasein in den Mittelpunkt rückt. Als prägende Geisteshaltung der Renaissance vollzieht sich zu dieser Zeit die Emanzipierung des Menschen vor Gott. Damit einher geht das Bemühen um neue, am Diesseitigen orientierte, geistes- und naturwissenschaftliche Erkenntnisse. Die Humanisten widmen sich in besonderem Maße der Wiederentdeckung und Pflege der griechischen und lateinischen Sprache und Literatur. Bis heute kennzeichnet der Begriff die vermeintlich ideale Verbindung aus der auf antiker Gelehrsamkeit beruhenden Bildung und einer aus Wirklichkeitsnähe und -beobachtung erwachsenden Menschlichkeit.

Ikone (grch. eikon, »Bild, Abbild, Ähnlichkeit«), das kleine, tragbare Tafelbild der Ostkirche. Form und Farben sind streng idealisiert und unnatürlich. Die besondere kultische Verehrung der Ikonen beruht auf der seit Jahrhunderten thematisch und formal gebundenen Überlieferung des vermeintlichen Urbildes von Christus, Maria und den Heiligen.

Ikonographie (zu grch. eikon, »Bild« und graphein, »(be-)schreiben«), Lehre von Inhalt, Sinn und Symbolik bildlicher Darstellungen, vor allem in der christlichen Kunst; ursprünglich Porträtkunde des Altertums.

Inkarnat (frz. incarnat, »hochrot«; ital. incarnato; zu lat. carnis, caro, »Fleisch«), Fleischfarbe; in der Malerei Farbton der menschlichen Haut.

Insignien (lat. insignia), Kennzeichen oder Symbole staatlicher oder ständischer Macht und Würde.

Kardinaltugenden (spätlat. cardinalis, »im Angelpunkt stehen«), die in der christlichen Ethik von Platon (427–347 v. Chr.) übernommenen vier Grundtugenden Temperantia (Mäßigkeit/Besonnenheit), Fortitudo (Tapferkeit/Starkmut), Prudentia (Klugheit/Weisheit) und Justitia (Gerechtigkeit). Diese werden von Gregor dem Großen (540–604 n. Chr.) um die drei sogenannten göttlichen oder theologischen Tugenden Fides (Glaube), Caritas (Liebe) und Spes (Hoffnung) ergänzt. Auf der Grundlage dieser Siebenergruppe kommt es im hohen Mittelalter zur Erweiterungen des christlichen Tugendsystems.

Kupferstich (spätlat. cuprum; lat. aes cyprium, »Erz von der Insel Zypern«), ältestes künstlerisches Tiefdruckverfahren. Beim Druck erscheinen die in die Kupferplatte eingeritzten Linien der Zeichnung. Ursprünglich wurde der Begriff für alle manuell gefertigten Drucke gebraucht.

Lasur (mittellat. lazur(i)um, »Blaustein, Blaufarbe«; arab. lazaward, »Lasurstein, Lasurfarbe«), transparente Farb- oder Lackschicht auf Gemälden.

Lavieren (frz. laver und ital.-lat. lavare, »waschen«), bewußte Verwischung der Farben und Farbübergänge bei Gemälden und Zeichnungen. Hier dient die Verwaschung verdünnter Farben der Hervorbringung malerischer Wirkung.

Legenda aurea (lat., »goldene Legende«), von dem Dominikaner Jacobus de Voragine (1228/29–1298) im 13. Jh. zusammengestellte Sammlung von Heiligenlegenden. Seit dem Mittelalter ist sie von besonderer Bedeutung als Textquelle für die christliche Kunst.

Martyrium (lat.; grch. martyrion, »Blutzeugnis, Beweis«), aufgrund des Glaubens oder der Überzeugungen erlittene Qualen, Folterungen und Opfertod.

Mater dolorosa (lat., »schmerzensreiche Mutter«), Darstellungstypus der Maria, die in Trauer und Schmerz um das Leiden Christi gezeigt wird.

Minuskel (zu lat. minusculus, »ziemlich klein«), Kleinbuchstabe römischen Ursprungs mit Ober- und Unterlängen.

Naturalismus (neulat.; frz. naturalisme), eine Darstellungsweise in der bildenden Kunst und Literatur, die die durch (Sinnes-)Erfahrung faßbare Wirklichkeit möglichst naturgetreu und mit wissenschaftlicher Präzision wiederzugeben versucht.

Nazarener, eine Gruppe deutscher Maler der Romantik, die mit Blick auf Werken des frühen Raffael und des Perugino eine Erneuerung der religiösen Malerei anstreben. Herausragende Persönlichkeiten sind Franz Pforr (1788–1812) und Johann Friedrich Overbeck (1789–1869), die 1808 in Wien den »Lukasbund« gründen und 1810 nach Rom übersiedeln.

Nimbus (mittellat., »Strahlenglanz«), Heiligenschein, der in der Regel als goldene oder goldgelbe Scheibe oder Ring über dem Kopf dargestellt wird.

Ölfarbe, die aus trocknenden Ölen, Zusätzen und in Öl selbst unlöslichen Farbpigmenten (farbiges Pulver) gemischte, lichtbeständige Farbe für künstlerische Zwecke. Als Bindemittel der Farbpigmente für die Ölmalerei kommen vor allem Lein-, Mohn- und Walnußöl in Frage.

Ornat (lat. ornatus, »Ausstattung, Schmuck, Kleidung«), feierliche Amtstracht der Würdenträger der christlichen Kirchen.

Parrhasios (um 420 v. Chr.), griechischer Maler der Spätklassik (um 400 – 300 v. Chr.). Neben Zeuxis (um 425 v. Chr.) und Apelles (um 330 v. Chr.) zählt er zu den berühmtesten Künstlern der Antike.

Patrizier (lat. patricius; zu pater, »Vater«), ursprünglich Mitglied des altrömischen Adels; seit dem Mittelalter Bezeichnung für einen vornehmen, wohlhabenden Bürger.

Patrozinium (lat. patrocinium, »Schutzherrschaft«), Beistand eines Patrons (Schutzherr) vor Gericht; die Schutzherrschaft eines Heiligen, dem ein Kirchenbau geweiht ist; Feiertag beziehungsweise Fest des Schutzheiligen einer Kirche.

Pendant (frz., »hängend«), ergänzendes Gegenstück, Entsprechung.

Personifikation (zu lat. persona, »Persönlichkeit« und facere, »machen«), Vermenschlichung von Göttern, Begriffen oder Dingen.

Perspektive (mittellat. perspectiva (ars), »hindurchblickende (Kunst)«), Darstellung dreidimensionaler Gegenstände auf der ebenen Bildfläche. Objekte und Figuren werden dabei weitestgehend gemäß den optischen Bedingungen wiedergegeben, unter denen sie einem Betrachter auch in Wirklichkeit erscheinen.

Physiognomie (zu grch. physis, »Natur« und gnonai, »erkennen«), äußeres Erscheinungsbild eines Menschen, insbesondere des Gesichtes.

Pietà (ital., »Erbarmen, Mitleid«; zu lat. pietas, »Frömmigkeit«,) auch Vesperbild (lat., »Abend, Abendstern, Westen«), Darstellung der trauernden Muttergottes, die den Leichnam Christi in ihren Armen hält.

Pluviale (mittellat., »Regenmantel«; zu lat. pluvia, »Regen«), auch Rauch- oder Chormantel, ein halbkreisförmig geschnittener langer Mantel, der vorne offen ist und von einer Pluvialschließe (Pectorale, Brustkreuz) vor der Brust geschlossen wird. Bischöfe und Priester tragen ihn bei feierlichen Handlungen außerhalb der Messe, wie zum Beispiel bei Prozessionen oder Weihen.

Prolog (grch. prologos, »Vorrede«), Einleitung, Vorwort literarischer Werke.

Proportion (lat. proportio, »Gleichmaß, Ebenmaß«), Größenverhältnis; in der Malerei, Skulptur und Architektur die Maßverhältnisse einzelner Teile zueinander und zum Ganzen. Wichtige Proportionslehren sind: 1. der Kanon (grch., »Richtmaß«), bei dem für die Proportionen der menschlichen Gestalt als Maßeinheit meist der Kopf, im Verhältnis 1:7 oder 1:10 zum Körper, gilt; 2. der Goldene Schnitt (lat. sectio aurea), bei dem eine Strecke (A) in einen kleineren (C) und einen größeren Abschnitt (B) so geteilt wird, daß sich A:B wie B:C verhält; 3. die Quadratur (mittelital. quadratura, »Abvierung«; zu lat. quadrare, »viereckig machen«), bei der das Quadrat als Maßeinheit zugrunde liegt; 4. die Triangulatur (zu lat. tri ... , »drei ...« und angulus, »Winkel, Ecke«), bei der das gleichseitige Dreieck zur Festlegung konstruktiv wichtiger Punkte verwendet wird; 5. die Harmonische Proportion, bei der die Saitenlängen- und Schwingungsverhältnisse musikalischer Intervalle auf architektonische Maßverhältnisse übertragen werden, wie zum Beispiel die Oktave = 1:2, Quinte = 2:3 und Quart = 3:4.

Putto (ital., »Kindlein, Knäblein«; zu lat. putus, »Knabe«), Figur eines zumeist nackten, kindlichen Engels.

Reliquie (lat. reliquiae, »Überrest, Zurückgelassenes«), Körperteil eines Heiligen oder aus dem Besitz eines Heiligen stammender Gegenstand, der besonderes verehrt wird.

Sacra conversazione (ital., »heilige Unterhaltung«), Darstellungstypus des würdevollen Beieinanders von Maria und mehreren Heiligen. Der Begriff ist irreführend, da keine tatsächliche Unterhaltung dargestellt wird.

Schaube, weiter, vorn offener Mantelrock des Mittelalters

Schmerzensmann, Darstellung des leidenden, von den Schmerzen des Martyriums (aufgrund des Glaubens erlittene Qualen) gezeichneten Christus.

Signoria (ital., »Herrschaft«), seit dem späten Mittelalter leitender Rat beziehungsweise Regierung italienischer Städte. Meist hat den Vorsitz eine einzelne Familie.

Söller (zu lat. solarium, »der Sonne ausgesetzter Teil des Hauses«), ein bis zum Erdboden unterbauter, balkonartiger, mit einer Brüstung versehener Austritt an oberen Geschossen von Gebäuden.

Tempera (zu lat. temperare, »richtig mischen, mäßigen«), Maltechnik, bei der die Farbpigmente (farbiges Pulver) mit einem Bindemittel aus Ei, Leim oder Kasein (wichtiger Eiweißbestandteil der Milch) vermischt werden. Im Vergleich zur Ölmalerei trocknen die Farben schneller, so daß ein Naß-in-Naß-Malen nicht möglich ist. Daher werden feine Schattierungen und Übergänge mit vielen Lagen parallel geführter Striche erreicht. Farbunterschiede zwischen der nassen und der trockenen Tempera machen es bei etwaigen Übermalungen schwer einen gleichen Farbton zu treffen.

Topographie (zu grch. topos, »Ort, Stelle« und graphein, »(be-)schreiben«), Beschreibung einer geographischen Örtlichkeit, möglichst mit genauer Verzeichnung aller Details.

Trinität (lat. trinitas, »Dreiheit«), Dreieinigkeit; in der christlichen Glaubenslehre die Dreifaltigkeit Gottes in der Einheit von Vater, Sohn und Heiliger Geist.

Triptychon (grch. trptychos, »dreischichtig, dreifach«), dreiteilige Bildtafel, insbesondere als mittelalterlicher Flügelaltar, aus einem feststehenden Mittelteil und zwei beweglichen Seitenflügeln bestehend.

Uomo universale (ital.), der geistig und körperlich allumfassend begabte und gebildete Mensch, der das kulturelle Leitbild der Renaissance ist.

Vanitas (lat., »Eitelkeit, Leere, Vergänglichkeit«), auf dem Alten Testament, »Vanitas vanitatum« (Alles ist eitel!), fußende Klage über die Vergänglichkeit und die daraus folgernde Nichtigkeit alles Irdischen. Besonders während des Barock ist der Vanitas-Gedanke, in Verbindung mit der Mahnung »memento mori« (Bedenke, daß du sterblich bist!), häufig Gegenstand bildlicher Darstellungen. Typische Vanitas-Symbole sind unter anderem der Totenschädel, die Sanduhr und die abbrennende Kerze.

Wandaltar, Altarschrein mit mehreren Flügeln, die eine Verwandlung der Altaransichten in sogenannte Festtags., Sonntags- und Werktagsseiten ermöglichen.

Zentralperspektive (lat. centralis, »im Mittelpunkt (liegend)« und mittellat., perspectiva (ars), »hindurchblickende (Kunst)«), von Filippo Brunelleschi (1376 – 1446) zu Beginn des 15. Jh.s entworfene, wissenschaftlich-mathematische Methode perspektivischer Darstellung. Für den Betrachter kreuzen sich alle in die Bildtiefe führenden Linien in einem Fluchtpunkt, einem zentralen Punkt. Auf der zweidimensionalen Bildfläche wird dreidimensionale Illusion durch die genaue Verkürzung und Proportionierung der dargestellten Gegenstände, Landschaften, Gebäude und Figuren gemäß ihrer tiefenräumlichen Anordnung ermöglicht.

AUSWAHL-BIBLIOGRAPHIE

Albrecht Dürer: Von menschlicher Proportion, Hierin(n) sind begriffen vier bücher von menschlicher Proportion, durch Albrechten Dürer von Nürenberg erfunden vnd beschriben, zu nutz allen denen, so zu dieser Kunst lieb tragen. M. D.XXVIII. Faksimile-Ausgabe der Originalausgabe Nürnberg 1528, Nördlingen 1980

Albrecht Dürer 1471–1971, Ausstellungskatalog Nürnberg 1971, München 1971

Fedja Anzelewsky: Albrecht Dürer. Das malerische Werk, 2 Bde., Berlin 1971, 2. Auflage 1991

Fedja Anzelewsky: Dürer. Werk und Wirkung, Stuttgart 1980

Gisela Goldberg, Bruno Heimberg und Martin Schawe (Hg.): Albrecht Dürer. Die Gemälde der Alten Pinakothek, Ausstellungskatalog München 1998

Wolfgang Hütt, Albrecht Dürer. Das gesamte graphische Werk, I. Handzeichnungen, II. Druckgraphik, München 1970/1988

Jane Campbell Hutchison: Albrecht Dürer. Eine Biographie, Frankfurt am Main 1994

Peter Krüger: Dürers Apokalypse. Zur poetischen Struktur einer Bilderzählung der Renaissance, Wiesbaden 1996

Doris Kutschbach: Albrecht Dürer: Die Altäre, Stuttgart/ Zürich 1995

Matthias Mende: Dürer – Bibliographie, Wiesbaden 1971

Erwin Panofsky: Das Leben und die Kunst Albrecht Dürers, Hamburg 1977

Alexander Perrig: Albrecht Dürer oder die Heimlichkeit der deutschen Ketzerei, Weinheim 1987

Hans Rupprich (Hg.): Dürer. Schriftlicher Nachlaß, Bd. 1, Berlin 1956, Bd. 2, Berlin 1966, Bd. 3, Berlin 1969

Peter Strieder und Arno Schönberger (Hg.): Vorbild Dürer, Ausstellungskatalog Germanisches Nationalmuseum Nürnberg 1978

Peter Strieder (Hg.): Dürer, Königstein/Taunus 1981; Neuauflage Augsburg 1996

Friedrich Winkler: Die Zeichnungen Albrecht Dürers, 4 Bde., Berlin 1936ff.

Franz Winzinger: Dürer, Reinbek 1971

Heinrich Wölfflin: Die Kunst Albrecht Dürers, München 1963, (1. Auflage, ed. Kurt Gerstenberg 1905)

BILDNACHWEIS

Der Verlag dankt den Museen, Sammlern, Archiven und Fotografen für die erteilten Reproduktionsgenehmigungen und die freundliche Unterstützung bei der Realisierung dieses Buches.

ArchiTektur-Bilderservice Kandula, Witten (9, 80); © Archivi Alinari, Firenze (131); © Arquivio Nacional de Fotografia – Instituto Portuguêas de Museus, Lisboa (119); Artothek, Peissenberg (8, 52, 55) - Foto: Blauel/Gnamm (63); © Ashmolean Museum, Oxford (26 links); Bayerische Staatsbibliothek, Fotostelle, München (21 oben, 34 oben, 35); © Biblioteca-Pinacoteca Ambrosiana, Milano (94); Bildarchiv Preußischer Kulturbesitz, Berlin (25, 27, 39 links, 50 links, 53, 67 links, 79, 107, 123, 124, 125, 133 links) – Foto: Jörg P. Anders (36, 111 rechts, 114); © The British Museum, London (26 rechts, 34 unten, 116, 121); Doerner-Institut, Bayerische Staatsgemäldesammlungen, München (62); Edition Staeck, Heidelberg © VG Bild-Kunst, Bonn 1998 (135 rechts); © Elke Walford, Hamburg (30 links); Germanisches Nationalmuseum, Nürnberg (14, 21 unten, 41, 68, 90, 110); Graphische Sammlung Albertina, Wien (11, 23, 24, 61, 69, 74, 77, 82, 108 rechts, 118, 132, 134 rechts); Kunsthalle, Bremen (120); © Kunsthistorisches Museum, Wien (71, 81, 83, 103, 135 links); Kunstmuseum, Bern © VG Bild-Kunst, Bonn 1998 (135 Mitte); Kunstsammlungen der Veste Coburg, Coburg (86); Kupferstichkabinett, Akademie der bildenden Künste, Wien (130); The Metropolitan Museum of Art, Bequest of Benjamin Altman, 1913. (14.50.633) Photograph © 1989 The Metropolitan Museum of Art, New York (109); Öffentliche Kunstsammlung, Basel – Foto: Martin Bühler (17); The Pierpont Morgan Library/Art Resource, New York, purchased in 1910. I,257 d. (67 rechts); Pushkin Museum der bildenden Künste, Moskau (106 links); © RMN, Paris (28) – Foto: Gérard Blot (32), J.G. Berizzi (29), R.G. Ojeda (134 links), Quecq d' Henripret (113); Rheinisches Bildarchiv, Köln (100); Scala, Istituto Fotografico Editorale, Antella/Firenze (10, 15, 18, 33, 50 rechts, 51, 56, 72/73, 76, 84, 85, 89, 101, 108 links, 115, 126, 127); Staatsbibliothek, Bamberg (73 oben, 102, 128, 129); Staatliche Kunsthalle, Karlsruhe (31, 37, 38, 39 rechts, 40, 42, 44, 45, 46, 47, 48, 64, 65, 66, 87, 92, 93, 95, 97, 98, 99, 104, 105, 106 rechts, 111 links); Staatliche Kunstsammlungen, Dresden – Foto: © Klut (54, 117); Städelsches Kunstinstitut, Frankfurt a. M. (30 rechts); Universitätsbibliothek Erlangen-Nürnberg, Erlangen (16); Woodner Family Collection © 1998 Board of Trustees, National Gallery of Art, Washington – Foto: Richard Carafelli (133 rechts).